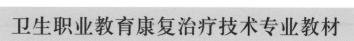

卫生职业教育康复治疗技术专业教材

康复功能评定学

主　编　王安民

副主编　张　洁　孟宪国

编　委（以姓氏笔画为序）

王安民（山东省泰安卫生学校）

孙小斐（淮阴卫生高等职业技术学校）

朱方兴（山东省泰安市中心医院）

刑华燕（郑州铁路职业技术学院）

张　洁（山东省泰安卫生学校）

孟令杰（郑州铁路职业技术学院）

孟宪国（山东医学高等专科学校）

罗　萍（湖北职业技术学院医学分院）

郭国田（安徽省阜阳卫生学校）

凌　楠（武汉民政职业技术学院）

复旦大学出版社
www.fudanpress.com.cn

卫生职业教育康复治疗技术专业教材
编写委员会名单

名誉主任　励建安

主　　任　卫芳盈

副 主 任　胡忠亚　李贻能

委　　员　张绍岚　王安民　朱红华　邢本香　刘梅花

　　　　　高莉萍　杨　毅

　　随着我国国民经济的发展和人民生活水平的不断提高,20 世纪 80 年代初,康复医学引入我国,康复医学教育也随之逐渐发展。为了适应 21 世纪现代化建设和我国卫生事业改革与发展的需要,全国各地高等职业教育院校及卫生学校陆续开设了康复治疗技术专业,培养了一批批康复治疗技术专业的学生,在国内形成了一定的规模。为进一步提高康复治疗技术专业的教学质量,培养"理论够用,技能过硬"的康复治疗技术专业应用型人才,加强康复医学专业教材建设,全国卫生职业教育康复技术专业研究会聘请中国康复医学会康复教育专业委员会主任委员励建安教授为顾问,组织国内部分院校具有丰富教学经验的教师,编写出版了康复治疗技术专业目前急需的专业课教材,使康复治疗技术专业终于有了配套教材。

　　全国卫生职业教育康复技术专业研究会组织编写的卫生职业教育康复治疗技术专业教材共 12 本,将于 2009 年秋季出版。这套教材包括《功能解剖生理学》、《康复医学概论》、《康复功能评定学》、《物理治疗学》、《作业治疗学》、《言语治疗学》、《传统康复治疗学》、《假肢与矫形器技术》、《康复心理学》、《临床医学基础》、《临床疾病概要》、《临床康复学》。

　　教材内容全面、深入、新颖,具有较强的理论性和实用性,充分体现了教材"五性三基"的基本要求,即科学性、思想性、先进性、启发性和实用性,以及基本理论、基本知识和基本技能。这套教材适用于康复治疗技术专业的高等职业教育及中等职业教育,也可作为康复医学工作者的专业参考书。

　　由于编写时间仓促,因此难免出现不当之处,敬请指正,以便再版时修订。

　　这套教材的编写得到了全国卫生职业教育康复技术专业研究会各位领导和会员的大力支持,在此表示感谢!

全国卫生职业教育康复技术专业研究会

2009 年 3 月

前　言

近年来我国的康复医学事业得到了长足的发展,康复医学教育越来越受到重视,许多职业院校开设了康复治疗技术专业,但由于我国康复教育起步较晚,特别是在职业教育方面还没有一套系统的教材。为突出职业教育特色,体现"实用为主,必需和够用、管用为度"的原则,我们在借鉴大量相关教材的基础上,根据教育部职业教育与成人教育司《2004～2007年职业教育教材开发编写计划》(教职成司函[2004]13号)的精神,编写了本教材。

本书编写目的旨在为康复治疗技术专业的学生从事运动疗法、作业疗法提供系统、全面的康复评定理论和技术的基础知识、基本操作。《康复功能评定学》是康复治疗技术专业的核心和必修课程,康复评定工作是贯穿于康复医学始终的基础工作。我们在编写本教材的过程中,紧紧围绕职业院校康复治疗技术专业培养目标,突出新知识、新理论、新技术的传授,给学生提供规范性、科学性、实用性的评定方法,突出康复功能评定的应用技术,尽量克服传统教材过于理论化、繁琐和缺少技能性、实践性的缺点。本书共分十八章,每章都按"学习目标"、"正文"、"思考题"三部分编排内容。为增加学生学习兴趣,扩大知识面,在部分章节的正文中增加了知识库这一栏目。为使各项操作更具有可借鉴性,本书加入部分实景操作图片。为避免与其他教材内容重复,在《康复医学概论》中讲述的残疾评定,在《言语治疗学》中讲述的言语功能评定和吞咽障碍的评定没有在本书中阐述。

本书邀请了来自全国多所职业院校的康复学教师和临床一线的医生担任编委。其中第一章总论及第五章肌张力评定由王安民编写;第二章人体形态的评定、第九章运动控制障碍的评定及第十七章生存质量评定由罗萍编写;第三章关节活动度评定由邢华燕、孟令杰编写;第四章肌力评定由朱方兴编写;第六章反射与反应发育的评定、第十一章感觉评定和第十二章神经肌肉电生理评定由张洁编写;第七章步态分析及第八章平衡和协调运动功能评定由郭国田编写;第十章心肺功能评定由凌楠编写;第十三章日常生活活动能力评定、第十四章认知功能评定及第十八章环境评定由孟宪国编写;第十五章知觉功能障碍评定及第十六章社会心理功能评定由孙小斐编写。

本书为中、高职康复治疗技术专业学生的专业教材,各教学单位可根据本校的教学实际选取相关内容进行教学。同时,也可作为各级医疗机构康复治疗师、康复医生,以及社区康复人员的专业参考书。

　　本书在编写过程中,学习并引用了许多康复医学界前辈和同行的学术成果,也得到了各编委成员所在单位的大力支持,谨此一并致谢。受自身水平所限,肯定会有许多不足之处,恳请广大同仁及读者提出改进意见和建议。

编　者

2009 年 6 月

Contents

目　录

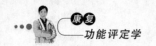

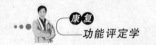

学习目标

1. 掌握康复功能评定的基本概念、评定的目的及意义、评定的原则和注意事项。
2. 熟悉康复功能评定的评定内容及工作流程。
3. 了解康复功能评定的要求、类型及方法。

康复功能评定是康复医学工作程序中的一项重要内容,是康复医学的基础,是康复治疗的前提。康复功能评定是康复医学的基本特征之一,贯穿于整个康复治疗的全过程。康复医学始于康复功能评定也止于康复功能评定,确切地说康复医学始于初期康复功能评定,止于末期康复功能评定。

第一节　概　述

康复医学各专业人员应根据本专业的需要,通过康复功能评定,正确、翔实地了解康复对象的功能障碍现状、残存及潜在能力,为准确地设计患者的康复目标、制定行之有效的康复方案、指导康复治疗工作的顺利进行提供依据。

一、康复功能评定的基本概念及特征

(一)基本概念

康复功能评定也称康复功能评价,是针对患者器官、系统功能、个人独立生活能力、工作学习能力及社会适应能力,在临床检查的基础上,采用电子和器械分析、问卷调查等客观方法,准确有效地评定病、伤、残者功能障碍的种类、性质、部位、范围、残存及潜在能力,并估计其发展、预后和转归的过程;是康复医疗流程中的一个重要环节;也是对患者各方面情况进行综合收集、量化、分析及与正常标准进行比较的全过程。一般分为初期评定、中期评定、末期评定 3 个时期的评定。

(二)康复功能评定的特征

1. 康复功能评定在器官和系统功能评估方面虽与临床医学的诊断有许多相似之处,但康复医学更关注于日常生活活动能力、工作能力、社会适应能力等方面的评估,也是康复医

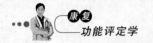

学特有的评估,而临床诊断关注于器官病理状态及功能的评估,两者的区别见表1-1。

表1-1 临床诊断与康复功能评定的区别

项目	临床诊断	康复功能评定
目的	查找病因,明确诊断	明确功能障碍的种类、性质、部位、范围、残存及潜在能力
范围	反映机体生理、生化功能	反映机体功能的水平及能力
方法	体格检查、专项检查	综合运动功能评估
	实验室生化检查	残疾评估
	影像学检查	日常生活活动能力评定
	组织学和形态学检查	生活质量评定
	基因检查	电生理、生物力学检查
	电生理检查	就业能力、环境评定,高级脑功能评定
	精神检查	

2. 康复功能评定以行为学与实用能力为基础,侧重于疾病或伤残造成的功能和能力的障碍及其相关的影响因素评定,在康复治疗过程中常需要进行动态观察评估。

二、康复功能评定的目的及意义

（一）康复功能评定的目的

1. 了解患者功能障碍的情况　对患者身体功能、家庭状况、社会环境等情况进行收集,确定其功能障碍的种类、性质、部位、范围以及影响患者功能障碍的各种相关因素。

2. 确定患者残存及潜在能力　通过与正常标准相比较,对患者身体功能及残存能力进行量化,分析患者功能障碍程度与正常标准的差别,为制定康复治疗方案提供依据。

3. 确定康复目标　通过对患者功能障碍的情况、残存及潜在能力以及患者康复愿望的分析,确定合理可行的康复目标。

4. 制定康复治疗计划　根据不同的康复目标,制定恰当的康复治疗方案。

5. 评价康复疗效　通过对前一阶段康复治疗后康复目标的达标情况评估,为康复疗效提供客观定量的评价指标。

6. 比较各种不同康复治疗方案　通过对不同康复方法疗效的比较,评价各种方法的优缺点,为选择训练方法提供科学合理的依据。

7. 判定患者预后情况　通过对患者情况的全面评价,了解预后及其转归,为进一步制定社区康复治疗计划提供客观依据。

8. 提出标准　为残疾等级的划分提出标准。

（二）康复功能评定的意义

通过康复功能评定,可帮助康复医生或治疗师对患者功能障碍的主观性报告补充客观资料;制定出更为全面的治疗计划,及时发现患者哪些方面需要帮助,哪些人能提供帮助;可以增加患者对日常生活能力及参加日常生活活动重要性的了解,还能鼓励伴有慢性疾病者尽早地向医生反映有关情况,以预防和减缓恶化的发生;可以增强患者的信心,促使患者充

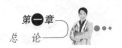

分发挥主观能动性,更加努力地帮助自己;可以提高患者接受康复治疗的积极性;可以在改善环境状况、提供社会资助、改进服务质量以及政策法规的制定等方面提供帮助。

三、康复功能评定的要求

康复功能评定的评定方法很多,但无论选择哪种方法,都应该满足以下要求。

1. 可信性　是指评定方法的重复性和稳定性,评定结果是否可信、是否有参考价值,取决于选用的评价指标是否适当、测量的方法是否正确、分级是否合理。对于同一对象、同一评定者在 1 周或 1 个月内连续评定多次,结果必然不同,但相差不能太大,要求相关系数达到 0.9,定量资料有 90% 的重复性。相关系数>0.8 可信,若<0.6 则不可信。要做到可信,必须尽量选用有权威性、可靠性和有效性的目标和方法。

2. 有效性　是指评定结果符合评定目的的程度。评定的结果应有效区分患者的功能有无障碍及障碍程度。如为智力发育迟缓患者设计的一套适应行为量表,可以区分能在正常人群中生活者与需要住院者。为了保证评定有效,必须对大量的群体资料进行统计分析,确定正常范围、正常与异常的界限、评定的假阳性率和假阴性率等。

3. 灵敏度　是指选择的评定方法对所评定内容的敏感程度。评定的方法和结果要能充分反映病情的变化,灵敏度越高,越能体现患者的点滴进步,有助于增强患者及其家属战胜疾病的信心,保证康复计划的顺利实施。

4. 统一性　是指评定的内容和方法要有固定的标准。虽然每家康复机构都可以设立自己的功能评定量表,但为了康复疗效的比较、治疗经验的推广和交流,要尽量使用经科学验证、可靠性较高的指数、量表与分类法。因此任何康复评定标准都要经过可信度、效度、灵敏度的检验后方能推广。

第二节　康复功能评定的工作流程与内容

康复功能评定常常是由康复治疗协作小组完成,该小组常包括物理治疗师、作业治疗师、言语治疗师、心理治疗师、假肢矫形器师、康复护士和社会工作者等成员,一般来讲康复医生常是这个协作小组的组长,起到组织协调各成员工作的作用。

一、康复功能评定的工作流程

患者从入院到出院一般按照以下规律进行康复医疗活动,该流程为:

患者入院→医生检查→各专业人员根据本专业的需要进行初期评定→初期评定会→康复治疗→中期评定→中期评定会→继续治疗→末期评定→末期评定会→复归家庭或社会。

从该流程中我们可以看出整个康复医疗活动是以康复评定为主线的,这与临床诊断有很大区别,康复医疗活动是以初期康复评定开始,以末期评定结束,评定始终贯穿于康复医疗的全过程,正确的康复评定是康复治疗的前提。该过程是一个分析问题、解决问题的过程,它包括病史采集、观察、检查与测量、记录、分析和解释 5 个要素。

（一）病史采集

康复病史是制定康复治疗计划的基础,不仅可以为康复功能评定提供依据,而且还能为

相关的社会康复和可能的职业康复提供有价值的线索。

康复病史采集内容包括患者的主诉、功能障碍史、个人生活史、家庭史、住房状况、周围环境、社区情况等。其中,功能障碍史是康复病史的核心内容,应详细询问以充分了解功能障碍的发生和发展过程。

(二)观察

既要进行外部观察,还要进行内部观察。内部观察主要通过患者的言行举止了解患者的性格、情绪、心理、智力等;外部观察则包括:局部观察(以障碍部位为中心)、全身观察(主要了解局部障碍对全身所造成的影响)、静态观察(即形态观察,如观察姿势、肢位)、动态观察(即功能观察,是在活动时进行观察,如异常步态的观察)。

(三)检查与测量

为了对患者器官或系统损伤引起的功能障碍进行科学和客观的了解,需要采用康复医学的检查与测量方法,其内容和方法多种多样。但由于康复对象的特殊性,既要查明一般的解剖形态异常和病理情况,还要对功能状态进行充分调查,通常以神经科和骨科检查最为重要。

(四)记录

将采集的病史、检查测量的结果及归纳、分析的各项资料进行系统记录,各种记录应遵循准确性、一贯性、客观性和完整性四项原则。记录时应注意:

(1)记录应简洁、明了,要正确运用医学术语;

(2)应有统一的、标准化的记录格式;

(3)检查测量的条件应在记录中加以说明;

(4)记录表应备有多行空格(如肌力评定和关节活动度评定表),以便能用同一张表格记录治疗过程中反复检查的结果,从而能方便地进行比较和反映疗效。

(五)分析和解释

将采集的病史、观察及检查测量的结果进行归纳、比较、分析和解释,这是康复功能评定过程中不可忽视的重要方面。

二、康复功能评定的内容

康复功能评定的内容涉及面很广、内容很多,本教材主要介绍以下内容。

1. **人体形态评定** 包括姿势评定和人体身高、体重、肢体长度、围度的测量等。

2. **躯体功能评定** 包括关节活动度评定、肌力评定、肌张力评定、反射与反应发育评定、步态分析、平衡和协调功能评定、运动控制障碍评定、心肺功能评定、感觉评定(包括疼痛评定)等。

3. **神经肌肉电生理评定** 包括肌电图检查、神经传导速度检查、诱发电位、表面肌电等检查方法。

4. **日常生活活动(ADL)能力评定** 包括进食、穿衣、洗澡、大小便控制及行走,使用轮椅,以及与他人交往的能力,对在经济上、社会上和职业上合理安排生活方式内容的评定。

5. **心理与精神功能评定** 包括认知功能评定、知觉功能障碍评定、社会心理功能

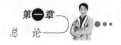

评定。

6. 社会功能评定 包括生活质量评定、环境评定等。

除上述评定内容外,还包括失语症、构音障碍、语言发育迟缓等各种言语功能障碍的评定以及吞咽功能评定、残疾评定等内容,本套教材在处理时把言语功能评定、吞咽功能评定放在言语疗法中讲述,把残疾评定放在康复医学概论中讲述。

三、康复功能评定的时期

康复功能评定应在治疗前、中、后至少各进行一次,分别称为初期评定、中期评定、末期评定 3 个时期。康复医疗过程以初期评定开始,又以末期评定终止。在我国一个治疗周期一般为 3 个月,初期评定原则要求在患者入院后 2 周内完成,末期评定在出院前进行,中期评定根据患者病情,可以一次,也可以多次。

（一）初期评定

初期评定是指患者入院后的第一次评定,是康复治疗前的评定、是各专业人员根据患者功能情况进行本专业的评定、是一次全面的评定过程。主要目的是确定病人目前存在功能障碍的类型和程度,残存及潜在能力有哪些;为确立康复目标,拟定康复治疗计划;为实施康复治疗提供客观依据。

（二）中期评定

中期评定是康复治疗到一定阶段后而进行的评定,目的是评定阶段性治疗效果及患者目前仍然存在的问题,修正康复目标,修改治疗方案,进一步拟定新的治疗计划,并根据患者的病情变化,及时调整。

（三）末期评定

末期评定是康复治疗结束后的评定,目的是评定康复治疗的效果、判断患者的预后。确定患者能否参加原来的工作、是否需要改变原来的环境及职业,以及出院时间和回归社会的目标,让患者及家属做好心理准备。

各期评定记录表格可以根据医院的情况设计,常用表格见表 1-2、1-3、1-4。

表 1-2 初期评定记录

姓 名_____ 科_____ 床 号_____ 住院号_____

性别_____ 年龄_____ 婚姻_____ 职业_____ 文化程度_____

单位_____ 住址_____ 联系人_____ 电话_____

临床诊断_____ 负责医师_____

发病时间_____ 入院时间_____ 首次训练时间_____

现病史：_____

既往史：_____

并发症：_____

续

治疗情况:_____

_____

生命体征:血压_____/_____mmHg 脉搏_____次/分 心率_____次/分 呼吸_____次/分

言语障碍:_____

偏　盲:_____

利　手:_____

评定时间:

第1次_____年__月__日,第2次_____年__月__日,第3次_____年__月__日

病情摘要:_____

_____

_____

目前存在问题:_____

_____

康复目标:_____

　远期目标:_____

　近期目标:_____

_____

训练计划:_____

_____

_____

签　名_____

日　期_____

表1-3　中期评定记录

姓　名_____ 科_____ 床　号_____ 住院号_____

性别_____ 年龄_____ 诊断_____ 负责医师_____ 第_____次评定

治疗进展情况:_____

_____

_____

还存在的问题:_____

_____

_____

下一步的治疗措施:_____

_____

_____

签　名_____

日　期_____

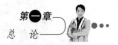

表1-4 末期评定记录

姓　名＿＿＿＿＿＿＿＿＿＿　科＿＿＿＿＿＿＿＿　床　号＿＿＿＿＿＿　住院号＿＿＿＿＿

性别＿＿＿＿＿＿＿　年龄＿＿＿＿＿＿　诊断＿＿＿＿＿＿＿＿　负责医师＿＿＿＿＿＿＿＿

入院日期＿＿＿＿＿＿＿＿＿＿＿　出院日期＿＿＿＿＿＿＿＿＿＿＿

入院时主要问题：＿＿＿＿＿＿＿＿＿＿＿＿＿＿＿＿＿＿＿＿＿＿＿＿＿＿＿＿＿＿＿＿＿＿＿

＿＿

治疗训练经过：＿＿＿＿＿＿＿＿＿＿＿＿＿＿＿＿＿＿＿＿＿＿＿＿＿＿＿＿＿＿＿＿＿＿＿＿

＿＿

＿＿

目前情况及今后意见：＿＿＿＿＿＿＿＿＿＿＿＿＿＿＿＿＿＿＿＿＿＿＿＿＿＿＿＿＿＿＿＿＿

＿＿

＿＿

＿＿

回归社会目标：＿＿＿＿＿＿＿＿＿＿＿＿＿＿＿＿＿＿＿＿＿＿＿＿＿＿＿＿＿＿＿＿＿＿＿＿

＿＿

＿＿

签　名＿＿＿＿＿＿
日　期＿＿＿＿＿＿

第三节　康复功能评定的类型及方法

康复功能评定可用仪器也可不用仪器，使用仪器和不用仪器各有优缺点。使用仪器的评定方法精确、客观，缺点是昂贵、仪器多较大而不易随身携带；不用仪器的评定简单方便、经济实用、相对全面，但不够客观精确。

一、康复功能评定的类型

（一）定量评定

定量评定是通过测量获得功能障碍的资料，并以数量化的方式说明其分析结果。通过定量评定可以将功能障碍程度用数值来表示，所得数据通常用度量衡单位表示，如步态分析中的步幅、步宽、步长均以厘米（cm）表示、步速以米/秒（m/s）表示、Cybex 等速运动肌力测试以牛顿·米（N·m）表示。

定量评定的优点是将功能障碍的程度量化，所得结果准确、客观，便于进行治疗前后的比较；缺点是专用评定设备价格昂贵，需要专人培训后才能操作，因此限制了其在临床工作中的推广应用。定量康复评定是监测和提高康复医疗质量、判断康复治疗效果的最主要的手段。

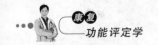

（二）定性评定

定性评定是通过观察、调查访谈获得资料，并经过归纳、分析判断患者是否存在功能障碍及何种障碍。常用的定性评定方法有肉眼观察和问卷调查，定性评定方法在临床康复医学工作中常作为一种筛查手段对患者进行初查，找出问题所在，如异常步态的目测分析、偏瘫患者的异常运动模式的评定等。作为一种筛查手段，定性评定为进一步检查缩小了范围，从而提高了评定的针对性。

定性评定的优点是检查不受场地限制，不需要昂贵的仪器设备，在较短的时间内就可以对患者的情况作出大致的判断；缺点是容易受评定者和被评定者主观因素的影响，因此使评定结果有很大程度的模糊性和不确定性。定性评定主要适用于个案分析和比较分析中的差异性描述。

（三）半定量评定

半定量评定就是将定性评定中所描述的内容（如障碍的程度）按等级进行量化，并将等级赋予分值的方法。临床上常采用标准化的量表评定法，如徒手肌力评定采用 5 级六分法，日常生活活动能力的评定采用 Barthel 指数、FIM 量表等。

半定量评定的结果能够发现问题的所在，并能够根据评定标准大致判断障碍程度，但分值不能精确地反映实际情况或结果，不过由于其评定标准统一，且操作简便，因此容易推广，是临床康复中最常用的评定方法。

二、常用的康复功能评定实施方法

（一）面谈

面谈是康复工作程序中的重要环节，通过与患者及其家属的直接接触、交谈，不仅可以获得与康复相关的病史资料，同时还可以取得患者及其家属的密切配合，为今后的康复治疗及训练建立了良好基础。

（二）观察

观察是康复医生或康复治疗师借助感觉器官（眼、耳、鼻、手等）或其他辅助工具，对患者全身状况及其障碍部位进行考察的一种方法。可分为内心观察和外表观察。

1. 内心观察　从患者的言谈举止中了解其性格、情绪、智力等。

2. 外表观察　包括局部观察和整体观察、静态观察和动态观察。局部观察：观察关节、肌肉、皮肤等局部表现；整体观察：观察由于局部的障碍而引起的全身状况的改变；静态观察：主要观察静止状态下的情况；动态观察：主要用于运动功能观察、步态的观察等。

（三）检查测定

检查测定是指对患者身体形态、残存功能、潜在能力等用统一的标准进行量化，使其结果便于比较。如偏瘫患者上下肢的功能、能力的级别检查；截肢患者残端的长度、周径、肌力的测定。

（四）问卷表法

用填表的方式能迅速收集多个人多方面的资料，也可信访填表，省时省力。缺点是填表人对表中的项目常难以用文字全面而准确的表达，如对生活质量的评定、日常生活活动能力

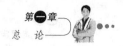

的评定等就不一定能写明白、写准确。

（五）仪器测量

仪器测量是指康复工作人员借助于仪器设备对器官或系统损伤引起的功能障碍进行实际、客观的直接测量而获得绝对的量化记录的方法，如关节活动度的测量、步态分析、静态与动态平衡功能评定、心肺运动负荷试验等。

第四节 康复功能评定的原则与注意事项

在康复功能评定的具体实施过程中，只有掌握一定的原则和注意事项才可以确保康复评定结果的客观、准确。

一、康复功能评定的原则

康复评定的量表和仪器繁多，不同的评定量表侧重点也不同，有些量表与特定的治疗方法有着紧密的联系，因此在具体的评定中需要比较各种评定量表和仪器的优劣，根据具体需要选择合适的评定方法。在选择评定方法时应遵循以下原则：

1. 选择信度、效度高的评定方法 在满足评定目的的前提下，通过考证，尽量选择信度、效度高的评定方法。

2. 根据实际情况选择具体的评定方法 在进行某一项评定时，要根据不同单位的现有条件选择具体的评定方法，例如：进行步态分析时，既可采用简易的评定，也可采用高科技的运动分析系统。

3. 根据不同的评定目的在同类工具中选择不同的评定方法 康复医生在门诊检查患者和在病房会诊时，需要简单、快捷、敏感的评价工具对患者障碍的类型、程度、性质和治疗方向进行判断。而治疗师在康复治疗中，为了详细深入的了解和判断患者障碍的水平，制定详细的训练计划，并比较各种不同康复治疗方案的有效性，应选择量化及精确度、灵敏度、特异性高的评定方法。

4. 选择与国际接轨通用的评定方法 选择国际通用、标准化的方法，便于国际学术交流。

5. 结合训练方法选择评定工具 由于各种训练和评定方法的理论基础不尽相同，在选择评定工具时，要采用和训练方法相适应的评定方法。

6. 一般选择的评定方法 尽可能选择操作简单、用时合理的评定方法。

二、康复功能评定的注意事项

康复功能评定时，应注意以下几点：

（1）选择标准化评定方案时需对工作人员进行严格的培训；

（2）评定前要向患者及其家属说明评定目的和方法，消除他们的顾虑，以取得积极的配合，必要时给患者示范动作；

（3）评定的时间要尽量缩短，动作迅速，尽量不引起患者疲劳；

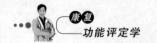
（4）评定时要健侧与患侧同时进行对照；

（5）对某一患者的评定要由一人自始至终地进行，以保证评定的准确性；

（6）评定过程中如患者出现疼痛、疲劳等不适时，要变换体位、休息或改日再进行；

（7）定量评定一般要做3次，然后求出平均值；

（8）评定既要全面，又要有针对性。

思考题

1. 试述康复功能评定的基本概念、康复功能评定的目的。
2. 比较康复功能评定与临床诊断的差异。
3. 康复功能评定的工作流程与内容有哪些？
4. 康复功能评定的类型及方法有哪些？
5. 康复功能评定的原则与注意事项有哪些？

（王安民）

第二章

人体形态的评定

1. 了解人体重心线的位置。
2. 熟悉常见的异常姿势。
3. 掌握人体测量的基本方法。
4. 掌握姿势评定的方法和注意事项、异常姿势对人体的影响。

第一节　姿势评定

　　人体姿势有赖于自体的肌肉、韧带、骨骼、关节、筋膜等组织的支持和良好的姿势习惯以及正常的平衡功能。姿势评定是对患者的静态观察,通过对患者的姿势观察与分析可以对患者的病情做出相应的判断。

一、正常姿势

　　正常人脊柱有 4 个弯曲部位,称为生理性弯曲,即稍向前的颈曲、稍向后的胸曲、较明显向前的腰曲和较大幅度向后的骶曲。人体弯曲不仅可以减轻震荡,保护脑和胸、腹腔脏器,还可维持人体重心平衡。

(一)人体重心线的位置

　　重心线是一种代表重力方向的线,是一条假想中的线,它随着体位和负重的变化而变化。身体无额外负重时,正常人站立侧位重心线的位置如图 2-1。正常重力是通过全身的韧带张力和肌肉主动等长收缩活动产生的力矩得以均衡的,并使压力均衡适宜地分布在负重面上。表 2-1 示意了各关节与重心线在矢状面上的关系。过度的拉力施加于韧带和肌肉以及异常的负重面都将影响重力线的位置,改变人体的姿势。不过在正常人群中正确的姿势有轻度偏差,站立姿势通常有大约 4 cm 的前后倾斜。

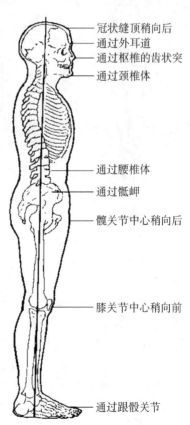

　　冠状缝顶稍向后
　　通过外耳道
　　通过枢椎的齿状突
　　通过颈椎体

　　通过腰椎体
　　通过骶岬
　　髋关节中心稍向后

　　膝关节中心稍向前

　　通过跟骰关节

图 2-1　正常重心线

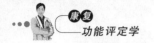
表 2-1 关节与重心线在矢状面上的关系

关节	重心线	重心线运动	被动运动	主动运动
环枕	前	屈	项韧带、筋膜	颈深肌群
颈椎	后	伸	前纵韧带	背部伸肌
胸椎	前	屈	后纵韧带、横韧带 棘上韧带、棘间韧带	胸腹部肌群
腰椎	后	伸	前纵韧带	腰部伸肌
骶髂	前	屈	骶结节韧带、骶髂韧带	髂腰肌
髋	后	伸	髂股韧带	臀大肌
膝	前	伸	后关节囊	股四头肌
踝	前	屈	跟腱韧带	胫骨前肌

（二）姿势评定的方法及内容

1. 目测法 被评定对象取自然站立位,检查者分别从不同的方向观察被评定对象,如图 2-2。

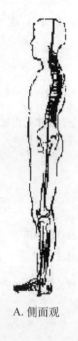
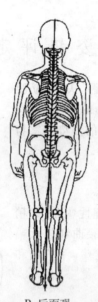
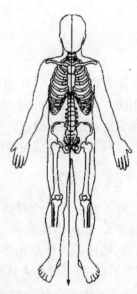

A. 侧面观   B. 后面观   C. 正面观

图 2-2 各方位目测示意图

（1）侧面观 主要观察与人体重心线有关部位的情况,如头的位置是否屈曲或倾斜,胸的位置是否有压低或升高,腹壁是否有凸出等;脊柱的胸、腰弯曲是否过大;骨盆是否有前、后倾斜或旋转;膝是否过伸或屈曲;足纵弓是否正常。

（2）后面观 身体两侧结构是否在对称位置;重心线有无左或右侧偏斜;足部跟腱和跟骨是否在与地面垂直线上;髋部有无股内收或外展;骨盆有无倾斜;脊柱有无侧弯等。

（3）前面观 足部足趾位置和足弓有无异常;膝关节、髌骨的位置如何;骨盆有无倾斜;肋弓是否对称、肋骨的排列情况;肩部是否等高、对称;头部有无偏斜或旋转等。

对于上述 3 个不同方向观察到的情况,在必要时可通过以下检查得到证实:①弹性和肌肉长度的检查:通过在坐位或站立的情况下,身体向前弯曲或伸膝位站立脊柱伸展和脊柱侧屈,可检查腘绳肌、腓肠肌、屈髋肌等肌肉的长度。②肌力检查:至少应检查上、下腹肌和腹斜肌、脊柱侧屈肌、脊柱伸肌、中和下斜方肌、前锯肌、髋外展肌、伸髋肌、腘绳肌、跖屈肌、屈趾肌等肌肉的肌力。③下肢长度测量:下肢长度常因脊柱畸形、骨盆倾斜、抗重力肌弱、髋或膝屈曲畸形而出现偏差。在仰卧位,通过测量从髂前上棘至内踝的距离来比较两下肢的长度,也可在站立位用不同厚度的板来测量下肢的长度变化,如果可能,此法更容易被接受。

当各种原因导致姿势变化或异常时,通过姿势评定可获得结构方面的相关信息,特别是儿童期应做定期的姿势评定,因为这时脊柱侧弯最容易出现,尤其是女性儿童。

2. 铅垂线测量法　被评定者站立位,用一个铅垂线从枕骨隆突的中点下垂,正常情况下铅垂线过臀中沟,如果铅垂线不经过臀中沟,则表示有脊柱侧凸;如果姿势有异常但铅垂线经过臀中沟,则表示脊柱侧凸的代偿完全;如果目测法发现姿势异常,可以通过铅垂线测量法了解有无脊柱侧凸。

3. 放射学评定　对怀疑有脊柱侧凸的患者,应建议做放射学 X 线检查(怀孕妇女除外)。拍摄直立位从第 1 胸椎到第 1 骶椎的正、侧位片,在 X 线片上通过相应标志点测量脊柱侧凸的角度。

4. 注意事项

(1) 评定者必须熟悉正常脊柱的生理性弯曲和人体的标准姿势。

(2) 向被评定者说明测量目的和方法,以取得配合。由于为了评定的可靠性,被评定对象需脱去鞋袜,并尽量裸露身体。因此,评定必须在征得被评定者同意后进行。

(3) 使用的工具必须精确、可靠。

(4) 应严格按照规定的方法进行操作;两侧相同部位应进行对比以保证结果的准确;重复测量时,测量点位置不应有所改变。

(5) 评定女性时必须有女医护人员在场或女家属陪同。

(6) 评定时,评定室应保持安静、光线明亮、保暖和空气新鲜。

(7) 认真、详细地做好测量记录。

二、常见异常姿势

一种异常姿势在不同方向观察,可有多种异常表现,所以观察异常姿势时需从侧面、正面及后面多方向观察才能得到全面的正确结果。

(一) 侧面观

1. 头前倾　下颈段和上胸段的屈曲增加,上颈段的伸展增加,外耳道位于重心线之前,颈椎前屈并且头前倾,部分颈椎椎体位于重心线之前。在肌肉方面可见颈部伸肌紧张,颈部屈肌拉长。产生这种情况与长期头部前倾的职业姿势有关,如长期伏案、电脑操作等。

2. 肩向前　肩峰位于重心线之前,肩胛骨外展并常有上提。在肌肉方面可见胸大肌、胸小肌、前锯肌和肋间肌紧张,胸背伸肌、中斜方肌、下斜方肌和菱形肌薄弱。

3. 胸脊柱后凸(驼背)　它是胸椎体后凸增加的表现(图 2-3A),重心线位于椎体之前,在肌肉方面可见牵拉胸部伸肌、肩胛骨后缩肌、肋间肌、胸肌、背阔肌、前锯肌、提肩胛肌、

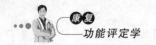

上斜方肌紧张。发生这种情况可能与长期前倾疲劳、过度强调屈肌锻炼、椎间盘前部受压等因素有关。

4. **胸部畸形** 常见的有胸部凹陷（前胸和胸骨凹陷）、桶状胸（胸廓的前后径增加）、胸部凸出（胸骨凸向前下方）以及佝偻病胸（如漏斗胸、鸡胸、佝偻病串珠、肋膈沟）。

5. **腰椎前凸** 它是腰椎过伸、前凸加大的表现（图2-3B）。在肌肉方面可见腹肌薄弱和被拉长，腰部伸肌和屈髋肌紧张。产生这种情况通常与腰骶角增大、骨盆前倾和髋屈曲、椎体后部受压等因素有关。此外，还与妊娠、肥胖症、不良习惯有关。

6. **凹-凸姿势** 腰椎前凸伴有胸椎凹陷和头向前增加。

7. **凹背** 它是腰椎变平伴骨盆前移的表现。在肌肉方面可见胸部伸肌、髋屈肌被拉长，上腹肌、髋伸肌和下腰伸肌紧张。产生这种情况常与胸椎凹陷、腰椎前凸、过度伸髋、过度伸膝、椎体后部受压、站立时常不对称（单腿站立，后换成另一条腿站立）等因素有关。

8. **平背** 它是所有腰椎变平（前凸减少）伴骨盆后倾的表现。在肌肉方面可见腘绳肌紧张，屈髋肌薄弱（图2-3C）。

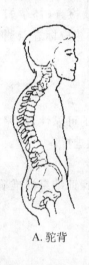 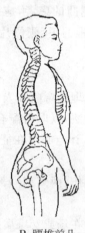 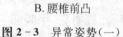 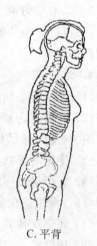

A.驼背　　　　　　　　　　　B.腰椎前凸　　　　　　　　　　C.平背

图2-3 异常姿势（一）

9. **骨盆前倾** 它是髂前上棘位于耻骨联合之前的表现。此时髂前上棘位于重心线之前，并与耻骨平行。

10. **骨盆后倾** 它是耻骨联合位于髂前上棘之前的表现。此时髂前上棘位于重心线之后，并与耻骨平行。

11. **膝反曲** 它是膝关节过伸的表现，此时踝关节常呈跖屈位，膝关节位于重心线之后。在肌肉方面可见股四头肌、腓肠肌、比目鱼肌紧张，腘肌和腘绳肌被牵拉，可有股四头肌的瘫痪。

12. **膝屈曲** 它是踝关节呈背屈位的表现，与髋屈曲有关，或由其引起。此时膝关节中心位于重心线之前。在肌肉方面可见腘肌和腘绳肌紧张，股四头肌被拉长。

13. **扁平足（平足）** 可见内侧纵弓变低，距骨向前、内和下方移位，跟骨向下和旋前，舟骨粗隆凹陷，腓骨长短肌和伸趾肌缩短，胫后肌和趾长屈肌拉长（图2-4A）。

扁平足又分僵硬的平足和可屈性平足两类，僵硬的平足是结构畸形，内侧纵弓在非负重体位、足趾站立和正常情况下均不存在；可屈性平足是内侧纵弓在负重时缺如，而在足趾站立或非负重情况下出现。它与牵拉足底跟舟韧带、第2～4跖骨头负重增加、跖骨头胼胝形成（可能有）在行走时足蹬地动作差（由于缺乏能力而呈僵直状态）等因素有关。

14. 空凹足（高足）　可见内侧纵弓异常高，跟骨后旋，胫前、后肌缩短。腓骨长短肌和外侧韧带拉长（图2-4B）。空凹足和扁平足一样也可以是僵硬的或可屈性的。

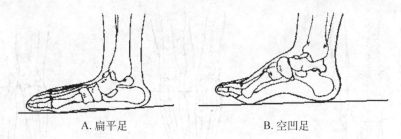

A. 扁平足　　　　　　　　B. 空凹足

图2-4　扁平足、空凹足

（二）后面观

1. **头部倾斜**　与同侧椎体受压有关。在肌肉方面可见一侧颈部侧屈肌紧张，对侧颈部侧屈肌被牵拉。

2. **头部旋转**　头旋转时，头在冠状面上旋转，位于重心线的右侧或左侧。在肌肉方面可见一侧胸锁乳突肌、上斜方肌和内旋肌紧张以及对侧旋转肌被拉长。产生这种情况与斜颈、椎体受压和旋转有关。

3. **肩下垂**　在肩下垂情况下，两肩在冠状面上不在同一水平。在肌肉方面可见侧方竖脊肌短缩、髋关节可以抬高和内收、菱形肌和背阔肌紧张。

4. **肩内旋、外旋**　肩内旋与肩关节屈曲、外旋受限有关，常见于截瘫患者长期使用腋杖，肩外旋少见。

5. **翼状肩胛骨和肩胛骨内收、外展**　翼状肩时，肩胛骨内缘和内上角凸起，并偏向横面。它是由于前锯肌部分或全部瘫痪，使得肩胛骨内侧微抬起所致。肩胛骨内收与"军人习惯姿势"有关；肩胛骨外展，与肩关节向前和前锯肌紧张有关。

6. **胸腰段侧弯**　脊柱侧弯时，脊椎的棘突向外偏移重心线，引起肩和骨盆的偏斜，在脊柱侧弯中也常见。功能性弯曲（前弯消失）是与长期不对称姿势、优势手、下肢不等长有关，在肌肉方面可见凹侧组织紧张、凸侧组织薄弱、被牵拉。特发性侧弯（原因不明的）与凹侧椎体受压、肋骨及椎体的结构变化、下肢不等长、骨盆倾斜、肩水平不同、内脏器官功能障碍（如呼吸困难）等因素有关。在肌肉方面可见凹侧椎旁肌紧张、髋外展肌较紧张，甚至伴有轻度的骨盆倾斜和对侧肌肉、肌腱拉长。

7. **骨盆向侧方倾斜**　骨盆向侧方倾斜（图2-5A），骨盆在冠状面常偏向右侧。骨盆右侧偏移，伴有相对左髋内收和右髋外展。在肌肉方面可见腰方肌紧张、髋外展肌及对侧髋内收肌紧张、对侧髋外展肌力减弱。

8. **骨盆旋转**　重心线落在臀裂的一侧。在肌肉方面可见内旋肌和屈髋肌软弱，肌肉活动难以分开。发生这种情况常与特发性腰旋转、偏瘫有关。

9. **膝内翻**　可以是单侧的或双侧的（图2-5B）。膝内翻时，膝关节中心位于大腿和小腿中线的外侧。在肌肉方面可见髋内旋肌紧张,膝关节过伸(股四头肌和足外翻肌紧张),髋外侧旋转肌、腘肌和胫后肌拉长。

10. 膝外翻　可以是单侧的或双侧的(图2-5C)。膝外翻时,膝关节中心位于大腿和小腿中线的内侧。在肌肉方面可见髂胫束和膝关节外侧结构紧张,膝关节内侧组织被拉长。

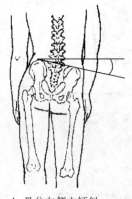 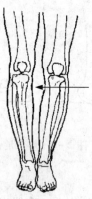 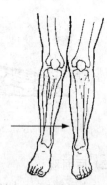

A. 骨盆向侧方倾斜　　　　　　B. 膝内翻　　　　　　C. 膝外翻

图2-5　异常姿势(二)

(三) 前面观

1. 头　下颌骨不对称。

2. 锁骨及其关节不对称　常由外伤造成。

3. 髋内、外旋　髋内旋时可见髌骨朝向内,髋外旋时可见髌骨朝向外。

4. 胫骨外旋　可见髌骨朝向前,但足趾向外,髂胫束紧张,常与股骨后倾、后交叉韧带撕裂和骨排列不齐(既往有骨折)等因素有关。

5. 胫骨内旋　可见髌骨朝向前,但足趾向内,内侧腘绳肌和股薄肌紧张。常与股骨前倾、前交叉韧带撕裂、胫骨结构畸形(骨折或发育问题)、足外翻和膝外翻等因素有关。

6. 拇外翻　可见第一足趾的跖趾关节向外侧偏斜,这与第一跖骨头内侧骨过度生长及关节脱位、痛性拇趾滑液囊肿等因素有关。

7. 爪形趾　可见跖趾关节过伸,与近侧趾间关节屈曲,趾长伸肌紧张、缩短。常与空凹足有关。

8. 锤状趾　可见跖趾关节和远侧趾间关节过伸、趾伸肌短缩、蚓状肌被拉长。这与跖骨头下胼胝(过度负重所致)和足趾上面胼胝(鞋的压力有关)等因素有关。

三、异常姿势对人体的影响

(一) 不对称或单侧姿势异常引起肌肉和韧带的不平衡

(1) 长时间被拉长的肌肉将变得薄弱,而被拉长的韧带,同样由于不断地增加被动张力,变得薄弱和松弛,从而失去了它们支持和保护关节的能力,可出现关节半脱位或脱位。

(2) 处于收缩状态的肌肉在相应体位是增强的,但长时间处于这种体位可出现肌肉短

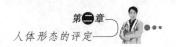

缩甚至挛缩,关节活动范围将缩小,关节的灵活性降低。

（二）关节负重和所受压力的异常分布

两侧不对称姿势可导致两侧肢体负重不对称,一侧肢体长时期过度、异常的负重压力可引起关节软骨的异常,从而导致早期关节退行性变化,例如,膝内翻使得外侧膝关节面受压,同时也增加了内侧韧带的牵拉应力。另外骨盆的过度前倾引起腰椎体后部异常压力,同时也增加了腰 5 和骶 1 椎间盘的压力,腹肌被牵拉,髂腰肌相应缩短,腰 5 有潜在滑脱的可能。

（三）引起继发性功能障碍或继发性病变

为了维持可接受的、直立的姿势,某种姿势的异常可导致其他的异常。例如,增加的腰部负荷,可以通过增加胸椎和颈椎的负荷来代偿,从而加速引起相应椎体的退行性变;膝关节屈曲畸形,需要增加股四头肌的活动,这样就增加髋股关节的压力,为了维持直立姿势,必须增加髋、踝关节的屈曲,这样腰部的负荷也增加了,同时腰部的退行性变就更易出现。

（四）异常姿势可引起疼痛

疼痛是痛觉感受器对牵拉或压力的反应,这种机械性的应力长期存在,将产生无菌性炎症,导致疼痛综合征。通常有以下两种情况:

1. **姿势不正确** 不正确姿势的维持(如过度弯腰或在太高的桌子上写字、卧位高枕看电视等)可引起姿势性疼痛,通过活动可减轻这种疼痛,这时肌力正常或有弹性。

2. **姿势功能异常** 由于长期的不正确姿势习惯导致反复发作的炎症、损伤和退行性变,以及由此产生的组织粘连和挛缩,软组织适应性短缩和肌肉无力均伴有疼痛,且均会引起原有的姿势异常加重和新的异常姿势。

第二节 人体测量

人体形态学测量是指测定身体整体与各部的长度、周长、距离和容积,内容包括身长、体重、坐高、胸围、腹围、头围、指距、四肢长度和周径、皮下脂肪厚度以及人体姿势等。人的身体形态各有一定的差异,正常人体形态由于遗传、年龄、性别、发育状况不同而产生差异,疾病、损伤等因素对人体形态的变化有较大的影响。

一、测量标志点

为了使人体测量更加方便、准确以及更具有对比性,测量时常将体表突起或凹陷作为测量的标志点。

（一）常用人体体表标志

1. 头面部标志

(1) 头顶点:顶骨后方的最凸隆点,即顶结节。

(2) 眉弓:眉下骨性弓形条状隆起。

(3) 颧弓:外耳道开口前方的水平隆起处。

（4）下颚隆起：下颚骨前面正中上下交界突起处。

（5）乳突：耳后骨性锥形隆起。

（6）枕外隆突：枕骨后隆起部。

2. 胸部标志

（1）胸骨上切迹：胸骨柄上缘正中。

（2）胸骨角：胸骨柄与胸骨体向前突出连接处是计数肋骨和胸椎的标志，接第2肋骨，平第4胸椎下缘水平。

（3）剑突：胸骨体下端突出处。

（4）其他：如剑胸关节、锁骨、第七颈椎棘突、肩峰、肩胛冈、肩胛下角等也常作为体表测量标志。

3. 腹壁体表标志　如剑突、肋弓、肋缘、脐、腹股沟、腹股沟韧带等。

4. 骨盆体表标志　如耻骨联合、耻骨结节、髂前上棘、髂嵴与髂嵴结节、骶骨和尾骨、坐骨结节，男性还可触及耻骨下缘及耻骨弓。

5. 四肢体表标志　肱骨头，肱骨大、小结节，肱二头肌内、外测沟，肱二头肌长头肌腱，肱骨内、外上髁，尺骨鹰嘴，桡骨茎突，尺骨茎突，头状骨，股骨大转子，股骨内、外侧髁，胫骨平台，膝关节关节间隙，腓骨小头，内、外踝，跟腱止点等。

二、身高、体重测量

人体身高、体重是人体生长发育、营养状态的标志，同时也是衡量机体素质的重要指标；通过动态的身长、体重的测量用以衡量和掌握机体的发育、营养、萎缩和消耗状况。

（一）身高测量

身高主要反映骨骼发育情况，正常人因时间不同而有所差别，如清晨较高、傍晚较低。所以测定时应在相同时间和条件下按同一方法进行。

身长测量的要求：测量时，应保持头正、颈直、挺胸、收腹、双下肢伸直，被测者不得穿鞋，足跟并拢在一条线上，足尖打开30°～40°，测量从头顶到足跟的垂直距离，测量结果以 cm 为计算单位。测量时间：一般上午10点左右最佳。

（二）体重测量

体重主要反映身体发育、营养等，测试时测试对象不穿鞋，自然站立在测试秤上，读出体重数，结果以 kg 表示。

（三）结果判断

1. 标准体重

（1）我国成人男女标准体重可参考以下公式计算：

$$体重(kg) = 身高(cm) - 100（身高在 165 cm 以下）$$

$$体重(kg) = 身高(cm) - 105（身高在 166～175 cm）$$

$$体重(kg) = 身高(cm) - 110（身高在 176～185 cm）$$

体重在标准体重的上下10%范围内属于正常，超过标准体重10%～19%为超重，超过标准体重20%以上为肥胖。

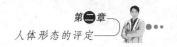

（2）儿童和青少年可参考以下公式来推断出标准体重：

$$7～12 \text{ 岁：标准体重}(kg)＝年龄×2＋8$$

$$13～16 \text{ 岁：标准体重}(kg)＝[身高(cm)－100]×0.9$$

体重超过标准体重 20%～30% 为轻度肥胖，超过 30%～50% 为中度肥胖，超过 50% 为重度肥胖。

（3）计算肥胖度可用下列公式：

$$肥胖度＝(实际体重－按身高计算的标准体重)/按身高计算的标准体重×100\%$$

2. 体重指数（body mass index，BMI） 体重指数可以通过以下公式计算：

$$体重指数(BMI)＝体重(kg)/身高(m)^2$$

BMI 正常值为 24，>24 为超重，>28 为肥胖。

三、四肢长度测量

可用皮尺或钢卷尺测定骨的缩短和增长程度以及残肢断端的长度，测量时应注意先将两侧肢体放置于对称位置，然后在骨性标志上选用一点作为测量的起止点，测量两侧肢体的长度，最后将两侧的测量结果进行比较。若严格按正确标准的方法进行，误差一般可控制在 0.5 cm 范围内。

（一）上肢长度测量

1. 整体长度 测量时，患者坐位或立位，上肢在体侧自然下垂，肘关节伸展，前臂旋后，腕关节中立位。医疗人员测量从肩峰外侧端到桡骨茎突或中指尖的距离（图 2-6A）。

2. 上臂长度 患者体位同上。医疗人员测量从肩峰外侧端到肱骨外上髁的距离（图 2-6B）。

3. 前臂长度 患者体位同上。医疗人员测量从肱骨外上髁到桡骨茎突，或尺骨鹰嘴到尺骨茎突的距离（图 2-6C）。

4. 手长度 患者将手置于手指伸展位。医疗人员测量从桡骨茎突与尺骨茎突的连线中点到中指指尖的距离（图 2-6D）。

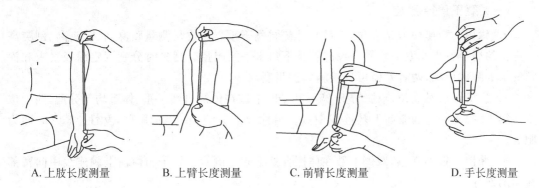

A. 上肢长度测量　　　B. 上臂长度测量　　　C. 前臂长度测量　　　D. 手长度测量

图 2-6　上肢长度测量

（二）下肢长度测量

1. 整体长度 患者仰卧位，骨盆水平，下肢伸展，置髋关节于中立位。如一侧畸形，则健侧下肢应放在与患侧下肢相同的位置上。医疗人员测量从髂前上棘到内踝的最短距离（图2-7A），也可测量从股骨大转子到外踝的距离（图2-7B）。

2. 股骨长度　患者体位同上。医疗人员测量从股骨大转子顶点到膝关节外侧关节间隙的距离或坐骨结节到股骨外上髁的距离（图2-7C）。

3. 胫骨长度　患者体位同上。医疗人员测量从膝关节内侧关节间隙到内踝的距离（图2-7D）。

4. 腓骨长度　患者体位同上。医疗人员测量从腓骨小头到外踝的距离（图2-7D）。

5. 足长度　患者将踝关节放置于中立位。医疗人员测量从足跟末端到第二趾末端的距离（图2-7E）。

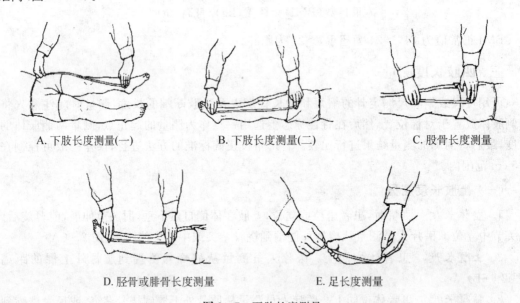

A. 下肢长度测量(一)　　　　B. 下肢长度测量(二)　　　　C. 股骨长度测量

D. 胫骨或腓骨长度测量　　　　E. 足长度测量

图2-7　下肢长度测量

四、躯干与四肢周径测量

（一）躯干周径测量

1. 胸围　取坐位或站立位，上肢在体侧自然下垂。用皮尺测量腋窝高、乳头高、剑突高三部位的周径。小儿取平乳晕下缘肩胛骨下角水平的周径。测量时分别测定深吸气末和深呼气末的胸部周径，两者差值可反映胸廓扩张度。

2. 腹围　取站立位，双脚分开25～30 cm，上肢在体侧自然下垂，体重均匀分配，测量位置在第12肋骨下缘和髂前上棘连线中点。男性腹围＞85 cm提示肥胖，女性＞80 cm即为肥胖。

3. 臀围　取站立位，双侧上肢在体侧自然下垂。测量大转子与髂前上棘连线中间臀部最粗的部分。

（二）上肢周径测量

1. 上臂周径　患者分别取肘关节用力屈曲和伸展两种体位，医疗人员测量上臂中部、肱二头肌最大膨隆处（肌腹），见图2-8A、B。

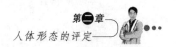

2. 前臂周径　患者将前臂放在体侧自然下垂,医疗人员分别测量前臂近侧端最大膨隆处和前臂远端最细处的周径,反映前臂最大和最小周径(图2-8C)。

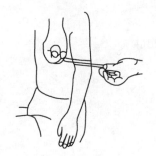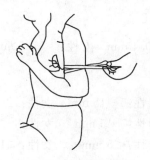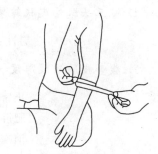

A.上臂周径测量(伸展位)　　　　B.上臂周径测量(屈曲型)　　　　C.前臂周径测量

图2-8　上肢周径测量

（三）下肢周径测量

1. 大腿周径　患者体位为下肢稍外展,膝关节伸展。医疗人员测髌骨上方10 cm或15 cm处,或从髌骨上缘起向大腿中段取6、8、10、12 cm处的周径。因此在记录测量结果时应注意测量部位(图2-9A)。

2. 小腿周径　患者体位为下肢稍外展,膝关节伸展。医疗人员分别测量小腿最粗处和内、外踝上方最细处的周径,分别反映最大和最小周径(图2-9B)。

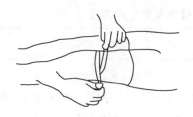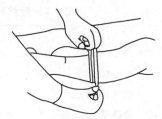

A.大腿周径测量　　　　　　　　　B.小腿周径测量

图2-9　下肢周径测量

五、脂肪厚度测量

人体脂肪2/3储存在皮下组织。测量脂肪厚度,以了解皮下脂肪的多少来反映人体的胖瘦,特别是体重相同者的脂肪厚度可确定人体体型(肥胖型、肌肉型、消瘦型);用所测皮下脂肪的厚度推测全身脂肪的厚度,评价人体组成的比例;动态观察还可以评测健身和减肥的效果。

（一）测量方法

1. 上臂部　自然站立,右上臂肩峰至尺骨鹰嘴连线的中点,即肱三头肌肌腹部位。评估者用拇指和示指捏起患者与肱骨长轴平行的皮肤和皮下脂肪,用卡尺或皮尺测量(单位为mm),或用脂肪厚度计测量。

2. 背部　右肩胛下角下方5 cm处,该处皮肤和皮下脂肪沿肩胛骨内侧缘被捏起,并与脊柱成45°角,然后同上方法测量。

3. 腹部 右腹部脐旁 1 cm 处,然后同上方法进行测量。

(二)评定标准(日本成人标准)

1. 肱三头肌处皮肤皱襞厚度

男性:>10.4 mm 女性:>17.5 mm 为肥胖

2. 腹部皮肤皱襞厚度

正常 男性:5～15 mm 女性:12～20 mm

肥胖 男性:>15 mm 女性:>20 mm

消瘦 男性:<5 mm 女性:<12 mm

3. 肩胛下角皮肤及皮下脂肪厚度

平均值为 12.4 mm,超过 14 mm 为肥胖。

六、截肢残端测量

(一)截肢残端的周径测量(表2－2)

目的是为了判断残端水肿状态、断端成熟度,以及与假肢接受腔的合适程度。截肢术前术后均应在相同的标志点测量(图 2－10,2－11)。还要注意记录评定的时间,因为一天中大腿周径可有 5～10 cm、小腿周径有 10～15 cm 的变化。

表 2－2 截肢残端的周径测量体位和方法

测量部位	测量体位	测量方法(测量点)
上臂残端	站立位、坐位	从腋窝每隔 2.5 cm 测量一次,直至残端末端
前臂残端	站立位、坐位	从尺骨鹰嘴向下每隔 2.5 cm 测量一次,直至残端末端
大腿残端	仰卧位、站立位	从坐骨结节开始每隔 5 cm 测量一次,直至残端末端
小腿残端	仰卧位、站立位	从膝关节外侧关节间隙起每隔 5 cm 测量一次,直至残端末端

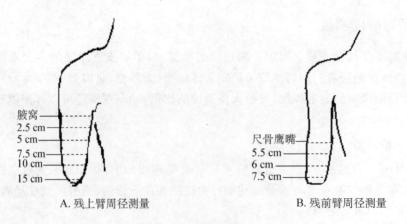

A. 残上臂周径测量   B. 残前臂周径测量

图 2－10 残上肢周径测量

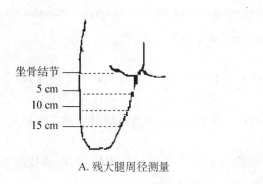
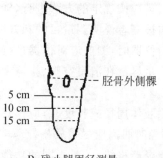

A. 残大腿周径测量   B. 残小腿周径测量

图 2-11 残下肢周径测量

（二）截肢残端的长度测量（表2-3）

截肢残端的长度测量是设计假肢时重要且必不可少的参考值。

表 2-3 截肢残端的长度测量体位和方法

测量部位	测量体位	测量方法（测量点）
上臂残端	站立位、坐位	从腋窝前缘到残肢末端的距离
前臂残端	站立位、坐位	从尺骨鹰嘴到残肢末端的距离
大腿残端	仰卧位、站立位	从坐骨结节沿大腿后面到残肢末端的距离
小腿残端	仰卧位、站立位	膝关节外侧关节间隙到残肢末端的距离

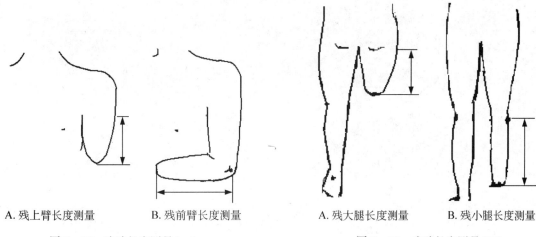

A. 残上臂长度测量   B. 残前臂长度测量   A. 残大腿长度测量   B. 残小腿长度测量

图 2-12 残肢长度测量（一）   **图 2-13** 残肢长度测量（二）

第三节　人体测量的注意事项

1. 检查项目的选择要有针对性，如与小儿发育有关的疾病应对小儿身长、身长中点、小儿坐高、头围、胸围、体重等测量。有水肿的重点测局部周径。

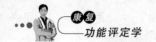

2. 测量应按规定的方法进行,确保评定准确、客观。

3. 向被测者说明测量目的和方法,以得到很好的配合。

4. 用仪器时,测前应对仪器进行校正。

5. 测量尽量在清晨空腹、排空大小便后进行,被测者着装应宽松而不厚重,以使检查部位充分暴露。

6. 测肢体周径或长度时,应作双侧相同部位的对比,重复测量时测量点应固定不变;测定肢体周径时肌肉应尽量放松。

7. 记录严格统一,对不同的功能障碍设计不同的评定记录表格,告诉截肢的患者应注意详细填写截肢残端的评定。

思考题

1. 简述姿势评定的方法和注意事项。

2. 简述异常姿势对人体的影响。

3. 简述四肢长度、躯干与四肢周径的测量方法。

4. 简述截肢残端测量方法。

5. 人体测量时有哪些注意事项?

（罗　萍）

1. 掌握主要关节活动度的测量方法及其正常值。
2. 熟悉测量关节活动度的原则及其常用工具。
3. 熟悉影响关节活动度的因素。
4. 描述关节活动度的概念及分类。
5. 熟悉测量关节活动度的注意事项。
6. 了解关节活动度异常的常见原因。
7. 能运用常用关节活动度测量工具对不同关节活动度进行测量。
8. 学会主要关节活动度的记录与结果分析评定。
9. 能说出测量关节活动度的步骤。

第一节　概　　述

关节活动度测量是评定肌肉、神经、骨骼损伤患者功能的基本方法,要了解患者的运动功能正常与否,其日常生活能力和适应环境的能力如何,确定康复治疗目标和方案,需首先测知其身体各部被动或主动活动的程度。

一、关节活动度定义

关节活动度又称关节活动范围(range of motion,ROM),是指关节运动时所通过的最大运动弧度,即一个关节从起始端至终末端的正常运动范围。通常用度数表示。

关节活动度是衡量一个关节运动量的尺度。其测定是评定肌肉、骨骼、神经病损患者的基本步骤,是评定关节运动功能损害的范围与程度的指标之一。

二、关节活动度分类

关节活动有主动运动和被动运动之分,故关节活动度分为主动关节活动度和被动关节活动度。

(一) 主动关节活动度

主动关节活动度(active range of motion,AROM)是指作用于关节的肌肉主动收缩使

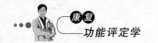
关节移动时所通过的运动弧度。AROM可评价被检查者的肌肉收缩力量对关节活动度的影响。

（二）被动关节活动度

被动关节活动度（passive range of motion，PROM）是指肌肉无收缩，在外力作用下使关节移动的弧度。PROM可评价被检查者关节活动受限程度，尤其是通过判断运动终末感的性质，而确定是否存在限制关节运动的异常结构变化。

从以上两种活动度可知，主动关节活动度是由肌肉主动收缩产生的，被动关节活动度则完全由外力产生，无随意肌肉活动。通常PROM略大于AROM。

三、影响关节活动度的因素

关节的活动度与关节的结构有关，影响关节活动性和灵活性的因素均可影响关节的活动度。熟练、准确的测量关节活动度，首先要求治疗师熟悉关节解剖与其生理相关知识，包括关节的基本结构、辅助结构，以及产生关节运动的肌肉、支配神经等，这些内容在人体结构与功能中已有详细讲解，请同学们自行复习回顾。决定关节活动范围的主要因素有以下几个方面。

（一）关节面面积大小的差别

关节是两块或两块以上骨之间的连接部分，相邻两骨的关节面可有不同的形状。构成关节的两关节面面积的大小相差越大，关节的灵活性越大，关节活动范围就越大。如肩关节与髋关节相比，构成肩关节的两关节面的面积差比髋关节的面积差大，所以肩关节的运动范围比髋关节大。

（二）关节周围的肌肉

关节周围肌肉的伸展性和弹性状况影响关节的活动度。通常产生关节运动的肌肉的伸展性和弹性越好，力量越大，关节活动范围就越大。拮抗肌张力过高，则关节活动范围小。肌肉萎软无力，主动关节活动范围小，被动关节活动范围大。

（三）关节周围软组织

关节囊薄而松弛，关节活动范围大；反之则关节活动范围小。关节韧带少而弱，则活动范围大；关节韧带多而强，则活动范围小。如肩关节的韧带比髋关节少而弱，所以肩关节的运动范围比髋关节大。

另外，年龄、性别及训练水平；被检测者所处状态，如麻醉、昏迷等，都会对关节活动度的评定结果产生影响。如小儿比成人及老年人的关节活动度大；女性比男性的活动度大；体操运动员或舞蹈演员比普通人的活动度大；麻醉、昏迷时肌肉软弱无力，活动度通常也变大。

关节活动范围异常的常见原因包括：关节、软组织、骨骼病损所致的疼痛与肌肉痉挛；制动、长期保护性痉挛、肌力不平衡及慢性不良姿势等所致的软组织缩短与挛缩；关节周围软组织瘢痕与粘连；关节内损伤与积液、关节周围水肿；关节内游离体；关节结构异常；各种病损所致的肌肉瘫痪或无力；运动控制障碍等。

四、关节活动度的评定目的

关节活动度的评定是对一些能引起关节活动受限的身体功能障碍性疾病，如骨折、关

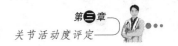

炎、烧伤、手外伤等的首要评定过程。主要评定目的如下：

（1）判定关节活动障碍的程度；

（2）通过检查发现阻碍关节活动的因素；

（3）提供制定康复治疗目标、计划和方案的依据；

（4）有助于选择适当的康复治疗技术；

（5）有助于科学评价康复治疗、训练的效果；

（6）为患者及治疗师提供动力，为科学研究提供客观资料。

五、关节活动度评定的适应证与禁忌证

（一）适应证

适应于各种原因所造成的关节运动功能障碍，如关节制动、失用、创伤、手术等。关节活动度是肢体运动功能检查中最常用的项目之一。

（二）禁忌证

（1）骨折未愈合或关节脱位；

（2）新鲜的肌腱、韧带、肌肉损伤或刚刚手术后；

（3）骨化性肌炎。

另外，当存在以下问题时 ROM 测量要谨慎：①关节或关节周围炎症或感染；②关节血肿；③怀疑存在骨性关节僵硬（关节骨性强直或关节融合术后）；④骨质疏松明显或骨的脆性增加。

（孟令杰）

第二节　测量方法与步骤

关节活动度检查是在特定的体位下，测量关节可以完成的最大活动范围。测量者应熟练掌握测量关节活动度的方法。

一、测量方法

（一）测量工具

测量工具有多种，包括量角器、电子测角计、尺子等。

1. 通用量角器（图 3-1）　量角器由金属或塑料制成，规格不等，但基本结构相同，由一个带有半圆形或圆形角度计的固定臂及一个移动臂（带有刻度的直尺）组成，两臂的交点用铆钉固定，称为轴心。固定臂与移动臂以轴心为轴，可自由转动，按照各关节测量时的具体要求，即可测出关节活动的范围。一般出售的量角器长度从 7.5～40 cm 不等，检查者应根据所测关节的大小，选择合适的量角器。由于量角器使用简单、携带方便，在临床中应用最为广泛。

2. 方盘量角计（图 3-2A）　范振华在 1974 年设计了一种方盘量角器，每边长 12 cm

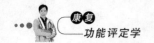
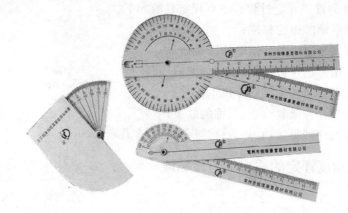

图 3-1　通用量角器

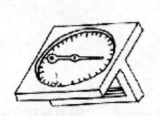

A. 方盘量角计

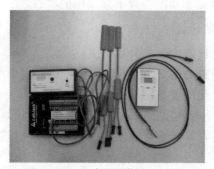

B. 电子测角计

图 3-2　量角计

的正方形,上有圆形带刻度和指针的木钟,加一把手构成。在木盘刻度面处于垂直位时,方盘中心的指针由于重心在下而自动指向正上方。使用时采取适当体位使关节两端肢体处于同一垂直面上,并使一端肢体处于水平位或垂直位,以方盘的一边紧贴另一肢体,使其刻度面与肢体处于同一垂直面上,即可读得关节所处的角度。

3. 电子测角计(图 3-2B)　由导线、显示器和传感器组成。传感器固定于被测的关节,其原理是根据运动角度的变化及其传感器的电阻发生变化而在显示器上显示,测量迅速、准确,操作简单。

4. 带刻度的尺子　用于测距法测定。如拇指对掌的运动是拇指从基本位做外展、回旋、屈曲 3 种运动的复合运动,是拇指尖端靠近小指尖的运动。目前尚没有一个轴心不能用测量角度的办法,而是用拇指尖至小指掌指关节(MP)的距离表示。

5. 其他　目前利用数码相机拍摄,直接在图像上量出关节活动的角度。这种方法随着条件的成熟,可能越来越被广泛利用。

（二）测量方法

测量工具很多,所以测量方法也有多种,临床上应用最多的是量角器测量,它是本章的学习重点。

1. 通用量角器的使用方法　根据所测量的关节大小选择合适的量角器。如测量膝关节、髋关节等应选择 40 cm 长臂的量角器,而测量手或是趾关节时,应选用 7.5 cm 短臂的量角器。在测量时应严格按照规定,固定臂与构成关节的近端骨长轴平行,移动臂与构成关节的远端骨长轴平行(当患者有特殊运动障碍时可以变化);量角器的轴心一般应与关节的运动轴一致,如测量肩关节屈曲运动时,量角轴心位于肱骨头中心点的外侧面,固定臂与腋中线平行,移动臂与肱骨长轴平行。检查者应熟练掌握各关节测量时固定臂、移动臂、轴心的具体规定。

2. 体位　测量关节活动范围时的体位通常以解剖学立位时的肢位作为零起始点,测量旋转度时则选取正常旋转范围的中点作为零起始点。体位不同,关节周围软组织(关节囊、韧带、肌腱)的紧张程度也不同。因此,在不同体位下测量的结果往往出现差异。检查者要保证被测者处于舒服、放松的姿势。本节对各关节测量规定了推荐体位,一般情况下均应按要求操作,如患者难以完成时,应在评价备注栏内加以说明。

3. 固定　为了防止被测量关节运动,而其他关节参与运动,或是构成关节的远端运动时,近端骨出现固定不充分的现象,检查者应协助被检查者保持体位的固定,防止因代偿动作对测量结果产生影响。本章对各关节运动时容易出现的代偿动作,均设计了相应的固定方法。由于检查者操作时一手测量、一手协助固定,会有一定的难度,须反复练习,熟练掌握。

二、测量步骤

在测量各个关节的活动度之前,治疗师应先参照各个关节活动度的正常值范围,详见本章表 3-1、3-2、3-3、3-4。具体步骤如下:

(1) 向被测者说明 ROM 的目的和方法,使被测者全身放松并配合医疗人员进行测量。

(2) 确定检测体位,暴露待测关节。女性患者应准备单房间和更衣室,为异性检查时须有第三者在场。

(3) 确定测量关节的骨性标志,使关节处于起始位。

(4) 被动活动测量关节以了解可能的活动范围和有无抵抗感。

(5) 在被测关节外侧放置量角器,其轴心对准关节轴,通常固定臂与构成关节的近端骨轴线平行,移动臂与构成关节的远端骨轴线平行。

(6) 记录关节起始位的角度。

(7) 治疗师示范待测关节如何活动,固定被测者该关节的近侧端,要求被测者的该关节进行各种主动运动(屈、伸、旋转等)。

(8) 移动臂随待测关节移动到最大幅度后,记录终末位的角度。

(9) PROM 测量由治疗师施加适当的外力在被动运动待测关节,体会运动终末感的性质,并记录运动范围。

三、测量原则与注意事项

关节的生理运动通常包括屈和伸(在矢状面绕冠状轴的运动)、内收和外展(在冠状面绕矢状轴的运动)、旋转(在水平面绕垂直轴转动,向内或向前称为内旋或旋前;向外或向后称为外旋或旋后)。

为了使测试结果准确、可靠,以及作出合理评价,必须注意以下几点:

(1) 采取正确的姿势体位,严格地按规范进行测试操作,防止邻近关节的替代动作,可

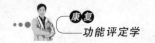

能时由专人进行测试。

（2）测试前,可做几下简单的主动准备活动,但不应在关节按摩、活动后进行关节活动范围检查。

（3）关节活动范围有个体差异,各关节 ROM 的正常值仅供参考,评定时宜作健侧、患侧对比。

（4）如果患者能够完成全关节活动范围的运动,且无疼痛不适等症状,一般可以不再测量 PROM。

（5）被动运动关节时要手法柔和、速度均匀,对伴有疼痛和痉挛的患者不能做快速运动。

（6）关节的主动和被动活动不一致时,提示肌肉肌腱存在瘫痪、挛缩或粘连等问题,宜分别记录主动和被动活动范围。评价关节活动范围时,以被动活动范围为准。

（7）测量的同时注意观察和记录关节是否存在变形、肿胀、疼痛、挛缩等,肌肉是否存在痉挛、萎缩,皮肤有无瘢痕,是否有外伤等。关节疼痛时要注意疼痛的部位和范围并记录。

（8）不同器械、不同方式测得的关节活动范围值有差异,不宜互相比较。同一单位内所用方法应一致,尤其是治疗前和治疗后,测量者以及所用测量工具应保持一致,载入文献资料时要有说明。

（9）注意药物对 ROM 测量结果的影响,如服用降低肌张力药物期间,关节活动度增大。

（孟令杰）

第三节　各关节活动范围的具体评定方法

各关节的解剖结构与功能不同,活动范围大小各异,同一关节在主动运动和被动运动时也有差别。因此,检查者要熟知各关节的 ROM 正常值。需要注意的是,关节活动范围还因种族、性别、年龄和检查体位等的不同而有所差别。这提示,附表中各关节的 ROM 正常值范围为参考值。

一、上肢关节

（一）肩关节

1. 屈曲、伸展（图 3-3）

1）体位:坐位、立位、侧卧位、仰卧位（屈曲）、俯卧位（伸展）。肘伸展,手掌朝向内侧。

2）固定臂:通过肩峰的垂直线与躯干平行。

3）移动臂:与肱骨长轴平行或一致。

4）轴心:肩峰。

5）运动:在矢状面上绕冠状轴运动,屈曲是上肢向前上方运动,伸展是上肢向后上方运动。检查时,应固定肩胛骨,防止出现代偿动作（躯干伸展和肩关节外展,复合运动时固定胸廓防止脊柱运动）。患者屈肩的同时,轴心逐渐移向肩的后部,因此测量终末位的角度时,轴心置于三角肌群所形成的皱褶末端。

6）运动终末感：因喙肱韧带后束、关节囊后部、小圆肌、大圆肌、冈下肌的紧张产生的结缔组织性抵抗。

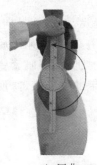
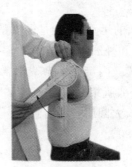
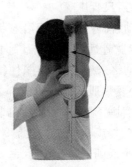

A.屈曲　　　　　　　　B.伸展　　　　　　　　C.外展

图 3－3　肩关节的活动

正常值：屈曲 0°～180°，伸展 0°～60°。

2. **外展、内收**（图 3－3C）

1）**体位**：取仰卧位、坐位、立位、俯卧位，无肩关节屈曲、伸展，前臂旋后，手掌朝向前方，肱骨充分外旋，防止因肱三头肌紧张限制运动的完成。

2）**固定臂**：通过肩峰与躯干（脊柱）平行。

3）**移动臂**：与肱骨长轴平行或一致。

4）**轴心**：肩峰。

5）**运动**：在额状面绕矢状轴的运动，外展是向外上方运动。检查时注意身体不得向侧方倾斜。内收检查时使肩关节处于 20°～45°屈曲位，上肢从身体前方向内运动。

6）**运动终末感**：检查者左手固定肩胛骨，右手将上肢外展，当肩胛骨出现向外侧移动时，即为肩关节外展的运动终末。终末感为肱韧带的中部、下部纤维和关节囊的下部，背阔肌、胸大肌紧张而出现的结缔组织性抵抗（复合运动时为大菱形肌、小菱形肌、斜方肌的中部及下部纤维的紧张）。

正常值：外展 0°～180°，内收 0°～45°。

3. **外旋、内旋**（图 3－4）

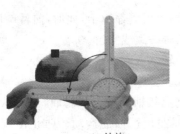
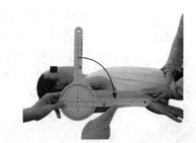

A.外旋　　　　　　　　　　　B.内旋

图 3－4　肩关节的外旋、内旋

1）**体位**：仰卧位，上肢肩关节外展 90°，肘关节屈曲 90°与床面前垂直，前臂中立位。坐位或立位也可。

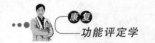

2）固定臂：与地面垂直。

3）移动臂：与尺骨纵轴一致。

4）轴心：尺骨鹰嘴。

5）运动：前臂在矢状面沿冠状轴的运动，外旋是向头的方向运动，内旋是向下肢方向的运动。固定肱骨远端，防止肩胛向上和外展（复合运动时需固定胸廓，防止躯干屈曲）。

6）运动终末感：结缔组织性抵抗。内旋是关节囊后部、冈下肌、小圆肌紧张所致（复合运动时大小菱形肌和斜方肌中部、下部肌束紧张）；外旋是肱韧带的 3 条束、喙肱韧带、关节囊的前部、肩胛下肌、胸大肌、背阔肌、大圆肌紧张所致。

正常值：外旋 0°～90°,内旋 0°～90°。

4. 水平屈曲、水平伸展（图 3-5）

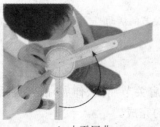

A. 水平屈曲   B. 水平伸展

图 3-5 肩关节的水平屈曲、水平伸展

1）体位：坐位，肩关节外展 90°,伸肘,手掌向下。

2）固定臂：通过肩峰的冠状面的投影线（外展 90°的肱骨轴线）。

3）移动臂：与 90°外展冠状面上运动的肱骨长轴一致或平行。

4）轴心：肩峰。

5）运动：在水平面绕垂直轴的运动。水平屈曲,外展 90°的肱骨向前方运动；水平伸展,外展 90°的肱骨向后方运动

正常值：水平屈曲 0°～135°,水平伸展 0°～30°。

（二）肘关节

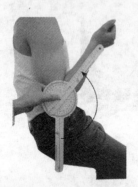

图 3-6 肘关节的屈曲

屈曲、伸展（图 3-6）。

1）体位：坐位或立位,上臂紧靠躯干,伸肘,前臂旋后。

2）固定臂：与肱骨长轴一致或平行。

3）移动臂：与桡骨长轴一致或平行。

4）轴心：肱骨外上髁。

5）运动：在矢状面绕冠状轴的运动。屈曲,前臂从前方做向肱骨接近的运动；伸展,从屈曲位返回的运动。防止出现肩关节屈曲代偿动作。

6）运动终末感：前臂前面肌腹与肱骨前面接触而出现的软组织性抵抗,或关节囊后部的肱三头肌紧张出现的结缔组织性抵抗,或尺骨的冠突窝以及桡骨头与肱骨的桡骨窝间的接触而出现的骨性抵抗。

正常值：屈曲 0°～145°,伸展 0°,过伸展 0°～5°。

（三）前臂

旋前、旋后（图 3-7）

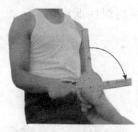
A. 旋前

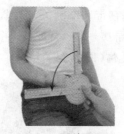
B. 旋后

图 3-7 前臂的旋前、旋后

1) **体位**：取坐位或立位，上臂紧靠躯干，肘关节屈曲 90°，前臂呈中立位，手掌朝向体侧，手指伸展。

2) **固定臂**：通过桡骨茎突，与地面呈垂直。

3) **移动臂**：桡骨茎突与尺骨茎突的连线。

4) **轴心**：中指末端。

5) **运动**：在水平面上绕垂直轴的运动。旋前，拇指向内侧，手掌向下转动；旋后，拇指向外侧，手掌向上转动。防止肩关节的代偿运动，将上肢固定在体侧，防止腕关节的代偿，可以手握铅笔。

6) **运动终末感**：由于桡骨与尺骨的接触面出现的骨性抵抗，另外，尺桡关节背侧的尺桡韧带、骨间膜、旋后肌、肱二头肌紧张而出现的结缔组织性抵抗。

正常值：旋前 0°~90°，旋后 0°~90°。

（四）腕关节

1. 掌屈、背屈（图 3-8）

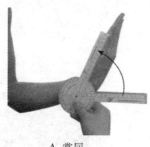
A. 掌屈

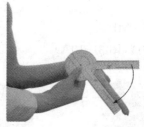
B. 背屈

图 3-8 腕关节的掌屈、背屈

1) **体位**：坐位或立位，肘关节屈曲 90°，前臂置于桌上，手掌悬空，掌心与地面平行，腕关节不得出现桡、尺偏及手指曲，以免影响腕关节活动。

2) **固定臂**：与桡骨长轴平行。

3) **移动臂**：与第五掌骨外侧中线平行。

4) **轴心**：尺骨茎突稍向远端，或桡骨茎突。

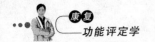

5）运动：在矢状面绕冠状轴的运动。掌屈，手掌靠近前臂屈侧的运动；背屈，手掌靠近前臂伸侧的运动。检查时固定尺、桡骨，防止前臂的旋前、旋后。

6）运动终末感：掌屈由背侧、桡侧腕韧带和背侧关节囊紧张而产生的结缔组织性抵抗。背屈由桡腕掌侧韧带和掌侧关节囊紧张所产生的结缔组织性抵抗。

正常值：掌屈0°～90°，背屈0°～70°。

2．桡偏、尺偏（图3-9）

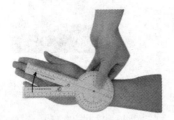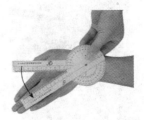

A．桡偏　　　　　　　　　　B．尺偏

图3-9　腕关节的桡偏、尺偏

1）体位：前臂旋前，掌心朝下置于桌面上。

2）固定臂：与前臂长轴一致或平行。

3）移动臂：与第三掌骨长轴一致。

4）轴心：腕关节背侧中点。

5）运动：在水平面绕垂直轴的运动。桡偏，手向靠近桡骨方向运动；尺偏，手向靠近尺骨方向运动。检查时应固定桡骨、尺骨远端，防止前臂的旋前、旋后及肘关节的过度屈曲。

6）运动终末感：桡偏因桡骨茎突与舟状骨接触而产生的骨性抵抗，也可能会出现因腕尺侧副韧带，关节囊尺侧紧张而产生的结缔组织性抵抗。尺偏由桡侧副韧带与关节囊的桡侧紧张所致的结缔组织性抵抗。

正常值：桡偏0°～25°，尺偏0°～55°。

（五）手指

1．掌指关节（MP）

（1）屈曲、伸展（图3-10A）

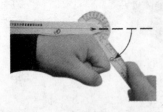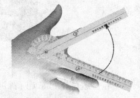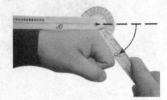

A．掌指屈曲　　　B．手指外展　　　C．近端指间关节屈曲

图3-10　手指活动度检查

1）体位：坐位，腕关节中立位，前臂放在桌面上，被检手指无内收、外展。

2）固定臂：掌骨背侧中线。

3）移动臂：指骨背侧中线。

4）轴心：掌指关节背侧。

5）运动：在矢状面上绕冠状轴运动。检查者一手固定掌骨，维持腕关节的中立位；另一手固定指骨及移动臂，进行手指向掌侧和背侧的运动。

6）运动终末感：屈曲运动指骨与掌骨侧面的接触而产生的骨抵抗，或关节的背侧和侧副韧带紧张而产生的结缔组织性抵抗。伸展关节囊掌侧和掌侧纤维软骨紧张而产生的结缔组织性抵抗。

正常值：屈曲 0°～90°，伸展 0°～45°。

（2）外展、内收（图 3－10B）

1）体位：坐位，前臂旋前，手掌放在桌面上，腕关节无屈曲、伸展、桡偏，掌指关节无屈曲、伸展。

2）固定臂：第 3 指骨中轴。

3）移动臂：第 2、4、5 指骨纵轴。

4）轴心：各掌指关节背侧。

5）运动：在冠状面运动。外展，示指、无名指、小指做远离中指方向的运动；内收，示指、无名指、小指做靠近中指方向的运动。固定掌骨，防止腕关节运动。

6）运动终末感：因掌指关节侧副韧带、手掌的深筋膜、掌侧骨间肌紧张而产生的结缔组织性抵抗。

正常值：0°～20°。

2. 近端指间关节（PIP）（图 3－10C）

屈曲、伸展。

1）体位：坐位，腕关节无屈曲、伸展、桡偏、尺偏，掌指关节无屈曲、伸展、内收、外展，前臂放在桌面上。

2）固定臂：近节指骨背侧中线。

3）移动臂：中节指骨背侧中线。

4）轴心：近端指指关节背侧。

5）运动：在矢状面绕冠状轴的运动。屈曲，固定近端指骨，完成手指向掌心的运动；伸展，固定近端指骨，手指向背侧运动。

6）运动终末感：屈曲，因中节指骨与近节指骨掌侧面接触而产生的骨性抵抗，或因关节囊背侧和侧副韧带紧张产生的结缔组织性抵抗；伸展，因关节囊的掌侧和掌侧纤维软骨紧张而产生的结缔组织性抵抗。

正常值：屈曲 0°～100°，伸展 0°。

3. 远端指间关节（DIP）

屈曲、伸展。

1）体位：坐位，前臂和手置于桌面，前臂呈中立位，腕关节中立位，掌指关节无屈曲、伸展、内收、外展，近端指间关节屈曲 70°～90°。

2）固定臂：中节指骨背侧中线。

3）移动臂：远节指骨背侧中线。

4）轴心：远端指关节背侧面。

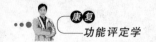
5）运动：屈曲,固定中节指骨,远节指骨向掌心方向运动;伸展,固定中节指骨,远节指骨向背侧运动。固定中节指骨,防止腕关节、掌指关节、近端指间关节伸展。

6）运动终末感：屈曲,因关节囊背侧和侧副韧带紧张产生的结缔组织性抵抗;伸展,因关节囊掌侧和掌侧纤维软骨板紧张而产生的结缔组织性抵抗。

正常值：屈曲 0°～90°,伸展 0°～10°。

（六）拇指

1. 拇指的外展、内收（图 3－11A）

1）体位：腕关节呈中立位,手指伸展。

2）固定臂：示指（桡骨的延长线）。

3）移动臂：拇指。

4）轴心：腕掌关节。

5）运动：外展,在手掌面上,拇指向离开示指的方向运动;内收,与外展方向相反,向示指方向返回的运动。

正常值：外展 0°～60°,内收 0°～60°。

2. 拇指掌侧外展、掌侧内收（图 3－11B）

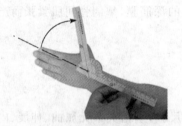
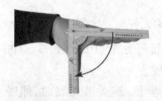

A. 拇指的外展　　　　　　　B. 拇指的掌侧外展

图 3－11　拇指的外展、内收

1）体位：腕关节呈中立位,手指伸展位。

2）固定臂：示指（桡骨的延长线）。

3）移动臂：拇指。

4）轴心：第一掌骨的腕掌关节。

5）运动：掌侧外展,在与掌面成垂直面上做从示指分离方向的运动;掌侧内收,与外展相反,做返回示指方向的运动。

正常值：掌侧外展 0°～90°,掌侧内收 0°～90°。

3. 对掌（图 3－12）

拇指的对掌运动是拇指从基本肢位做外展、回旋、屈曲 3 种运动的复合运动,是拇指尖端靠近小指尖端的运动。由于没有一个轴心不能用测量角度的办法,而用拇指尖端距离小指掌指关节的距离或是拇指尖端与小指尖端的距离表示。

4. 拇指掌指关节（MP）

屈曲、伸展（图 3－13A）

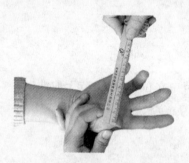

图 3－12　拇指的对掌

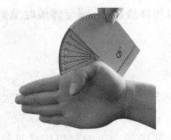
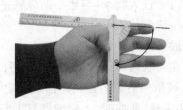

A. 拇指 MP 屈曲   B. 拇指 IP 屈曲

图 3 - 13 拇指 MP、IP 屈曲、伸展

1）体位：拇指的伸展位。

2）固定臂：第一掌骨背侧中线。

3）移动臂：近节指骨背侧中线。

4）运动：屈曲，第一指骨向靠近手掌方向的运动；伸展，从基本肢位向背侧方向运动。

5）运动终末感：近节指骨与第一掌骨侧面接触而产生的骨性抵抗或关节囊背侧、侧副韧带、拇短伸肌紧张而产生的结缔组织性抵抗。

正常值：屈曲 0°～60°，伸展 0°～10°。

5. 拇指指间关节（IP）（图 3 - 13B）

屈曲、伸展。

1）体位：拇指的基本体位（指间关节中立位）。

2）固定臂：第一节指骨。

3）移动臂：拇指末节。

4）轴心：拇指间关节背侧面。

5）运动：屈曲，末节指骨向靠近手掌方向运动；伸展，从基本肢位向背伸运动。

6）运动终末感：侧副韧带和关节囊背侧紧张而产生的结缔组织性抵抗或末节指骨与掌侧纤维软骨板、近端指掌侧面的接触而产生的骨性抵抗。

正常值：屈曲 0°～80°，伸展 0°～10°。

二、下肢关节

（一）髋关节

1. 屈曲、伸展（图 3 - 14）

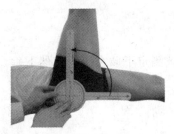
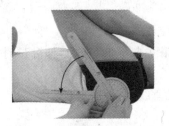
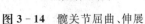
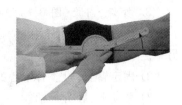

A. 膝伸位屈曲   B. 膝屈位屈曲   C. 髋关节伸展

图 3 - 14 髋关节屈曲、伸展

1）体位:仰卧位或侧卧位,方法有髋关节屈曲和伸展两种,测定伸展时呈俯卧位。

2）固定臂:通过大转子,与躯干的纵轴平行。

3）移动臂:股骨长轴。

4）轴心:股骨大转子。

5）运动:在矢状面绕冠状轴运动。屈曲,做向靠近头部方向的运动;伸展,下肢在矢状面上做从基本肢位向后方的运动。注意固定骨盆,防止躯干的代偿运动。

6）运动终末感:屈曲时,大腿前群肌肉与下腹部接触产生的软组织性抵抗。伸展时,关节囊前部、髂股韧带、耻股韧带的紧张产生的结缔组织性抵抗。也会因髂腰肌、缝匠肌、股肌、阔肌膜张肌、长收肌等髋关节屈肌的紧张而产生结缔组织性抵抗。

正常值:屈曲(膝伸展位)0°～90°,(膝屈曲位)0°～125°;伸展 0°～15°。

2. 外展、内收(图 3-15)

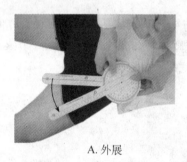 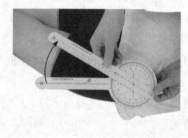

A. 外展　　　　　　　　　　　　　　　B. 内收

图 3-15 髋关节外展、内收

1）体位:仰卧位,髋关节屈曲、伸展、旋转均呈 0°位,膝关节伸展位。

2）固定臂:髂前上棘与髌骨中心连线的平行线。

3）移动臂:股骨纵轴。

4）轴心:髂前上棘。

5）运动:在冠状面绕垂直轴运动。外展,下肢做向外的运动;内收,下肢做从基本肢位向内的运动。防止出现髋关节外旋、内旋代偿动作。

6）运动终末感:外展时,因关节囊内侧、耻股韧带、髂股韧带下束紧张而产生的结缔组织性抵抗。大收肌、长收肌、短收肌、耻骨肌、股薄骨的紧张也会限制关节的活动。内收时,因关节囊外侧和髂股韧带上束的紧张而产生的结缔组织性抵抗,臀中肌、臀小肌及阔筋膜张肌的紧张也是限制髋关节内收的因素。

正常值:外展 0°～45°,内收 0°～20°。

3. 外旋、内旋(图 3-16)

1）体位:仰卧位或俯卧位,膝关节呈 90°屈曲,仰卧位时,被测定下肢在床边自然下垂,另一侧下肢在床上呈膝立位。

2）固定臂:通过髌骨中心的垂线,与地面垂直。

3）移动臂:胫骨纵轴。

4）轴心:髌骨中心。

5）运动:在水平面绕垂直轴运动。外旋,使被测定的足向靠近另一侧下肢的方向运动;

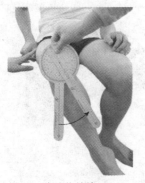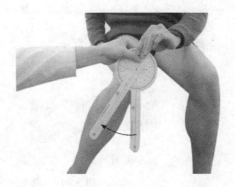

| A. 髋关节外旋 | B. 髋关节内旋 |

图 3 - 16 髋关节的外旋、内旋

内旋,使被测定的足向远离另一侧下肢的方向运动。检查者一手置于被检下肢的股骨远端,防止髋关节屈曲、内收或外展。

6) 运动终末感:内旋时,因关节囊后部和坐股韧带的紧张而产生的结缔组织性抵抗,闭孔内肌、股方肌、臀中肌后部纤维、臀大肌的紧张也会限制髋关节的内旋;外旋时,因关节囊前部、髋股韧带、股韧带紧张而产生的结缔组织性抵抗,臀中肌前部纤维、臀小肌、大收肌前部纤维、臀小肌、大收肌、长收肌、耻骨肌的紧张也会限制髋关节的外旋。

正常值:外旋 $0°\sim45°$,内旋 $0°\sim45°$。

(二)膝关节

屈曲、伸展(图 3 - 17)。

1) 体位:俯卧位,髋关节无内收、外展、屈曲、伸展、旋转。

2) 固定臂:股骨纵轴。

3) 移动臂:腓骨小头与外踝连线。

4) 轴心:股骨外侧髁。

5) 运动:在矢状面绕冠状轴的运动。屈曲,小腿做向靠近臀部方向的运动;伸展,从基本肢位向屈曲相反方向的运动。注意检查时应固定大腿,防止髋关节出现旋转、屈曲、伸展的代偿动作。

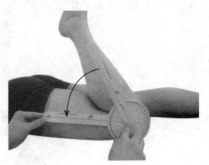

屈曲

图 3 - 17 膝关节的屈曲、伸展

6) 运动终末感:屈曲时,小腿、大腿后群肌肉或是足跟与臀部的接触而产生的软组织性抵抗,股直肌的紧张也会限制膝关节屈曲活动度;伸展时,因关节囊后部腘斜韧带、侧副韧带、前交叉韧带和后交叉韧带紧张产生的结缔组织性抵抗。

正常值:屈曲 $0°\sim130°$,伸展 $0°$。

(三)踝关节

1. 背屈、跖屈(图 3 - 18)

1) 体位:坐位或仰卧位,膝关节屈曲 $>30°$,踝关节无内翻、外翻。

2) 固定臂:腓骨小头与外踝的连线(腓骨外侧中线)。

3) 移动臂:第五跖骨长轴。

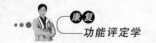
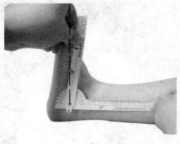

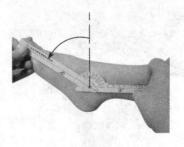

A. 背屈   B. 跖屈

图 3-18 踝关节的背屈、跖屈

4) 轴心:第五跖骨与小腿纵轴延长线在足底的交点。

5) 运动:在矢状面绕冠状轴的运动。背屈,足尖从中立位向靠近小腿的方向运动;跖屈,与背屈相反方向的运动。注意不得出现膝关节和髋关节的代偿动作。被动运动时检查者左手固定小腿远端,右手托着足底向上推,避免推按足趾。

6) 运动终末感:背屈时,因关节囊后部,跟腱、三角韧带胫跟部、后距腓韧带、距跟骨间韧带的紧张而产生的结缔组织性抵抗;跖屈时,因关节囊前面、三角韧带前部、距腓前韧带、胫骨前肌、长伸肌的紧张产生的结缔组织性抵抗或因距离骨后结节与胫骨后缘的接触而产生的骨性抵抗。

正常值:背屈 0°～20°,跖屈 0°～45°。

2. 内翻、外翻(图 3-19)

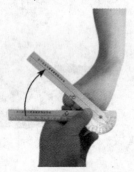

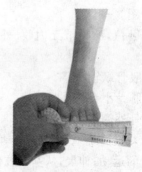

A. 内翻   B. 外翻

图 3-19 足的内翻、外翻

1) **体位:**坐位(仰卧位),膝关节在桌缘处 90°屈曲,髋关节无内收、外展旋转。

2) **固定臂:**与小腿长轴垂直的平行线。

3) **移动臂:**与足跖面平行。

4) **轴心:**两臂交点。

5) **运动:**在冠状面绕矢状轴的运动。外翻,足的外缘向上方的运动;内翻,足的外缘向下方的运动。检查者固定被检侧小腿远端,防止出现膝关节和髋关节的运动。

6) **运动终末感:**内翻时,因关节囊,前、后距腓韧带,前、后、外侧的距跟韧带,跟骰背侧韧带,背侧距舟韧带,分歧韧带,骰舟背侧韧带和楔舟、楔间、楔骰、跟骰,跗跖关节的背侧,底侧骨间的各种声韧带,腓骨长肌,腓骨短肌的紧张造成的结缔组织性抵抗;外翻时,跟骨与距骨之前的接触产生的骨性抵抗,或因关节囊、三角韧带、内侧距跟韧带、底侧跟舟韧带、跟骰韧带、背侧跟舟韧带、分歧韧带内侧束,以及骰舟、楔舟、楔间、楔骰各关节背侧、底侧、骨间各韧带与后胫骨肌紧张产生的结缔组织性抵抗。

正常值:外翻 0°～15°,内翻 0°～30°。

3. 外展、内收

1) 体位:仰卧位或立位,膝关节伸展,踝关节中立位。

2) 运动:外展,足的外缘向外方的运动;内收,足的内缘向内的运动。测定时固定小腿远端防止下肢旋转。

3) 固定臂:足底。

4) 移动臂:移动的足底。

5) 轴心:两臂交点。

正常值:外展 0°～10°,内收 0°～20°。

三、脊柱

(一)颈椎

1. 前屈、后伸(图 3-20)

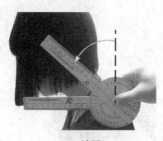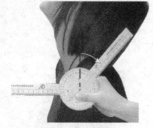

A. 前屈   B. 后伸

图 3-20 颈的前屈、后伸

1) 体位:端坐位,胸腰椎紧靠在椅背上,颈椎无旋转及侧屈。

2) 固定臂:两肩峰连线的水平垂线。

3) 移动臂:外耳道与头顶的连线。

4) 轴心:两臂交点。

5) 运动:在矢状面绕冠状轴的运动。前屈,头部向前方的运动;后伸,头部向后方的运动。运动时要固定脊柱,防止胸腰椎的屈曲。

正常值:前屈 0°～60°,后伸 0°～50°。

2. 旋转(图 3-21A)

1) 体位:取坐位、仰卧位,颈椎无屈曲、伸展及侧屈。

2) 固定臂:通过头顶的垂直线。

3) 移动臂:头顶与鼻尖的连线。

4) 轴心:头顶。

5) 运动:在水平面绕垂直轴运动,头部向左、右旋转。

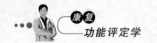
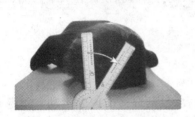
A. 颈部的旋转

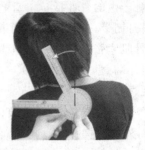
B. 颈部的侧屈

图 3-21　颈部旋转与侧屈

正常值:左旋 0°～70°,右旋 0°～70°。

3. 侧屈(图 3-21B)

1) 体位:坐位、仰卧位。

2) 固定臂:两肩峰连线的平行线。

3) 移动臂:头顶或枕骨粗隆与第 7 颈椎棘突连线。

4) 轴心:两臂交点。

5) 运动:在冠状面绕矢状轴运动。头部向左、右倾斜而使耳朵向肩部的运动。

正常值:左侧屈 0°～45°,右侧屈 0°～45°。

(二) 胸椎与腰椎

1. 前屈、后伸(图 3-22)

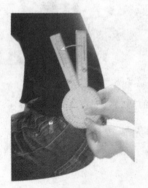
A. 前屈

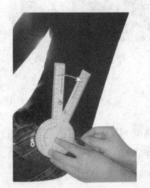
B. 后伸

图 3-22　胸腰椎的前屈、后伸

1) 体位:直立位、坐位、侧卧位。

2) 固定臂:通过第 5 腰椎棘突的垂直线(侧卧位时是水平线)。

3) 移动臂:第 7 颈椎棘突与第 5 腰椎棘突的连线。

4) 轴心:从身体侧面对准第 5 腰椎处。

5) 运动:在矢状面绕冠状轴的运动。前屈,骨盆不动,身体向前运动;后伸,向后倾运动。

正常值:前屈 0°～80°,后伸 0°～30°。

前屈也可用直立位身体向前弯曲测定中指尖端离地面的高度来表示。其正常值为10 cm。

2. 腰椎的旋转（图 3-23A）

1）体位：端坐位。

2）固定臂：两侧髂嵴上缘连线的平行线。

3）移动臂：两肩峰连线的平行线。

4）轴心：两臂交点。

5）运动：检查者双手置于被检查者骨盆的髂前上棘,固定骨盆,防止其旋转,在水平面上,以垂直为轴,完成最大限度的胸腰椎旋转运动。

正常值：左旋 0°~40°,右旋 0°~40°。

也可用立位侧屈时中指离地面的高度来表示.

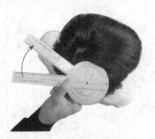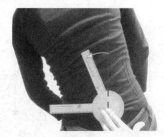

A. 腰椎的旋转　　　　　　　　B. 胸腰椎的侧屈

图 3-23 胸腰椎的旋转与侧屈

3. 胸腰椎的侧屈（图 3-23B）

1）体位：端坐位。

2）固定臂：两侧髂嵴上缘连线的平行线。

3）移动臂：第 7 颈椎棘突与第 5 腰椎棘突连线。

4）轴心：第 5 腰椎棘突。

5）运动：在冠状面绕矢状轴运动。固定骨盆,身体向左、右倾斜运动。

正常值：左屈 0°~50°,右屈 0°~50°。

上肢、手指、下肢及脊柱关节活动度测定法参见表 3-1,3-2,3-3,3-4。

表 3-1　上肢关节活动度测定法

部位名	运动方向	正常活动范围（度）	角度计的用法			注意	图示
			固定臂	移动臂	轴心		
肩关节（包括肩胛骨的活动）	前屈（前方上举）	0~180	通过肩峰的垂直线（站立或坐位）	肱骨	肩峰	躯干固定不动,勿使脊柱前屈后伸	前屈　0　后伸
	后伸（后方上举）	0~50	通过肩峰的垂直线（站立或坐位）	肱骨	肩峰		

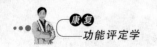
部位名	运动方向	正常活动范围（度）	角度计的用法			注意	图示
			固定臂	移动臂	轴心		
肩关节（包括肩胛骨的活动）	外展（侧方上举）	0～180	通过肩峰的垂直线（站立或坐位）	肱骨	肩峰	角度计放在前后均可。原则上使身体不侧弯，前臂要旋后达90°以上，内收的测量也有用屈曲20°或45°的方法	
	内收	0	通过肩峰的垂直线（站立或坐位）	肱骨	肩峰		
	外旋	0～90	垂直地面	尺骨	鹰嘴	上臂贴近躯干，以肘关节向前方屈曲90°位置为起点，有时在肩关节外展90°位置测量	
	内旋	0～90	垂直体面	尺骨	鹰嘴		
	水平屈曲	0～135	通过肩峰的额面投影线	外展90°后进行水平面移动的肱骨长轴	肩峰	原则上手掌向下	
	水平伸展	0～30	通过肩峰的额面投影线	外展90°后进行水平面移动的肱骨长轴	肩峰		
肘关节	屈曲	0～145	肱骨	桡骨	肘关节	角度计放在外侧	
	伸展	0～5	肱骨	桡骨	肘关节		
前臂	旋前	0～90	与地面垂直	包括伸展拇指的手掌面	中指尖	勿使肩旋转屈肘90°，0°位前臂中间位，旋后为手掌向上的状态	
	旋后	0～90	与地面垂直	包括伸展拇指的手掌面	中指尖		

续　表

部位名	运动方向	正常活动范围（度）	角度计的用法			注意	图示
			固定臂	移动臂	轴心		
腕关节	背屈	0～70	桡骨	第2掌骨	腕关节	前臂中间位，角度计贴在桡侧	
	掌屈	0～90	桡骨	第2掌骨	腕关节		
	桡屈	0～25	前臂骨（前臂轴中心）	第3掌骨	腕关节		
	尺屈	0～55	前臂骨（前臂轴中心）	第3掌骨	腕关节		

表 3－2　手指关节活动度测定法

部位名	运动方向	正常活动范围（度）	角度计的用法			注意	图示
			固定臂	移动臂	轴心		
拇指	桡侧外展	0～60	示指（桡骨延长线上）	拇指	腕掌关节	运动方向为手掌面上	
	尺侧内收	0	示指（桡骨延长线上）	拇指	腕掌关节		
	掌侧外展	0～90	示指（桡骨延长线上）	拇指	腕掌关节	运动方向与手掌面呈直角	
	掌侧内收	0～90	示指（桡骨延长线上）	拇指	腕掌关节		
	屈曲	0～60	第1掌骨	拇指第一节	掌指关节		
	伸展	0～10	第1掌骨	拇指第一节	掌指关节		
	屈曲	0～80	拇指第1节	拇指末节	指间关节		
	伸展	0～10	拇指第1节	拇指末节	指间关节		
	对掌						

A 外展　　　　　　B 旋转　　　　　　C 屈曲

如左图所示以拇指端与小指 MP 间距离表示，此运动包括外展、旋转、屈曲，三要素合成的轴心也不在一点上，难用角度计

部位名	运动方向	正常活动范围（度）	角度计的用法			注意	图示
			固定臂	移动臂	轴心		
指	屈曲	0～90	第2～5掌骨	第2～5掌骨,第一节指骨	MP关节	亦可用距离表示	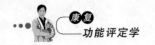
	伸展	0～45	第2～5掌骨	第2～5掌骨,第一节指骨	MP关节		
	屈曲	0～100	第2～5掌骨,第1节指骨	第2～5掌骨,中节指骨	近侧指间关节(PIP)		
	伸展	0	第2～5掌骨,第1节指骨	第2～5掌骨,中节指骨	近侧指间关节(PIP)		
	屈曲	0～80	第2～5掌骨,中节指骨	第2～5掌骨,末节指骨	远侧指间关节(DIP)	指尖与近端或远端掌褶痕距离	
	伸展	0	第2～5掌骨,中节指骨	第2～5掌骨,末节指骨	远侧指间关节(DIP)		
	3外展		中指轴	2、4、5指轴	两轴交点	以中指为中心的手掌面,上指离开运动为外展,合拢运动为内收,也可用指间距离表示	
	内收		中指轴	2、4、5指轴	两轴交点		

表 3-3　下肢关节活动度测定法

部位名	运动方向	正常活动范围（度）	角度计的用法			注意	图示
			固定臂	移动臂	轴心		
髋关节	前屈	0～90 0～125 屈膝时	与躯干平行	股骨	股骨大转子		
	后伸	0～15	与躯干平行	股骨	股骨大转子		

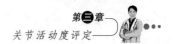

部位名	运动方向	正常活动范围(度)	角度计的用法			注意	图示
			固定臂	移动臂	轴心		
髋关节	外展	0~45	髂前上棘连线的垂直线	股骨中心线(髂前上棘至髌骨中心)	髂前上棘	固定骨盆,不得外旋,测量内收时,对侧下肢屈曲上举	外展 内收
	内收	0~20	髂前上棘连线的垂直线	股骨中心线(髂前上棘至髌骨中心)	髂前上棘		
	外旋	0~45	膝90°屈曲位,由髌骨向下的垂直线	小腿长轴	髌骨	减少骨盆代偿,仰卧时,将小腿由床边垂下(膝屈曲90°,以小腿移动角度测量)仰卧位也可	内旋 外旋
	内旋	0~45	膝91°屈曲位,由髌骨向下的垂直线	小腿长轴	髌骨		
膝关节	屈曲	0~130	股骨(大转子与股骨外髁中心)	小腿骨(腓骨小头至腓骨外踝)	膝关节	原则上俯卧位,如髋关节有屈曲挛缩等不能俯卧位时,亦可仰卧位测定	屈曲 伸展
	伸展	0	股骨(大转子与股骨外髁中心)	小腿骨(腓骨小头至腓骨外踝)	膝关节		
踝关节	背屈	0~20	小腿骨长轴	第五跖骨	足底	椅坐位(俯卧位、仰卧位亦可)屈膝,排除2个关节肌的紧张后测量	
	跖屈	0~45	小腿骨长轴	第五跖骨	足底		
	外翻	0~15	小腿骨长轴的垂线(足底部)	足跖面	无规定	椅坐位(俯卧位、仰卧位亦可)屈膝,排除2个关节肌的紧张后测量	
	内翻	0~30	小腿骨长轴的垂线(足底部)	足跖面	无规定		

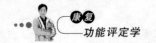

表 3-4 脊柱关节活动度测定法

部位名	运动方向		正常活动范围（度）	角度计的用法			注意	图示
				固定臂	移动臂	轴心		
颈部	前屈		0～60	通过肩峰的水平线	外耳道与头顶连线	肩关节中心（肩峰部）	在头部躯干侧面进行，原则为椅坐位，立卧位亦可	
	后伸		0～50	通过肩峰的水平线	外耳道与头顶连线	肩关节中心（肩峰部）		
	旋转	左旋	0～70	通过头顶的垂线	鼻尖与头顶连线	头顶	在头部躯干侧面进行，原则为椅坐位，立位、仰卧位均可	
		右旋	0～70	通过头顶的垂线	鼻尖与头顶连线	头顶		
	侧屈	左屈	0～50	两肩峰连线的平行线	头顶与第7颈椎棘突连线	第7颈椎棘突	在头部躯干前面或后面测量，椅坐位、立位、仰卧、俯卧均可	
		右屈	0～50	两肩峰连线的平行线	头顶与第7颈椎棘突连线	第7颈椎棘突		
胸腰段	前屈		0～80	通过第5腰椎棘突垂线侧卧位时为水平线	第7颈椎与第5腰椎棘突的连线	第5腰椎棘突	在头部躯干前面或后面测量，椅坐位、侧卧位、立位均可，轴心在第5腰椎棘突，不明显时可用Jacoby线中点引垂直线的交点为轴心	
	后伸		0～30	通过第5腰椎棘突垂线侧卧位时为水平线	第7颈椎与第5腰椎棘突的连线	第5腰椎棘突		
	旋转	左旋	0～40	两侧髂嵴上缘连线的平行线	两肩峰连线的平行线	两肩胛部的切线与椅背延线的交点	为防止影响躯干旋转，不使用带靠背的椅子	
		右旋	0～40	两侧髂嵴上缘连线的平行线	两肩峰连线的平行线	两肩胛部的切线与椅背延线的交点		

部位名	运动方向	正常活动范围（度）	角度计的用法			注意	图示
			固定臂	移动臂	轴心		
胸腰段	侧屈	左屈 0～50	两侧髂嵴上缘连线的平行线	第7颈椎棘突与第5腰椎棘突的连线	第5腰椎棘突	在躯干背面测定，椅坐位或立位	
		右屈 0～50	两侧髂嵴上缘连线的平行线	第7颈椎棘突与第5腰椎棘突的连线	第5腰椎棘突		

（邢华燕　孟令杰）

第四节　结果记录与分析

关节活动度（ROM）测量后要及时记录结果，并对活动受限关节做进一步分析，结合其他检查结果，作出相应诊断。

一、结果记录

结果记录（表3-5）包括以下内容并采用如下记录方法。

（1）记录测量日期、肢体关节（名称、左右）、主动关节活动度（AROM）、被动关节活动度（PROM）。

（2）记录关节运动范围。关节运动范围是指一种运动开始时的角度和运动结束时的角度，一般从0°开始逐渐增加至最大。如果起始位不是0°或活动度较正常小，说明存在某种受限因素。以膝关节屈曲为例，0°～150°提示无关节活动受限；30°～150°提示伸展受限；0°～100°提示屈曲受限；30°～130°提示伸展与屈曲均受限。

（3）当被测量者的某关节出现非正常过伸展情况时，可采用"－"，即负号表示。如膝关节"－20°"，表示膝关节过伸展20°。

（4）在正常情况下可做双向运动的关节由于病变而只能进行单向运动时，受限方向的运动范围记录为"无"。

（5）记录时应对水肿、疼痛、肌紧张、肌萎缩、有无外伤等情况在评定表中予以记载。

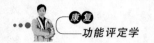

表 3－5 关节活动度检查记录表

姓名　　　　　　　年龄　　　　　　　　性别　　　　　　　职业
地址　　　　　　　　　　　　　　　　　电话　　　　　　　发病日期
诊断　　　　　　　　　　　　　检查者

左　侧			部位	检查项目	正常值（°）	右　侧		
月 日	月 日	月 日				月 日	月 日	月 日
			肩关节	屈曲	0～180			
				伸展	0～60			
				外展	0～180			
				内收	0～45			
				外旋	0～90			
				内旋	0～90			
				水平屈曲	0～180			
				水平伸展	0～180			
			肘关节	屈曲	0～145			
				伸展	0			
				旋前	0～90			
				旋后	0～90			
			腕关节	掌屈	0～90			
				背屈	0～70			
				桡偏	0～25			
				尺偏	0～55			
			手指	MP 屈曲	0～90			
				MP 伸展	0～45			
				MP 外展	0～20			
				PIP 屈曲	0～100			
				DIP 屈曲	0～90			
			拇指	桡侧外展	0～60			
				掌侧外展	0～90			
				MP 屈曲	0～60			
				MP 伸展	0～10			
				IP 屈曲	0～80			
				IP 伸展	0～10			
			髋关节	屈曲	0～125			
				伸展	0～15			
				外展	0～45			
				内收	0～20			
				外旋	0～45			
				内旋	0～45			

左　侧			部位	检查项目	正常值（°）	右　侧		
			膝	屈曲	0～130			
				伸展	0			
			踝关节	背屈	0～20			
				跖屈	0～45			
				内翻	0～30			
				外翻	0～20			
				外展	0～10			
				内收	0～20			
			颈椎	前屈	0～60			
				后伸	0～50			
				旋转	0～70			
				侧屈	0～50			
			胸腰椎	前屈	0～80			
				后伸	0～30			
				旋转	0～40			
				侧屈	0～50			
备注								

二、结果分析

（一）结果的准确性、可重复性

关节活动度的测量是一项非常严格的评定技术,要求同一检查者对同一关节多次测量,其须有数值的一致性,以及不同检查者对同一关节的测量结果的一致性。影响量角器测量的可靠性因素包括:①量角器摆放位置的准确性;②被试者相关的因素,如对疼痛的恐惧、疲劳、紧张或压力情绪;③其他因素,如测量时间、室内温度、所用量角器的类型、治疗师的经验和操作精确性等。因此,治疗师在分析关节活动受限的可能原因之前,应首先检查是否存在可能会对测量结果的可靠性产生影响的因素,并尽量排除干扰因素,以提高结果的准确性。

（二）关节活动受限的原因

伴随着年龄增大、人体老化,关节的形态也在发生变化,如退行性脊柱炎、退行性关节炎、骨质疏松等,这些退行性变化可使关节活动范围下降。

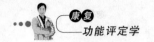
1. **AROM 小于 PROM**　提示该关节主动肌肌力减弱,另外被试者的活动主动性、协调性及意识水平也有影响。

2. **PROM 小于正常关节活动度**　提示关节活动受限是由骨骼、软组织、关节等组织病变所致。常见关节活动受限的原因有关节、软组织、骨骼病损所致的疼痛与肌肉痉挛;制动、长期保护性痉挛、肌力不平衡及慢性不良姿势等所致的软组织缩短与挛缩;关节周围软组织瘢痕与粘连;关节内损伤与积液、关节周围水肿;关节内游离体;关节结构异常等。

（三）运动终末感

关节被动活动时,检查者应能掌握 3 种生理抵抗(表 3-6)。病理性运动终末感可分为软组织性抵抗、结缔组织性抵抗、骨性抵抗和虚性抵抗 4 种(表 3-7)。

表 3-6　生理性运动终末感

运动终末感	原　　因	举　　例
软组织性抵抗	软组织间的接触	膝关节屈曲(大腿与小腿屈肌群的接触)
结缔组织性抵抗	肌肉的牵张	膝关节及展髋关节屈曲(股二头肌牵拉的紧张)
	关节囊的伸张	前臂旋后(掌侧桡尺韧带,骨间膜、斜索后的紧张)
	韧带的伸张	被动前臂旋后时掌侧桡尺韧带、骨间膜、斜索的紧张
骨性抵抗	骨与骨的接触	肘关节伸展(尺骨鹰嘴与肱骨的鹰嘴窝的接触)

表 3-7　病理性运动终末感

运动终末感	原　　因
软组织性抵抗	软组织的肿胀、滑膜炎
结缔组织性抵抗	肌紧张的增加、关节囊、肌肉、韧带的短缩
骨性抵抗	骨软化症、骨性关节炎、关节内游离体、骨化性肌炎、骨折
虚性抵抗	疼痛、防御性收缩、脓肿、骨折、心理反应

思 考 题

1. 简述关节活动度的测量步骤及注意事项。

2. 简述不同关节活动度的测量方法及正常值。

3. 简述影响关节活动度的因素。

（邢华燕）

第四章

肌 力 评 定

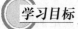 **学习目标**

1. 掌握肌力及其影响因素。
2. 掌握徒手肌力评定的操作程序、分级标准和检查注意事项。
3. 熟练掌握四肢及躯干主要肌肉的徒手肌力评定方法。
4. 熟悉肌力评定的目的、适应证与禁忌证及其分类。
5. 熟悉器械肌力评定的方法及注意事项。
6. 熟悉口面部主要肌肉的肌力评定方法。

第一节 概 述

肌力评定是评定受试者在主动运动时肌肉或肌群的收缩力量,借以评定肌肉的功能状态及障碍的程度,是制定康复治疗方案、评定康复疗效、判断预后的依据,常用于肌肉、骨骼、神经系统病损的评定,尤其对周围神经系统病损的功能评定十分重要。

一、肌力及其影响因素

（一）肌力的定义

肌力是指肌肉或肌群收缩时所产生的最大力量,分为静态肌力与动态肌力,广义的肌力还包括肌肉爆发力和肌肉耐力。

（二）肌肉分类

关节的活动是一组肌肉起主导作用,同时还有与其功能相反的其他肌肉共同参与下完成的。根据这些肌肉参与某一动作所起的作用不同可以分为原动肌、拮抗肌、中和肌、固定肌,它们在神经系统的支配下靠协调有序的收缩来完成精细复杂的运动。

1. 原动肌 发起、完成某动作的主要肌群称为原动肌。其中起主要作用的称为主动肌,协助或帮助完成动作或仅在动作的某一阶段起作用的称为副动肌。

2. 拮抗肌 与原动肌作用相反的肌群称为拮抗肌。在原动肌收缩时,拮抗肌可以协调地放松或做适当的离心性收缩,以保持关节活动的稳定性和动作的准确性,控制运动的速度和质量。

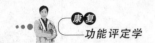
3. 中和肌　在原动肌完成多种动作时,会产生一些不需要的分力,为了使动作更加准确、经济,需要一些肌肉收缩予以抵消,这些限制主动肌产生不必要运动的肌肉或肌群,称为中和肌。

4. 固定肌　为了充分发挥原动肌对肢体运动的动力作用,必须将原动肌相对固定的一端所附着的骨骼或附近的一连串骨骼充分固定,使主动肌拉力方向能始终朝着关节运动的方向,参与上述固定作用的肌群,称为固定肌。

副动肌、中和肌、固定肌因在肌肉收缩活动中起协同辅助的作用,故又称为协同肌。

如持物做屈肘动作时,肱二头肌和肱肌为主动肌,肱桡肌为副动肌,肱三头肌和肘肌为拮抗肌,肩带肌为固定肌(固定肩胛骨,以利于起始于该骨的肱二头肌更为有效的屈肘),旋前圆肌亦为中和肌(限制肱二头肌的旋后作用)。

一般来说,当负荷非常小的关节运动时,仅原动肌收缩。如果负荷稍增加,固定肌收缩,固定近断关节,随着负荷增加,协同肌参与收缩增多,当负荷过大时,拮抗肌也被调动起来固定关节。

(三)肌肉的收缩方式

根据肌肉在运动中长度的变化,将肌肉收缩的方式分为以下几种:

1. 等长收缩　是肌肉的一种静态收缩形式,指肌肉收缩时长度不变而只有张力的增加,因此不引起关节的运动,此时肌肉承受的负荷等于或大于肌肉收缩力。等长收缩由于肌肉长度基本不变,可产生很大的张力,但由于肌肉作用的物体未发生位移,所以未对物体做功。等长收缩的作用主要是维持人体的位置和姿势,在关节因各种原因制动时(如骨折后石膏、夹板固定)为了防止肌肉萎缩,维持肌力,可采用肌肉等长收缩肌力训练。

2. 等张收缩　是肌肉的一种动态收缩形式,指肌肉收缩时只有长度的变化而张力不变,并有关节的运动。此时肌肉承受的负荷小于肌肉收缩力,并能克服所施予的负荷,使物体发生位移,所以它对物体作了功。人体四肢,特别是上肢的运动主要是等张收缩。一般情况下,人体骨骼肌的收缩大多是混合式收缩,也就是说既有张力的增加又有长度的变化,而且总是张力增加在前,当张力增加到超过负荷时,肌肉收缩才出现长度的变化,一旦出现长度的变化,肌张力就不再增加。等张收缩可以分为以下两种形式:

(1) 向心性收缩:肌肉收缩时肌纤维向肌腹中央收缩,使肌肉的起止点互相接近,也称为缩短性收缩,是引起关节主动运动的原动肌所产生的收缩。

(2) 离心性收缩:肌肉收缩时肌肉的起止点分离,也称为延长性收缩,是对抗关节运动的拮抗肌所产生的收缩。

3. 等速收缩　是一种不用主观意识控制的肌肉收缩,肌肉在特定仪器的控制下以恒定的速度所做的一种肌肉收缩形式。运动时肢体带动仪器的杠杆围绕着与关节运动轴心相一致的机械轴心运动,关节的角速度为等速,在各个角度下力矩发生变化,仪器内部的自动结构保证肌肉收缩力越大时阻力也越大,肌肉收缩力越小时阻力也越小,阻力变化与肌力呈正比。等速收缩可以全面锻炼肌肉,对提高肌力和增强耐力效果较好。

(四)影响肌力的因素

影响肌力的因素有肌肉本身的因素及个体因素两方面。肌肉本身的因素有肌肉生理横断面、肌肉的募集率、肌肉初长度、肌纤维类型、肌肉收缩速度、收缩形式;个体因素有年龄、性别、有无训练、职业、有无疲劳/疼痛、优势手/腿、心理因素等。

1. **肌肉的生理横断面**　肌肉中所有肌纤维横断面之和为肌肉的生理横断面,肌肉的生理横断面说明肌肉中肌纤维的数量和肌纤维的粗细。单位生理横断面所能产生的最大肌力,称为绝对肌力。一般肌肉的生理横断面越大,绝对肌力就越大。相同重量的肌肉,短粗的肌肉要比细长的肌肉产生较大的收缩力。生理上每平方厘米横断面积可发挥 4.5~6.5 kg 的力量。

2. **肌肉的初长度**　肌肉的初长度是指肌肉收缩前的长度。肌肉初长度对肌肉收缩张力有影响,肌肉收缩前给予一定的前负荷,当前负荷逐渐增加时,肌肉初长度增加,收缩所产生的主动张力也相应增大,肌肉的收缩效果增强。但在超过某一限度时,再增加前负荷反而使主动张力越来越小以至于为零,肌肉的收缩效果下降。也就是说,对于肌肉在等长度收缩条件下所产生的主动张力大小,存在着一个最适前负荷和与之相对应的最适初长度,在这样的初长度情况下进行收缩,产生的张力最大。如踢足球前,先将腿后摆,就是为了取得髂腰肌、股四头肌最佳初长度。

3. **运动单位募集率**　一个运动神经元和它发出的运动神经纤维及所支配的肌纤维构成一个运动单位,是肌肉的最小功能单位。运动单位募集率指运动单位激活的百分率,它受中枢神经系统功能状态的影响,当大脑皮质运动中枢兴奋性增高时,运动神经发出冲动的强度和频率就高,动员和激活的运动单位越多,肌力也就越大。

4. **肌纤维类型**　肌肉力量的大小取决于不同类型肌纤维在肌肉中所占比例。按照形态或功能分类,骨骼肌纤维可分为白肌纤维、红肌纤维。白肌纤维以无氧代谢为主,也称为快肌纤维;红肌纤维以有氧代谢为主,也称为慢肌纤维。所有骨骼肌均含白肌纤维和红肌纤维,但不同骨骼肌所含的两种肌纤维的比例不同。肌肉力量的大小主要取决于骨骼肌中白肌纤维的数量。白肌纤维所占比例高,该肌肉收缩力量就大,适宜做短距离、高强度的运动项目;红肌纤维所占比例高的肌肉,收缩力量就小,适宜做强度小、持续时间长的耐力性运动项目。

5. **肌肉收缩的类型**　不同肌肉收缩形式产生不同的力量,其中离心性收缩产生的肌力最大,其次为等长收缩,向心性收缩产生的肌力最小。主动收缩与被动收缩相比,肌力也有不小的差别,日本的永田晟报道,在等长性收缩时,最大主动收缩时肌力比被动收缩时肌力强 30%。

6. **后负荷**　后负荷对肌肉收缩的影响是:后负荷越小,肌肉产生的张力将较早地超过这个负荷,并出现较大的缩短长度和缩短速度。

7. **性别与年龄**　男性肌力比女性大,一般来讲女性的肌力为男性的 2/3 左右。肌力到 20 岁之前是增加的,20 岁以后则随着年龄增大均下降,55 岁以后衰退速度加快。

【知识库】　男性肌力比女性大,一般来讲女性的肌力为男性的 2/3 左右,相对于男性来说,女性的握力约为男性的 60%、背肌力为男性的 50%~60%、脚力为男性的 45%~55%、肌爆发力的垂直跳则约为男性的 65%。20 岁以前,男女差异小。肌力在 20 岁之前是增加的,20 岁以后则随年龄增大均下降。如以 20 岁的静态肌力状态为 100%,则 10 年后男女均有 6% 的下降,脚力则下降 12%,下肢肌力比握力下降明显。动态肌力也随年龄的增加而下降,等长性肌力则因年龄增加有 26% 的下降,等速性肌力有 38% 的下降,等速运动的速度越快则下降越明显。

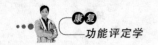

8. 心理因素 肌力易受心理因素的影响,在有暗示、号令、增加动机等的时候,肌力可达到比最大主动收缩大 20%～30% 的程度。

另外,在缺氧、酸中毒、能源物质缺乏、疲劳、疼痛等原因下可引起肌肉兴奋-收缩耦联、肌肉内蛋白质或横桥功能特性的改变,从而降低肌肉收缩的效果;Ca^{2+}、咖啡因、肾上腺素等药物或体液因素可能通过影响肌肉的收缩机制而提高肌肉的收缩效果。

二、肌力评定的目的及其应用

(一)肌力评定的目的

目的是判断有无肌力下降及肌力下降的程度与范围;寻找导致肌力下降的原因;为制定治疗、训练计划提供科学依据;检验康复治疗、训练的效果。肌力评定的标准应统一,方法应精确、简便易行。

(二)肌力评定的适应证

肌力评定的应用范围非常广泛,既可用于肌肉、骨骼、神经系统病损的患者,也可应用于正常人的肌力评定。具体如下:

1. 失用性肌肉功能障碍 由于制动、运动过少或其他原因引起的肌肉失用性改变。
2. 肌源性肌肉功能障碍 肌肉病变导致的肌肉萎缩或肌力减弱。
3. 神经源性肌肉功能障碍 神经系统的各种病变导致的肌肉功能障碍。
4. 关节源性肌肉功能障碍 由关节疾病或损伤导致的肌力减弱、肌肉功能障碍。
5. 其他肌肉功能障碍 由于其他原因引起的肌肉功能障碍。
6. 正常人群的肌肉功能评定 作为健康人或运动员的体质评定指标。

(三)肌力评定的禁忌证

肌力评定的禁忌证有关节不稳、骨折未愈合又未做固定、急性渗出性滑膜炎、局部严重疼痛、关节活动范围严重受限、急性扭伤、骨关节肿瘤、严重的心脏病或高血压等。

三、肌力评定方法的分类

肌力评定的方法根据是否使用器械分为徒手肌力检查(manual muscle test,MMT)和器械肌力评定。器械肌力评定又根据评定时肌肉收缩的方式分为等长肌力评定、等张肌力评定、等速肌力评定;根据检查的部位分为上肢肌群肌力评定、下肢肌群肌力评定、躯干肌群肌力评定、面部肌群肌力评定。

第二节 常用评定方法

一、徒手肌力评定

MMT 是一种不借助任何器材,仅靠检查者徒手对受试者进行肌力测定的方法,它是 1912 年由 Robert W. Lovett 提出,经过具体操作及记录方法的不断修改,后在全世界推广,至今仍广泛应用的一种肌力检查法。MMT 是根据受检肌肉或肌群的解剖及功能,让受检者处于不同的受检位置,嘱其在减重、抗重力或抗阻力的状态下做一定的动作,并使动作达到最大的活动范围,根据肌肉活动能力及抗重力或抗阻力的情况,按肌力分级标准来评定级别的一种肌力检查法。

(一)徒手肌力评定的特点

(1)不需特殊的检查器具,简便、易行,不受检查场所的限制。

(2)可分别测定各组肌肉或各个肌肉肌力,其测试幅度包括 0~5 级肌力的全范围,不同于一般器械测试仪适用于 3 级以上肌力,它被广泛地应用于临床医学及康复医学实际工作中。

(3)以自身各肢体的重量作为肌力评价基准,能够表示出个人体格相对应的力量,比用测力计等方法测得的肌力绝对值更具有实用价值。

(4)结果可靠、有效,得到世界公认。

(5)徒手肌力检查有以下几个方面的局限性:

1)评定的级别只能表明肌力的大小,不能表明肌肉收缩的耐力和协调性;

2)其分级标准较粗略,有时患者感觉肌力有提高,单从分级上体现不出进步;

3)受测试者主观评定时的误差及被测试者主动配合程度的影响;

4)一般不适用于由上运动神经元损伤(如脑卒中、脑外伤和脑性瘫痪)引起的肌痉挛患者。

(二)徒手肌力评定的程序

施行徒手肌力评定时,应让受试者采取标准受试体位,检查的具体程序如下:

(1)正确摆放患者的体位及检测部位的位置;

(2)充分暴露患者的受测试部位,固定好检测肌肉肢体近端;

(3)检查受测试部位的肌肉轮廓,比较两侧肢体同名肌肉的对称性,触摸肌腹,必要时测量两侧肢体的周径大小;

(4)让受试肌肉做标准的测试动作。观察该肌肉完成受试动作的能力,必要时由测试者用手施加阻力,判断该肌肉的收缩力量。

(三)徒手肌力评定的分级标准

徒手肌力评定的肌力分级标准,目前多应用 Lovett 法,即采用六级法,将测定肌肉的力量分为 0、1、2、3、4、5 级,每级的指标是依据受试肌肉收缩时所产生的肌肉活动、带动的关节活动范围、抵抗重力和阻力的情况而定。各级肌力的具体标准见表 4-1。

表 4-1 Lovett 肌力分级标准

级别	名 称	判定标准	与正常肌力的百分比(%)
0	零	无可测知的肌肉收缩	0
1	极差	有轻微收缩,但不能引起关节活动	10
2	差	在无重力状态下能做关节全范围运动	25
3	尚可	能抗重力做关节全范围运动,但不能抗阻力运动	50
4	良好	能抗重力,并能抗一定阻力运动	75
5	正常	能抗重力,抗充分阻力运动	100

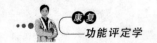

以上为肌力检查的六级评分法,虽然此方法较为粗糙,并带有一定的主观性,但现实中仍被认为是最方便、可靠的肌力评定方法而被广泛应用。为了使评分更细、更精确一些,有人将肌力评分级别在六级评分法基础上加以调整。当认为肌力比某级稍强时,可在此级的右上角加"+";肌力比某级稍差时则在右上角加"-"。评定结果级差更小,更为细化,以补充六级评分法的不足,这种更加细致的肌力分级对于体现肌力训练过程中的肌力恢复很有意义。其具体规定见表4-2。

表4-2 徒手肌力评定的详细肌力分级标准

级别	判定标准
0	肌肉无任何收缩,无关节活动
1	触诊可摸到有肌肉收缩,但不能引起任何关节活动
2⁻	可见肌肉收缩,消除重力下关节可以轻微活动,范围<100%,而>50%
2	不能对抗重力,消除重力影响下能进行全关节范围的活动
2⁺	能对抗重力运动,但关节运动范围<50%
3⁻	能对抗重力运动,但关节运动范围<100%,而>50%
3	能对抗重力运动,且能完成全关节范围的活动,但不能对抗任何阻力
3⁺	情况与3级相仿,但在运动末期能对抗一定的阻力
4⁻	能对抗阻力与4级相同,但关节运动范围<100%,而>50%
4	能对抗中等阻力活动
4⁺	在活动的初、早期能对抗的阻力与4级相同,但在末期能对抗5级阻力
5⁻	能对抗5级阻力,但关节运动范围<100%,而>50%
5	能对抗的阻力与正常相应肌肉的力量相同,并能完成全关节范围的活动

（四）徒手肌力评定时的注意事项

徒手肌力评定在临床上常常出现一些误差有时是难免的。为了减少误差,应尽可能使检查操作规范化,为此具体操作中要注意以下几点:

1）检查者应熟悉肌肉的起止点,肌肉所通过关节的位置及肌纤维的走行方向,正常肌肉收缩时所产生的肢体运动方向,产生某一运动时主动肌、固定肌、拮抗肌和协同肌的关系,特别要了解协同肌可能产生的作用。

2）检查前应用通俗的语言向被检查者说明检查的目的、步骤、方法和感受,必要时给予示范,让被检查者了解正确的动作,并加以配合,以避免产生不准确的结果。

3）选择适当的测试时机,疲劳时、运动后或饱餐后不宜进行肌力测试。

4）全身肌力检查时要按一定的顺序进行,以避免遗漏和不必要的重复,检查结果及时记录,并注明检查日期。

5）固定体位时不能压迫肌肉或肌腱,以免妨碍其正常活动。

6）当两侧肌力不一致时,为了准确把握施加阻力的大小,应首先检查健侧同名肌。

7）保持正确的检测位置,尽可能稳定地固定近端关节,以确保正确判断肌力的级别,防止出现替代动作影响结果的判定。

8）在消除重力影响时,可采用让肌肉或肌群在水平而光滑的表面活动,或将测试部位用悬吊带吊起悬空。

9）测定时所加阻力必须为同一强度，并且始终以平稳的速度持续给予阻力，阻力的方向应与肌肉牵拉力的方向相反，原则上抗阻力不能应用于两个关节以上，施加阻力的位置应在肌肉附着处的远端部位上。

10）测试时如有肌肉的肿胀、疼痛或痉挛应在记录中注明。

11）尽可能在同一体位完成所要检查的肌力情况，以避免因不断的变换体位造成的费时与体力消耗。

12）中枢神经系统疾病和损伤所致的痉挛性瘫痪，以及各种原因造成关节活动受限的患者不宜进行徒手肌力检查。

二、器械评定

在肌力较强（＞3级）时，为了取得较精确的定量数据，可用专门的器械进行测试。目前常用的器械检查设备有握力计、捏力计、背拉力计、四肢肌群肌力综合测力器、等速肌力测试仪等。器械肌力测试虽然仅仅能用于身体的少数部位，并且也只是能对肌群的肌力进行评定，但是它可以比较客观准确的定量评定，现已在临床医疗和运动机构被广泛应用。器械肌力测试根据测试时肌肉的不同收缩方式分为等长肌力检查、等速肌力检查、等张肌力检查3种肌力评定方法。

（一）等长肌力检查

等长肌力检查是指在标准姿势下用特制测力器测定一个或一组肌肉的等长收缩所能产生的最大张力。常用的检查项目如下：

1. 握力测定　用握力计进行测试，测试时先将握力器把手调节至适当宽度，被测试者站立，上肢在体侧自然下垂，握力器及手不接触身体，调整握姿，使手指的第二关节成直角，握力计表面向外，不摆动握力器，用力握，左右交替测 2～3 次，取较好的一侧值，求出最大值和平均值。由于性别和体重对绝对握力影响较大，因此，常以握力指数评定。

$$握力指数＝握力(kg)/体重(kg)×100$$

正常人握力指数高于 50。一般来说，右手的握力大于左手，男性的握力大于女性，女性的握力约为男性的 60%。

2. 捏力测定　用拇指与其他手指指腹相对捏压握力计或捏力计可测定捏力，该测试反映的是拇对掌肌群及屈肌的肌力大小，正常值约为握力的 30%。

3. 背力测定　用背拉力计测定，测试时双脚分开约 15 cm，直立，两膝伸直，将把手调节到膝关节高度，然后做伸膝动作上拉把手，测 2 次，取最大值。测试时，臂和膝不可屈曲，躯干不可倒向后方。同样，考虑到性别和体重因素，常以拉力指数评定背肌肌力。

$$拉力指数＝拉力(kg)/体重(kg)×100$$

正常值男性为 105～200，女性为 100～150。此法易引起腰痛患者症状发作或加重，不宜用于腰痛患者或老年人以及骨质疏松症的患者，可用背肌等长耐力试验代替。

4. 四肢肌力等长测试　通过钢丝绳及滑轮拉动固定的测力计组成综合测力器，可对四肢各组肌肉的肌力进行分别测定。左右交替测 2～3 次，各取最大值。

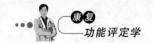

（二）等速肌力检查

等速肌力检查是采用等速测力器测定肌肉做等速运动时的肌力大小和肌肉功能。测定范围包括四肢大关节运动肌群及腰背肌的力量大小，可提供运动功能评定、运动系统伤病的辅助诊断及疗效评价的确切指标。

等速测试时肌肉收缩，带动仪器上的杠杆绕其轴心转动，杠杆转动的角度可以预先设定，不能加速，肌肉产生的关节运动力矩被仪器所产生的相反方向的力矩所平衡，并由仪器的计算机描图记录或提供数据。其优点是可提供最大肌力矩、肌肉爆发力、做功能力、功率和耐力等方面数据，并可作肌肉神经控制的观察，是目前肌肉功能评定及肌肉力学特性研究的最佳方法，借助等速肌力测定仪亦可进行肌肉抗阻力性训练，但仪器的价格较昂贵，操作技术要求较为复杂、费时，影响测定结果的因素较多，目前难以广泛普及。

> **【知识库】** 等速肌力测定的具体操作方法：
>
> 1）测试前准备：开机，校准仪器。
>
> 2）测试体位：根据测试要求，按标准摆放被测试者体位，并进行妥善固定。同名肌肉检查时，应先健侧后患侧，以利于两侧比较。
>
> 3）调节测试仪器：根据不同测试肌群，调节仪器的动力头位置，使关节活动轴心与动力头的轴心相对应；调节动力臂的长度；设定关节解剖 $0°$ 位和关节活动范围。
>
> 4）测试方式：分为等速向心测试和等速离心测试。常用等速向心收缩方式进行测试。
>
> 5）测试速度：选用慢速和快速测试两种测试速度。测试速度 $\leqslant 60°/s$ 时为慢速测试，主要测试肌肉力量；测试速度在 $180°/s$ 或 $180°/s$ 以上时，为快速测试，主要测试肌肉耐力。
>
> 6）测试次数：在正式测试前，应先让患者进行预测试，以熟悉测试方法和要领。慢速测试时，测试次数为 $4\sim 6$ 次；快速测试时，测试次数为 $20\sim 30$ 次。
>
> 7）间歇时间：测试中每种测试速度之间一般间歇 $1\,min$，以使肌肉有短暂的休息。耐力测试后需要间歇 $2\,min$，两侧肢体的测试间歇应在 $3\sim 5\,min$ 以上。
>
> 8）测试频率：测试频率根据伤病的愈合情况及训练效果决定，一般宜每月测试 1 次。

（三）等张肌力检查

等张肌力检查是在标准姿势或体位下测定一组肌肉做等张收缩，使关节作全幅度运动时所能克服的最大阻力，只适用于 3 级以上的肌力测定。一般以试举重物（可以选择哑铃、沙袋、杠铃等器械）来进行测试，作 1 次运动的最大阻力称 1 次最大阻力（1RM），完成 10 次连续运动所能克服的最大阻力为 10 次最大阻力（10RM）。此法须对试用阻力作适当估计，如多次反复试举则肌肉疲劳，测试失准。此法在举重训练中常用，临床少用。

三、肌肉耐力测定

肌肉耐力是指肌力所能维持的时间。有以下常用的评定方法。

（一）四肢关节肌肉耐力测定

1. 等长肌肉耐力测定 在等速测试仪上设定运动速度为 $0°/s$，测定肌群以最大等长

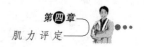

收缩起始至收缩力衰减 50% 的维持时间。

2. 等速肌肉耐力测定　在等速测试仪上以 180°/s 的运动速度连续做最大收缩 20～25 次，计算末 5 次或末 10 次与首 5 次或首 10 次做功量之比，作为判断肌肉耐力的指标。

（二）背肌和腹肌的耐力测定

1. 背肌等长耐力试验　俯卧位，两手抱头置于枕后，脐以上上身在床缘外，充分固定两下肢，伸直脊柱使上体悬空成水平位，计算其能维持此姿势的最长时间，一般以 60 s 为正常。一般人可维持该测试姿势数分钟。其负荷约为背肌最大负荷的 50%。

2. 背肌等长耐力测验　仰卧位，两手抱头置于枕后，两下肢伸直并拢，脐以上上身抬高于床面成 45°，计测其能维持的最长时间，也以 60 s 为正常值。

第三节　主要肌肉的徒手肌力评定方法

一、上肢主要肌肉的徒手肌力评定方法

（一）肩胛骨内收

主要受检肌肉：斜方肌及大、小菱形肌。

受检肌肉的主要作用：使肩胛骨内收。

检查体位与方法（图 4-1）：患者俯卧位，上肢外展，肩、肘关节各屈曲 90°，充分固定胸廓。令患者上肢水平外展，使肩胛骨内收，施加阻力于肩胛骨外角，将肩胛骨向外推，如果患者能完全抵抗阻力，肌力为 5 级；能抵抗部分阻力，肌力为 4 级（图 4-1A）；如果患者肩胛骨内收仅能抵抗较小阻力，或去除阻力时患者可将上肢向后方上举，肩胛骨内收靠近脊柱，肌力为 3 级；患者坐位，上肢外展放于桌上，固定胸廓，嘱其尝试将上肢水平外展，可见肩胛骨的运动，肌力为 2 级；无肩胛骨活动但可触及肌肉的收缩，肌力为 1 级；未触及肌肉收缩，肌力为 0 级（图 4-1B）。

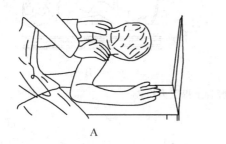
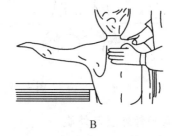

A　　　　　　　　　　　　　　　　　　B

图 4-1　肩胛骨内收肌力检查

（二）肩胛骨下移及内收

主要受检肌肉：斜方肌下部。

受检肌肉的主要作用：使肩胛骨下移及内收。

检查体位与方法（图 4-2）：患者俯卧位，头转向对侧，将受检上肢外展 135°，前伸内

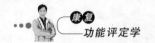

旋,尽量上举并离开床面,此时斜方肌下部则牵拉肩胛骨向下、向内。检查者向肩胛骨外角施加阻力,将其向外上方推压,如果患者能完成抵抗阻力,肌力为5级;能抵抗部分阻力,肌力为4级(图4-2A);不施加任何阻力,上肢能充分抬举,肌力为3级;不施加任何阻力,上肢抬举活动受限,仅部分完成动作,肌力为2级;不能完成上肢抬举动作,但可于肩胛冈根部与胸椎之间触及肌肉收缩,肌力为1级;未触及肌肉的收缩,肌力为0级(图4-2B)。

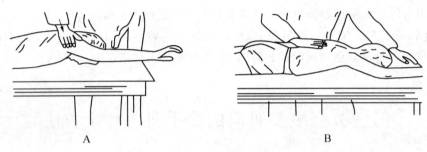

图4-2 肩胛骨下移及内收肌力检查

(三)肩胛骨上提(耸肩)

主要受检肌肉:斜方肌上部及肩胛提肌。

受检肌肉的主要作用:使肩胛骨上提。

检查体位与方法(图4-3):患者坐位,两上肢在体侧自然下垂,让患者尽力耸肩。检查者双手下压患者的肩部,施加阻力,如果患者能完全抵抗阻力,肌力为5级;如仅能抵抗部分阻力,肌力为4级(图4-3A)。检查动作如上,但不施加阻力,耸肩无困难者肌力为3级;患者俯卧位,能主动做耸肩动作,肌力为2级;不能主动做耸肩动作,但可于颈椎两侧及锁骨上方触及肌肉收缩,肌力为1级;未触及肌肉的收缩,肌力为0级(图4-3B)。

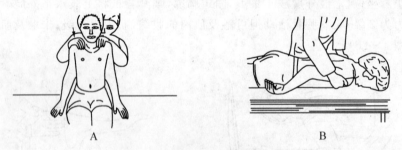

图4-3 肩胛骨上提肌力检查

(四)肩胛骨外展及外旋

主要受检肌肉:前锯肌。

受检肌肉的主要作用:使肩胛骨外展及外旋。

检查体位与方法(图4-4):患者仰卧位,上肢前上举,令患者将上肢尽量向前方伸出,检查者握住患者前臂及肘部向下施加阻力,如果患者能完全抵抗阻力,保持规定姿势,肌力为5级;如仅能抵抗部分阻力,肌力为4级(图4-4A);患者仰卧位,使患者肩胛骨紧贴床面,检查者固定患者胸廓,不施加任何阻力,嘱患者上肢前伸,肌力为3级;患者取坐位,上肢放于桌上,检查者固定患者胸廓,让患者外展肩胛骨,同时将上肢尽量前伸,如能做此动作或可见肩胛骨活动,肌力为2级;如上肢不能移动,但可于肩胛骨内缘及胸壁腋中线上触及前锯肌收缩,肌力为1级;未触及肌肉的收缩,肌力为0级(图4-4B)。

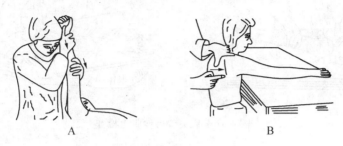

图4-4 肩胛骨外展及外旋肌力检查

（五）肩关节前屈

主要受检肌肉:三角肌前部及喙肱肌。

受检肌肉的主要作用:使肩关节前屈。

检查体位与方法(图4-5):患者取坐位,上肢垂于体侧,检查者固定患者肩胛骨,令其肩关节前屈,为防止肱二头肌旋后位上举的代偿作用,应让患者上肢手掌面向下,以前臂旋前位上举,于患者上臂远端均匀施加压力,如果患者能充分克服阻力上举,肌力为5级;如能克服部分阻力上举上肢,肌力为4级(图4-5A);上肢不能抵抗阻力,但能在无阻力情况下抵抗重力将上肢自由抬举90°以上,肌力为3级;患者侧卧,患者受检上肢放于滑板上(或应用悬吊带把上肢吊起),固定患者肩胛骨,患者上肢可在滑板上滑动,屈曲肩关节,肌力为2级;如患者不能在滑板上滑动,屈曲肩关节,但可触及三角肌前部肌纤维的收缩,肌力为1级;未触及肌肉的收缩,肌力为0级(图4-5B)。

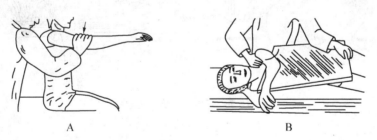

图4-5 肩关节前屈肌力检查

（六）肩关节后伸

主要受检肌肉:背阔肌、大圆肌及三角肌后部。

受检肌肉的主要作用:使肩关节后伸。

检查体位与方法(图4-6):患者俯卧位,上肢内收、内旋靠近体侧,固定患者肩胛骨,于上臂远端均匀施加阻力,嘱其向后方伸展上肢,如果能充分克服阻力后伸上肢,肌力为5级;如仅能克服部分阻力,肌力为4级(图4-6A);如患者上肢不能抵抗阻力活动,但能在无阻力情况下,克服重力后伸抬起上肢,肌力为3级;患者侧卧,受检上肢放于滑板上(或应用悬吊带把上肢吊起),固定患者肩胛骨,患者上肢可在滑板上滑动,后伸肩关节,肌力为2级;如

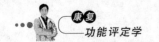

患者不能在滑板上滑动,后伸肩关节,但可触及背阔肌、大圆肌及三角肌后部肌纤维的收缩,肌力为1级;未触及肌肉收缩,肌力为0级(图4-6B)。

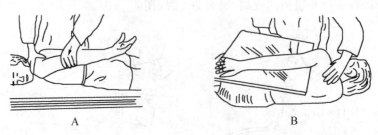

图4-6 肩关节后伸肌力检查

(七)肩关节内旋

主要受检肌肉:肩胛下肌、大圆肌、胸大肌及背阔肌。

受检肌肉的主要作用:使肩关节内旋。

检查体位与方法(图4-7):患者俯卧位,上臂外展90°,肘关节屈曲,前臂在床缘外下垂,检查者一手固定患者肩胛骨,嘱其前臂向后上方抬起,于前臂远端均匀施加阻力,如果患者能充分克服阻力,肌力为5级;如仅能克服部分阻力,肌力为4级(图4-7A);如患者前臂不能抵抗任何阻力活动,但能在无阻力情况下,克服重力而向后抬起前臂,肌力为3级;上述同样体位,患者整个上肢垂于床缘外,置于外旋位,检查者固定肩胛骨,如患者能内旋肩关节,此时肌力为2级;如不能内旋肩关节,但可触及肩胛下肌、大圆肌、胸大肌及背阔肌区域肌肉收缩,肌力为1级;未触及肌肉的收缩,肌力为0级(图4-7B)。

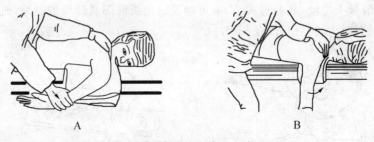

图4-7 肩关节内旋肌力检查

(八)肩关节外旋

主要受检肌肉:冈下肌及小圆肌。

受检肌肉的主要作用:使肩关节外旋。

检查体位与方法(图4-8):患者取俯卧位,肩外展90°,肘关节屈曲,前臂垂于床缘外,检查者一手固定患者肩胛骨,于前臂远端均匀施加阻力,令患者尽力向前上方抬起前臂,外旋肩关节,如果患者能充分克服阻力,肌力为5级;如仅能克服部分阻力,肌力为4级(图4-8A);如患者前臂不能抵抗任何阻力活动,但能在无阻力情况下,克服重力而向前抬起前臂,肌力为3级;上述同样体位,患者整个上肢垂于床缘外,置于内旋位,检查者固定肩胛骨,如患者能外旋肩关节,此时肌力为2级;如不能外旋肩关节,但可触及冈下肌及小圆肌区域肌肉收缩,肌力为1级;未触及肌肉的收缩,肌力为0级(图4-8B)。

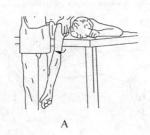

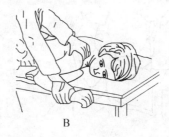

图4-8 肩关节外旋肌力检查

(九) 肩关节外展

主要受检肌肉:三角肌中部及冈上肌。

受检肌肉的主要作用:使肩关节外展。

检查体位与方法(图4-9):患者取端坐位,上肢垂于体侧,检查者一手固定肩胛骨,令患者外展上肢至90°,外展时手掌心向下,以防止肱二头肌在外旋位的代偿作用,于上臂远端均匀施加阻力,如果患者能充分克服阻力外展上肢,肌力为5级;如仅能克服部分阻力,肌力为4级(图4-9A);如果患者上肢不能抵抗任何阻力,但能在无阻力情况下,克服上肢重力而外展,肌力为3级;患者取仰卧位,受检上肢置于床面上,嘱其外展上肢,如肩可主动沿床面滑动外展,肌力为2级;不能完成动作,但可触及三角肌中部及冈上肌区域肌肉收缩,肌力为1级;未触及肌肉的收缩,肌力为0级(图4-9B)。

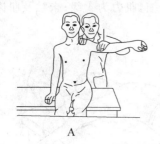

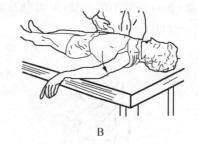

图4-9 肩关节外展肌力检查

(十) 肘关节屈曲

主要受检肌肉:肱二头肌、肱肌及肱桡肌。

受检肌肉的主要作用:使肘关节屈曲。

检查体位与方法(图4-10):患者取端坐位,上肢垂于体侧,检查者一手固定患者上臂近肩关节处,另一只手于前臂远端均匀施加阻力,嘱其屈曲肘关节(注:测肱二头肌时前臂取旋后位,测肱肌时前臂取旋前位,测肱桡肌时前臂置于旋前、旋后中间位),如果患者能充分克服阻力屈曲肘关节,肌力为5级;如仅能克服部分阻力,肌力为4级(图4-10A);患者前臂不能抵抗阻力活动,但能在无阻力情况下,克服重力抬起前臂,肌力为3级;患者取仰卧位或俯卧位(也可取坐位,肩外展90°,上肢放于滑板或桌面上),上臂外展90°,前臂可在床面上滑动屈曲肘关节,肌力为2级;肘关节不能屈曲,但可触及肱二头肌、肱肌及肱桡肌区域肌肉收缩,肌力为1级;未触及肌肉的收缩,肌力为0级(图4-10B)。

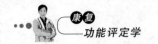

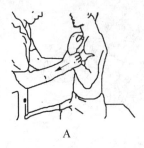
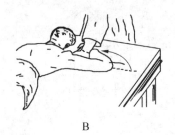

图4-10 肘关节屈曲肌力检查

（十一）肘关节伸展

主要受检肌肉：肱三头肌及肘肌。

受检肌肉的主要作用：使肘关节伸展。

检查体位与方法（图4-11）：患者取仰卧位，肩关节屈曲90°，上肢上举，肘关节由屈曲位伸直（也可俯卧位，上臂平放于床面，肩外展，屈曲肘关节，前臂在床缘外下垂，做伸直肘关节动作），固定上臂，于前臂远端均匀施加向下的阻力，嘱其伸直肘关节，如果患者能充分克服阻力伸直肘关节，肌力为5级；如仅能克服部分阻力，肌力为4级（图4-11A）；患者前臂不能抵抗任何阻力，但能在无阻力情况下，克服自身重力，伸直肘关节，肌力为3级；患者取仰卧位（也可坐位，肩外展、屈肘，上肢放于滑板或桌面上，也可用悬吊带把前臂吊起），上肢外展90°，肘关节屈曲，固定患者上臂，嘱其伸直肘关节，如前臂可在床面上滑动，能伸直肘关节，肌力为2级；如肘关节不能伸展，但可触及肌肉收缩，肌力为1级；未触及肌肉的收缩，肌力为0级（图4-11B）。

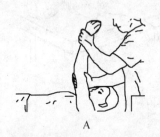
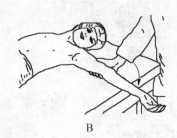

图4-11 肘关节伸展肌力检查

（十二）前臂旋前

主要受检肌肉：旋前圆肌、旋前方肌。

受检肌肉的主要作用：使前臂旋前。

检查体位与方法（图4-12）：患者取端坐位，上肢垂于体侧，屈肘90°，前臂旋后位，充分固定患者上臂下端（防止其内旋及外展，以免出现前臂旋前的假象）。嘱其将前臂尽量旋前，于腕部施加均匀阻力，此时患者如能充分克服阻力前臂旋前，肌力为5级；如仅能克服部分阻力，肌力为4级（图4-12A）；患者前臂不能抵抗阻力活动，但能在无阻力情况下，克服重力而旋前，肌力为3级（4-12B）；患者取俯卧位，肩外展，前臂于床缘外下垂，在去除重力情况下能做旋前动作，肌力为2级（图4-12C）；患者坐位，前臂不能做旋前动作，但可于前臂掌

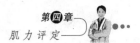

侧触及旋前肌的收缩,肌力为1级;未触及肌肉的收缩,肌力为0级(图4-12D)。

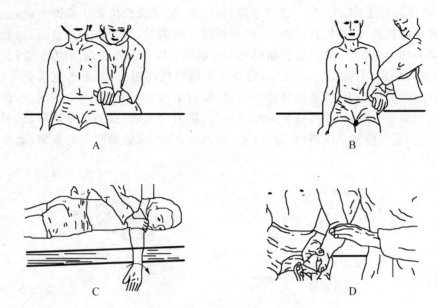

图4-12 前臂旋前肌力检查

（十三）前臂旋后

主要受检肌肉:旋后肌及肱二头肌。

受检肌肉的主要作用:使前臂旋后。

检查体位与方法(图4-13):患者取端坐位,上肢垂于体侧,屈肘90°,前臂旋前位,充分固定患者上臂下端(防止上臂外旋及肘部移向胸壁等动作,以免出现前臂旋后的代偿假象),嘱其将前臂尽量旋后,于腕部施加均匀阻力,此时患者如能充分克服阻力前臂旋后,肌力为5级;如仅能克服部分阻力,肌力为4级(图4-13A);患者前臂不能抵抗阻力活动,但在无阻力情况下,能克服重力旋后,肌力为3级;患者取俯卧位,肩外展,上臂平放于床面上,前臂在床缘外下垂,在去除重力情况下能做旋后动作,肌力为2级(图4-13B);患者取坐位,如前臂不能做旋后动作,但可于肘后部旋后肌及肱二头肌相应区域触及肌肉收缩,肌力为1级;未触及肌肉的收缩,肌力为0级。

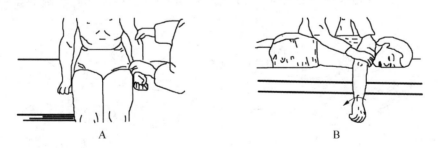

图4-13 前臂旋后肌力检查

（十四）腕关节屈曲

主要受检肌肉:桡侧屈腕肌、尺侧屈腕肌。

受检肌肉的主要作用:使腕关节屈曲。

检查体位与方法(图4-14):患者坐位,肘屈曲,前臂旋后位置于桌面上,固定患者前臂,嘱患者屈曲腕关节,手指放松伸展,检查桡侧屈腕肌时,阻力加于大鱼际;检查尺侧屈腕肌时,阻力加于小鱼际,此时患者如能充分克服阻力腕关节屈曲,肌力为5级;如仅能克服部分阻力,肌力为4级(图4-14A);对患者不施加任何阻力,嘱患者克服重力屈腕,能完成此动作,肌力为3级;患者前臂置于旋前、旋后中间位,在去除重力情况下,患者腕屈曲,手可以在桌面上滑动,并可桡侧偏或尺侧偏,肌力为2级;腕关节不能屈曲,但可于腕关节掌面桡侧或尺侧触及肌肉(肌腱)收缩,肌力为1级;未触及肌肉的收缩,肌力为0级(图4-14B)。

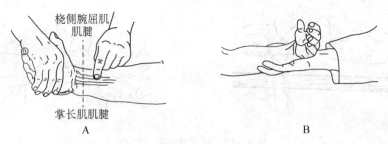

桡侧腕屈肌
肌腱

掌长肌肌腱

A   B

图4-14 腕关节屈曲肌力检查

（十五）腕关节伸展

主要受检肌肉:桡侧腕长、短伸肌及尺侧伸腕肌。

受检肌肉的主要作用:使腕关节背伸。

检查体位与方法(图4-15):患者坐位,肘屈曲,前臂旋前位置于桌面上,固定患者前臂,嘱患者手指自然放松不要伸直,同时背伸腕关节。检查桡侧腕伸肌时,阻力加于手背桡侧面,检查尺侧伸腕肌时,阻力加于手背尺侧面,此时患者如能充分克服阻力腕关节伸展,肌力为5级;如仅能克服部分阻力,肌力为4级(图4-15A);对患者不施加阻力,令患者克服重力伸腕,检查桡侧腕长、短伸肌,能完成此动作,肌力为3级。患者前臂置于旋前、旋后中间位,在去除重力情况下,患者做腕背伸展动作,手可以在桌面上滑动,并可根据检查需要桡侧偏或尺侧偏,肌力为2级;腕关节不能背伸,但可于腕关节背面桡侧或尺侧触及肌肉(肌腱)收缩,肌力为1级;未触及肌肉的收缩,肌力为0级(图4-15B)。

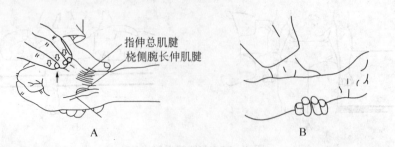

指伸总肌腱
桡侧腕长伸肌腱

A   B

图4-15 腕关节伸展肌力检查

（十六）手指关节伸展

主要受检肌肉:指总伸肌、示指伸肌及小指伸肌。

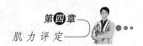

受检肌肉的主要作用:使指关节伸展。

检查体位与方法(图4-16):患者坐位,前臂旋前位置于桌面上,伸掌指关节及屈曲指间关节,握住患者手掌固定,令患者伸直手指指间关节,阻力施加于手指近节背侧,此时患者如能充分克服阻力手指关节伸展,肌力为5级;如仅能克服部分阻力,肌力为4级;不施加阻力,患者手指可克服重力而伸直,肌力为3级;患者前臂置于旋前、旋后中间位,在去除重力情况下,手指可以伸直,肌力为2级。体位同前,手指不能伸直,但可于手背触及手指肌腱的活动,肌力为1级;未触及肌肉的收缩,肌力为0级。

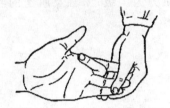
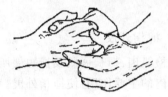

图4-16 手指关节伸展肌力检查　　图4-17 手指近侧指间关节屈曲肌力检查

(十七)手指近侧指间关节屈曲

主要受检肌肉:指浅屈肌。

受检肌肉的主要作用:使2~4指近侧指间关节屈曲。

检查体位与方法(图4-17):病人坐位或仰卧位,前臂旋后置于桌上,腕关节屈伸中间位,各指伸展,用手固定受检指近节,阻力施加于手指中节掌侧,嘱病人屈曲2~4指中任一指近端指间关节,检查者固定其余3指于伸直位,并对屈指动作给予阻力,此时患者如能充分克服阻力,屈曲近侧指间关节,肌力为5级;如仅能克服部分阻力,肌力为4级;不施加阻力,患者手指可克服重力而屈曲,肌力为3级;患者前臂置于旋前、旋后中间位,在去除重力情况下,手指可以屈曲,肌力为2级;手指不能屈曲,但可于手指近节掌侧触及肌腱的活动,肌力为1级;未触及肌肉的收缩,肌力为0级。

(十八)手指远侧指间关节屈曲

主要受检肌肉:指深屈肌。

受检肌肉的主要作用:使手指远侧指间关节屈曲。

检查体位与方法(图4-18):患者坐位,前臂旋后置于桌上,腕关节屈伸中间位,各指伸展。检查者用手固定受检指的中节、近节,阻力施加于手指末节指腹,嘱患者屈曲远侧指间关节,此时患者如能充分克服阻力,屈曲远侧指间关节,肌力为5级;如仅能克服部分阻力,肌力为4级;不施加阻力,患者手指末节可克服重力而屈曲,肌力为3级;

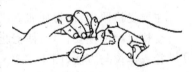

图4-18 手指远侧指间关节
屈曲肌力检查

患者前臂置于旋前、旋后中间位,在去除重力情况下,手指可以屈曲,肌力为2级;手指末节不能屈曲,但可于手指中节掌侧触知肌腱的活动,肌力为1级;未触及肌肉的收缩,肌力为0级。

(十九)拇指内收

主要受检肌肉:拇收肌。

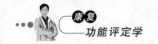

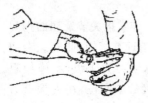

图4-19 拇指内收
肌力检查

受检肌肉的主要作用:使拇指内收。

检查体位与方法(图4-19):患者坐位,前臂旋前置于桌上,腕关节屈伸中间位,拇指伸直外展,检查者握住受检查者手的2～5掌骨固定手部,阻力加于拇指近节尺侧,嘱患者内收拇指,如果患者能完全克服阻力,内收拇指,肌力为5级;只能克服部分阻力,肌力为4级;不施加阻力,患者可充分自由内收拇指,肌力为3级;可内收拇指,但不充分,肌力为2级;不能内收拇指,但可于1～2掌骨间触及肌肉活动,肌力为1级;未触及肌肉的收缩,肌力为0级。

(二十)拇指外展

主要受检肌肉:拇长展肌及拇短展肌。

受检肌肉的主要作用:使拇指外展。

检查体位与方法(图4-20):患者坐位,前臂旋后置于桌上,腕关节屈伸中间位,拇指伸直内收。检查者握住受检手的2～5掌骨固定手部,阻力加于拇指近节桡侧,嘱患者外展拇指,此时患者如能充分克服阻力外展拇指,肌力为5级;如仅能克服部分阻力,肌力为4级(图4-20A);不施加阻力,患者可充分自由外展拇指,肌力为3级;不施加阻力,让其外展拇指,可做此动作,但不充分,肌力为2级;患者不能外展拇指,但可于桡骨茎突远端触及肌腱活动,肌力为1级(图4-20B);未触及肌肉的收缩,肌力为0级。

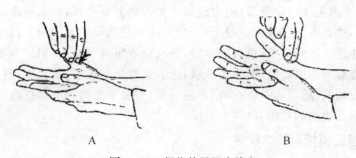

A   B

图4-20 拇指外展肌力检查

(二十一)拇指掌指关节屈曲

主要受检肌肉:拇短屈肌。

受检肌肉的主要作用:使拇指掌指关节屈曲。

检查体位与方法(图4-21):患者坐位,前臂旋后置于桌上,腕关节屈伸中间位,拇指伸直,固定患者第1掌骨部,阻力加于拇指近节掌侧,嘱患者拇指掌指关节屈曲,此时患者如能充分克服阻力,屈曲拇指,肌力为5级;如仅能克服部分阻力,肌力为4级;不施加阻力,患者可克服重力屈曲拇指掌指关节,肌力为3级;手掌旋后,掌面向上,平放于桌上,对拇指不施加阻力,并去除重力,让其屈曲掌指关节,此时患者可部分屈曲拇指,肌力为2级;患者不能屈曲拇指,但可于第1掌骨掌侧触知拇短屈肌的收缩,肌力为1级;未触及肌肉的收缩,肌力为0级。

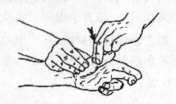

图4-21 拇指掌指关节
屈曲肌力检查

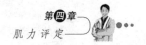

（二十二）拇指掌指关节伸展

主要受检肌肉:拇短伸肌。

受检肌肉的主要作用:使拇指掌指关节伸展。

检查体位与方法(图4-22):患者坐位,前臂旋前、旋后中间位(或旋前位,掌心向下)置于桌上,腕关节屈伸中间位,拇指屈曲。检查者固定第1掌骨,阻力加于拇指近节背侧,嘱患者伸展拇指掌指关节,如果患者能完全克服阻力伸直拇指,肌力为5级;如仅能克服部分阻力、肌力为4级;不施加阻力,患者可克服重力,充分伸直拇指,肌力为3级;患者可部分伸展拇指掌指关节,肌力为2级;患者不能做伸直拇指掌指关节的活动,但可于第1掌骨背侧触及拇短伸肌活动,肌力为1级;未触及肌肉的收缩,肌力为0级。

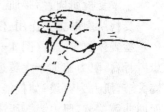

图4-22 拇指掌指关节
伸展肌力检查

（二十三）拇指指间关节屈曲

主要受检肌肉:拇长屈肌。

受检肌肉的主要作用:使拇指指间关节屈曲。

检查体位与方法(图4-23):患者坐位,前臂旋后置于桌上,腕关节屈伸中间位,手指伸直,充分固定拇指近节,阻力加于拇指远节指腹,嘱患者屈曲拇指末节,如果患者能完全克服阻力,屈曲拇指,肌力为5级;如仅能克服部分阻力,肌力为4级;不施加阻力,患者可克服重力屈曲拇指指间关节,肌力为3级;手掌旋后,掌面向上,平放于桌上,拇指与掌面平行,对拇指不施加阻力,并去除重力,让其屈曲指间关节,此时患者可屈曲拇指末节,肌力为2级;患者不能屈曲拇指,但可于拇指近节掌侧触及肌腱活动,肌力为1级;未触及肌肉的收缩,肌力为0级。

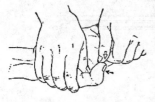

图4-23 拇指指间关节
屈曲肌力检查

（二十四）拇指指间关节伸展

主要受检肌肉:拇长伸肌。

受检肌肉的主要作用:使拇指指间关节伸展。

检查体位与方法(图4-24):患者坐位,前臂旋前位,掌心向下置于桌上,腕关节屈伸中间位,拇指屈曲,充分固定拇指近节,阻力加于拇指远节背侧,嘱患者伸展拇指远节指间关节。如果患者能完全克服阻力,伸直拇指,肌力为5级;如只能克服部分阻力,肌力为4级;不施加阻力,患者可克服重力,充分伸直拇指,肌力为3级;操作同前对拇指不施加阻力,并去除重力,此时患者可部分伸展拇指指间关节,肌力为2级;患者不能做伸展拇指指间关节的活动,但可于拇指近节背侧触及肌健活动,肌力为1级;未触及肌肉收缩,肌力为0级。

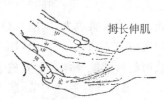

拇长伸肌

图4-24 拇指指间关节伸展
肌力检查

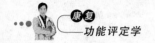

二、下肢主要肌肉的徒手肌力评定方法

(一)髋关节屈曲

主要受检肌肉:髂腰肌。

受检肌肉的主要作用:使髋关节屈曲。

检查体位与方法(图4-25):患者坐于床边,两小腿下垂,两手把持床边固定躯干。固定患者骨盆,阻力施加于大腿远端上面。嘱患者屈曲髋关节。如果患者能充分克服阻力屈曲髋关节,肌力为5级;如仅能克服部分阻力,肌力为4级;不施加阻力,患者抬腿可克服重力而屈曲髋关节,肌力为3级(图4-25A);患者侧卧,检查者托起上侧下肢(或应用悬吊带把下肢吊起),受检肢体在下方放于床上,固定患者骨盆,嘱其屈曲受检髋关节,此时已去除重力,如果患者可完成此动作,肌力为2级(图4-25B);如果髋关节不能活动,但可于腹股沟处触及髂腰肌收缩,肌力为1级;未触及肌肉的收缩,肌力为0级。

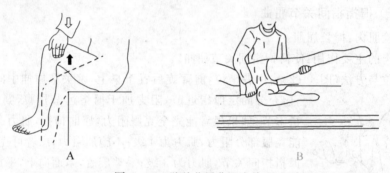

图4-25 髋关节屈曲肌力检查

(二)髋关节伸展

主要受检肌肉:臀大肌及腘绳肌。

受检肌肉的主要作用:使髋关节伸展。

检查体位与方法(图4-26):患者俯卧位,检查者固定患者骨盆,在大腿远端后侧施加阻力,嘱患者伸展髋关节。如果患者能充分克服阻力,伸展髋关节,肌力为5级;仅能克服部分阻力,肌力为4级;如同时检测臀大肌及腘绳肌肌力,应让患者伸膝抗阻(图4-26A)。如单独检侧臀大肌肌力,则应让患者屈膝抗阻(图4-26B);不施加阻力,患者抬腿可克服重力而伸展髋关节,肌力为3级(图4-26C)。患者侧卧,检查者托起上侧下肢(或应用悬吊带把下肢吊起),受检肢体在下方放于床上,固定患者骨盆,嘱其伸展受检下肢髋关节,在无重力情况下,患者可伸展髋关节,肌力为2级(图4-26D);髋关节不能伸展,但可于臀部及坐骨结节下方触及肌肉活动,肌力为1级;未触及肌肉的收缩,肌力为0级。

(三)髋关节内收

主要受检肌肉:内收肌群(包括内收长、短肌,内收大肌,股薄肌及耻骨肌)。

受检肌肉的主要作用:使髋关节内收。

检查体位与方法(图4-27):患者侧卧位,受检侧下肢位于下方,两腿伸直,检查者托住非受检侧下肢(或应用悬吊带把下肢吊起),嘱患者受检髋关节内收,阻力加于大腿远端内侧。如果患者能充分克服阻力,肌力为5级;如仅能克服部分阻力,肌力为4级(图4-27A);

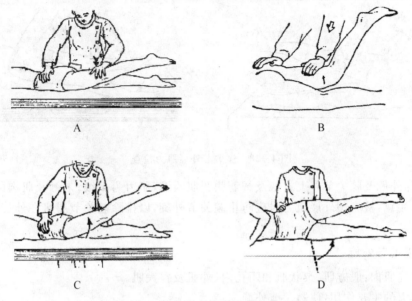

图 4-26 髋关节伸展肌力检查

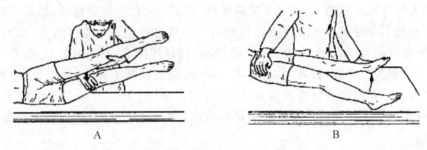

图 4-27 髋关节内收肌力检查

同样体位,不施加阻力,患者可抬下侧腿克服重力而内收髋关节,肌力为 3 级;患者仰卧,两腿分开 45°,固定骨盆及非受检侧下肢,嘱患者受检下肢向对侧内收,在不用克服重力的情况下,如果患者可内收髋关节,肌力为 2 级(图 4-27B);如不能内收髋关节,但活动时可于股内侧部触及肌肉活动,肌力为 1 级;未触及肌肉的收缩,肌力为 0 级。

(四)髋关节外展

主要受检肌肉:臀中肌、臀小肌及阔筋膜张肌。

受检肌肉的主要作用:使髋关节外展。

检查体位与方法(图 4-28):患者侧卧,受检侧位于上方,腿伸直,对侧腿在床面上半屈膝,固定患者骨盆,令患者受检髋关节外展,阻力加于膝关节外侧(检查臀中、小肌时,髋关节应稍过伸展位,膝关节应屈曲;检查阔筋膜张肌时,髋关节宜屈曲 45°,膝关节应伸直),患者能完全克服阻力,肌力为 5 级;仅能克服部分阻力,肌力为 4 级(图 4-28A);同样体位下,对患者不施加阻力,患者可抬起下肢克服重力使髋关节外展,肌力为 3 级;患者仰卧,固定其骨盆及非受检侧下肢,嘱患者外展髋关节,在不用克服重力情况下,可外展大腿,肌力为 2 级(图 4-28B);髋关节不能外展,但活动时可于股骨大转子上方及髂骨外侧部触及臀中、小肌

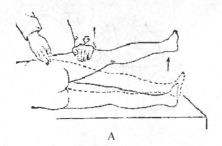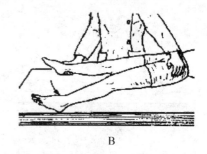

A   B

图 4-28 髋关节外展肌力检查

收缩,于臀部外侧及膝关节外上方触及阔筋膜张肌收缩,肌力为1级;未触及肌肉的收缩,肌力为0级。注意:检查髋外展肌力时应防止髋关节外旋,以排除髋关节屈肌在外旋时的外展替代作用。

(五) 髋关节外旋

主要受检肌肉:股方肌、梨状肌和闭孔内、外肌及臀大肌。

受检肌肉的主要作用:使髋关节外旋。

检查体位与方法(图4-29):患者坐位或仰卧,小腿垂于床缘外,于膝关节上方固定大腿,以防止大腿外展或屈曲,患者双手把持床边,固定骨盆防止臀部移动;嘱其小腿向内摆(使髋关节外旋),于踝关节上方内侧施加阻力。如果患者能充分克服阻力,肌力为5级;如仅能克服部分阻力,肌力为4级(图4-29A)。同样体位下,不施加阻力,患者可摆动小腿克服重力使髋关节外旋,肌力为3级;患者仰卧,双腿在床上伸直,固定骨盆,在不用克服重力的情况下,如果患者可外旋髋关节,肌力为2级(图4-29B);如不见髋关节外旋,但活动时可于股骨大转子后触及外旋肌群的收缩,肌力为1级;未触及肌肉的收缩,肌力为0级。

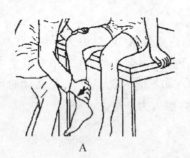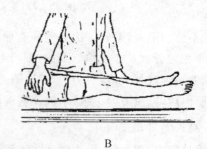

A   B

图 4-29 髋关节外旋肌力检查

(六) 髋关节内旋

主要受检肌肉:臀小肌及阔筋膜张肌。

受检肌肉的主要作用:使髋关节内旋。

检查体位与方法(图4-30):患者坐位或仰卧,小腿垂于床缘外,于膝关节上方固定大腿,以防止大腿内收,患者双手把持床边,固定骨盆防止臀部移动,嘱患者小腿外摆(使髋关节内旋),于踝关节上方外侧施加阻力。如果患者能充分克服阻力,肌力为5级;如仅能克服部分阻力,肌力为4级(图4-30A)。同样体位下,不施加阻力,患者可摆动小腿克服重力使髋关节内旋,肌力为 3 级;患者仰卧,双腿在床上伸直,固定骨盆,在不用克服重力情况下,患者可内旋髋关节,肌力为 2 级;如果不见髋关节内旋,但活动时可于股骨大转子上方,髂前上棘的后方及下方等处触及肌肉收缩,肌力为 1 级;未触及肌肉的收缩,肌力为 0 级(图 4-30B)。

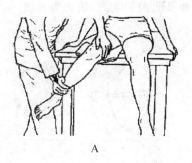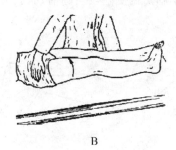

A   B

图 4-30   髋关节内旋肌力检查

(七)膝关节伸展

主要受检肌肉:股四头肌。

受检肌肉的主要作用:使膝关节伸展。

检查体位与方法(图 4-31):患者坐位或仰卧,膝关节屈曲,小腿垂于床缘外,患者双手把持床沿,以固定躯干,检查者一手固定骨盆,一手在踝关节上方施加阻力,嘱患者用力伸直膝关节。如果能充分克服阻力,肌力为 5 级;如仅能克服部分阻力,肌力为 4 级(图 4-31A);同样体位下,不施加阻力,患者可克服重力抬起小腿伸展膝关节,肌力为 3 级;取侧卧位,受检侧腿在下方,膝关节屈曲,检查者托住上方肢体(或应用悬吊带把下肢吊起),在不用克服重力情况下,患者可伸直膝关节,肌力为 2 级(图 4-31B);如患者不能伸展膝关节,但可于髌骨下方及大腿前面触及肌腱和肌肉的收缩,肌力为 1 级;未触及肌肉的收缩,肌力为 0 级。

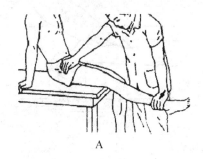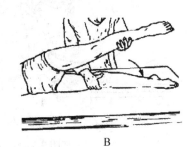

A   B

图 4-31   膝关节伸展肌力检查

(八)膝关节屈曲

主要受检肌肉:腘绳肌(包括股二头肌、半腱肌及半膜肌)。

受检肌肉的主要作用:使膝关节屈曲。

检查体位与方法(图 4-32):患者俯卧位,双下肢伸直,固定患者骨盆,于小腿下端后侧施加阻力,嘱患者屈曲膝关节(检查股二头肌时,同时外旋小腿;检查半腱肌、半膜肌的同时

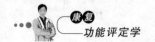

内旋小腿)。如果患者能充分克服阻力,肌力为 5 级;如仅能克服部分阻力,肌力为 4 级
(图 4-32A);体位同前,对患者不施加阻力,患者可克服重力屈曲膝关节,肌力为 3 级;患者
取侧卧位,受检侧腿在下方,膝关节伸展位,检查者托住上方肢体(或应用悬吊带吊起),如患
者在不用克服重力情况下,可屈曲受检膝关节,肌力为 2 级(图 4-32B);患者不能屈曲膝关
节,但可于腘窝两侧触及肌腱活动,肌力为 1 级;未触及肌肉的收缩,肌力为 0 级。

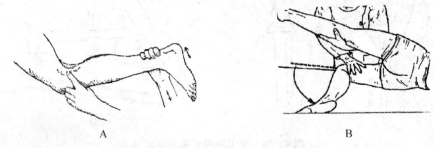

图 4-32 膝关节屈曲肌力检查

(九)踝关节跖屈

主要受检肌肉:腓肠肌及比目鱼肌。

受检肌肉的主要作用:使踝关节跖屈。

检查体位与方法(图 4-33):患者取仰卧位或俯卧位,检查者一手固定患者踝关节上方,
另一手握住足跟周围,施加阻力与跖屈对抗,嘱患者跖屈踝关节(检查腓肠肌时,膝关节伸直
位;检查比目鱼肌时,膝关节屈曲位)。如果患者能充分克服阻力,肌力为 5 级;如仅能克服
部分阻力,肌力为 4 级(图 4-33A);俯卧位,不施加任何阻力,患者可克服重力,使踝关节跖
屈,肌力为 3 级(图 4-33B);患者取侧卧位,受检侧肢体在下方置于床面上,踝关节在不用克
服重力情况下,可主动跖屈,肌力为 2 级;如踝关节不能跖屈,但可触及跟腱的活动,肌力为 1
级;未触及肌肉的收缩,肌力为 0 级。

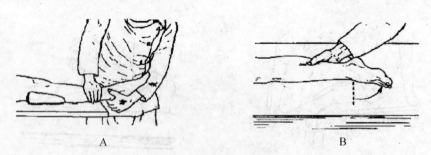

图 4-33 踝关节跖屈肌力检查

(十)踝关节背屈及足内翻

主要受检肌肉:胫前肌。

受检肌肉的主要作用:使踝关节背屈及足内翻。

检查体位与方法(图 4-34):患者取坐位,小腿垂于床沿外,检查者握住踝关节上方固
定,嘱患者足背屈及内翻,于足背内侧施加阻力(检查时足趾不要用力,以防止趾长伸肌及跗
长伸肌的代偿作用)。如果能充分克服阻力,肌力为 5 级;如仅能克服部分阻力,肌力为 4 级

（图4—34A）；同样体位下，不施加阻力，患者可克服重力，使踝关节背屈、足内翻，肌力为3级（图4-34B）；侧卧位，受检侧肢体在下方置于床面上，踝关节在无重力情况下，可主动背屈及内翻，肌力为2级；如不能使踝关节背屈及足内翻，但可于踝关节前内侧触及肌腱的活动，肌力为1级；未触及肌肉的收缩，肌力为0级。

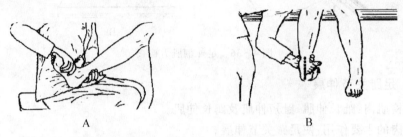

图4-34 踝关节背屈足内翻肌力检查

（十一）踝关节跖屈及足内翻

主要受检肌肉：胫后肌。

受检肌肉的主要作用：使踝关节跖屈、足内翻。

检查体位与方法（图4-35）：患者取侧卧位，受检侧下肢在下，检查者握住踝关节上方固定，嘱患者足跖屈并内翻，于足内侧缘施加阻力（检查时足趾不可屈曲，以防止趾长屈肌及踇长屈肌的代偿作用）。如果能充分克服阻力，肌力为5级；如仅能克服部分阻力，肌力为4级（图4-35A）；同样体位下，不施加阻力，患者可克服重力，使足内翻并跖屈，肌力为3级；患者仰卧位，可在消除重力影响下，能使足主动内翻并跖屈，肌力为2级（图4-35B）；如果踝关节不能跖屈、足内翻，但可于内踝触及胫后肌肌腱活动，肌力为1级；未触及肌肉的收缩，肌力为0级。

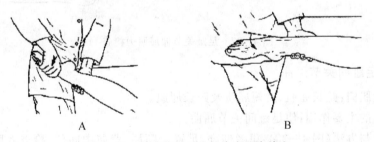

图4-35 踝关节跖屈及足内翻肌力检查

（十二）足外翻

主要受检肌肉：腓骨长肌及腓骨短肌。

受检肌肉的主要作用：使足外翻。

检查体位与方法（图4-36）：患者侧卧位，受检侧下肢在上，检查者固定患者小腿，嘱其足外翻，于足外缘施加阻力。如能充分克服阻力，肌力为5级；如仅能克服部分阻力，肌力为4级（图4-36A）；体位同前，检查时不施加阻力，患者可克服重力使足外翻，肌力为3级；取仰卧位，可在消除重力影响下，使足主动外翻，肌力为2级（图4-36B）；如不能使足外翻，但可于外踝后下方触及肌腱活动，肌力为1级；未触及肌肉的收缩，肌力为0级。

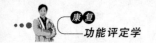

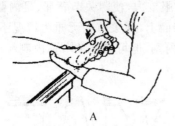
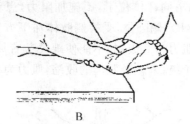

A   B

图4-36 足外翻肌力检查

(十三) 足趾关节伸展

主要受检肌肉:趾长伸肌、趾短伸肌及踇长伸肌。

受检肌肉的主要作用:使足趾关节伸展。

检查体位与方法(图4-37):患者仰卧或坐位,足置于跖屈、背屈中间位,检查者固定足跖骨部位,测定踇长伸肌肌力时,于踇趾末节背面施加阻力,测定趾长伸肌及趾短伸肌肌力时,嘱其2~4趾伸展跖趾关节及趾间关节,于近节趾骨背面施加阻力。如能完全克服阻力,肌力为5级;如仅能克服部分阻力,肌力为4级(图4-37A);体位同前,检查时不施加阻力,患者可克服重力使足趾伸展,肌力为3级;患者侧卧,可在消除重力影响下,使足趾伸展,肌力为2级;如不能伸展足趾,但可于足背及足趾近节背侧触及肌腱活动,肌力为1级(图4-37B);未触及肌肉的收缩,肌力为0级。

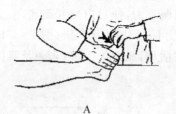
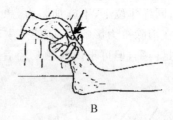

A   B

图4-37 足趾关节伸展肌力检查

(十四) 足趾间关节屈曲

主要受检肌肉:趾长屈肌、趾短屈肌及踇长屈肌。

受检肌肉的主要作用:使足趾间关节屈曲。

检查体位与方法(图4-38):患者仰卧,足置于跖屈、背屈中间位,检查者固定足趾骨部位,为测定踇长屈肌及趾短屈肌肌力,在踇趾末节及其他趾中节跖面施加阻力,屈曲踇趾间关节及其他趾近侧趾间关节;为测定趾长屈肌肌力,固定足趾中节,在2~4趾末节跖面施

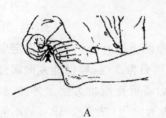
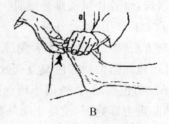

A   B

图4-38 足趾间关节屈曲肌力检查

加阻力,屈曲远侧趾间关节。如果能充分克服阻力,肌力为 5 级;如仅能克服部分阻力,肌力为 4 级(图 4-38A);患者俯卧,检查时不施加阻力,患者可克服重力使足趾屈曲,肌力为 3 级;患者侧卧,可在消除重力影响下,使足趾屈曲,肌力为 2 级;如不能屈曲足趾,但可于足趾近节跖面触及肌腱活动,肌力为 1 级(图 4-38B);未触及肌肉的收缩,肌力为 0 级。

三、躯干主要肌肉的徒手肌力评定方法

(一)颈前屈

主要受检肌肉:胸锁乳突肌、斜角肌、颈长肌及头长肌。

受检肌肉的主要作用:使颈前屈。

检查体位与方法(图 4-39):患者仰卧位,检查者固定患者胸廓下部,嘱患者抬头颈屈曲,于额部施加阻力。如能抵抗较大阻力抬头,肌力为 5 级;如仅能抵抗中等阻力,肌力为 4 级(图 4-39A);能抵抗重力抬头,但不能抗阻力抬头,肌力为 3 级;患者侧卧,消除重力影响后,颈部可在床面上移动头前屈,肌力为 2 级;仰卧,患者不能屈颈抬头,但可于颈前两侧触及肌肉收缩,肌力为 1 级;未触及肌肉的收缩,肌力为 0 级(图 4-39B)。

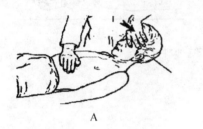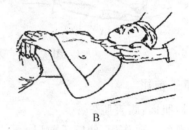

图 4-39 颈前屈肌力检查

(二)颈后伸

主要受检肌肉:斜方肌及颈部骶棘肌。

受检肌肉的主要作用:使颈后伸。

检查体位与方法(图 4-40):患者俯卧位,检查者固定患者上胸部及肩胛骨,嘱患者颈后伸抬头,于枕部施加阻力。如果能抵抗较大阻力抬起头,肌力为 5 级;如仅能抵抗中等阻力,肌力为 4 级(图 4-40A);能抵抗重力抬头,但不能抗阻力抬头,肌力为 3 级;患者侧卧,消除重力影响后,颈部可在床面上移动头后仰,肌力为 2 级;取俯卧位,患者不能抬头后仰,但可于颈后部(项部)触及肌肉收缩,肌力为 1 级(图 4-40B);未触及肌肉的收缩,肌力为 0 级。

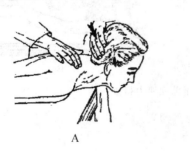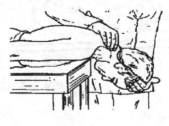

图 4-40 颈后伸肌力检查

（三）躯干后伸

主要受检肌肉：骶棘肌。

受检肌肉的主要作用：使躯干后伸。

检查体位与方法（图4-41）：患者取俯卧位，检查者固定骨盆及胸下部，于其后胸背上部施加阻力，嘱患者挺直胸背抬起上半身。如果能抵抗较大阻力，肌力为5级；如仅能抵抗中等阻力，肌力为4级（图4-41A）；患者不能抵抗阻力，但可以抵抗自身重力而抬起上半身，肌力为3级；在同样检查方法下，患者不能抵抗重力抬起上半身，仅能抬起头部后仰，肌力为2级；在同样检查方法下，患者既不能抬起上半身也不能后仰抬起头，但可于脊柱两侧触及肌肉收缩，肌力为1级（图4-41B）；未触及肌肉的收缩，肌力为0级。

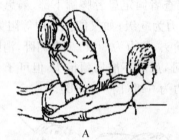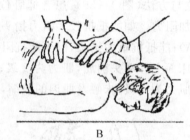

图4-41 躯干后伸肌力检查

（四）躯干前屈

主要受检肌肉：腹直肌。

受检肌肉的主要作用：使躯干前屈。

检查体位与方法（图4-42）：患者取仰卧位，检查者固定其两下肢，嘱其尽力抬起上半身，使胸廓尽量向骨盆方向靠拢。如果患者双手抱头能抬起上半身，双肩离开床面，肌力为5级（图4-42A）；如双手前平举能抬起上半身，双肩离开床面，肌力为4级；在同样检查方法下，如患者髋、膝关节在屈曲状态下，能抬起头及肩部，肌力为3级；检查同前，如患者仅能屈颈抬头，肩部不能离开床面，肌力为2级（图4-42B）；如患者不能抬起头及肩部，但可于腹部触及腹直肌收缩，肌力为1级；如未触及肌肉的收缩，肌力为0级。

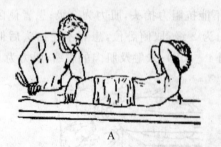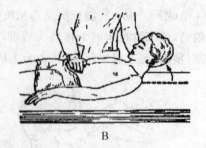

图4-42 躯干前屈肌力检查

（五）躯干旋转

主要受检肌肉：腹内、外斜肌。

受位肌肉的主要作用：使躯干旋转。

检查体位与方法(图 4 - 43):患者取仰卧位,检查者固定其两下肢,嘱其尽力抬起上半身并同时向一侧转体。如果双手抱头能抬起上半身并能向一侧转体,肌力为 5 级(图 4 - 43A);在同样体位下,屈曲髋、膝关节,双手前平举能抬起上半身并同时向一侧转体,肌力为 4 级;在同样体位下,患者屈曲髋、膝关节,如仅能旋转上体使一肩离床,肌力为 3 级;患者取坐位,检查者固定患者骨盆,患者在无重力影响下能向一侧转体,肌力为 2 级(图 4 - 43B);在坐位或仰卧位下,患者不能转体,仅可触及腹外斜肌收缩,肌力为 1 级;如未触及肌肉的收缩,肌力为 0 级。

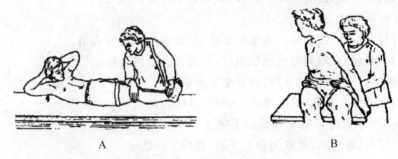

A   B

图 4 - 43 躯干旋转肌力检查

四、口面部主要肌肉的肌力评定方法

口面部肌肉的位置一般都比较表浅,主要分布于口裂、眼裂和鼻孔的周围,运动由面神经支配,动作精细、丰富,运动时牵动口面部的皮肤呈现各种表情,其功能评价在偏瘫和面瘫的康复中有很大意义。口面部肌肉功能检查的基本方法是嘱患者按口令要求或动作示范做各种表情动作,观察其完成情况并与正常侧做比较,检查口面部肌肉的功能时,不要求像检查肢体和躯干肌肉肌力那样注重体位。

(一)口面部肌肉的功能级别评定可参照如下描述分级

5 级:正常收缩,完成动作既容易又随意,与正常侧对称。

4 级:能完成动作,接近正常收缩,与正常侧稍不对称。

3 级:基本能完成动作,活动幅度约为正常侧的一半。

2 级:肌肉有收缩迹象,但完成动作比较困难,活动幅度约为正常侧的1/4。

1 级:稍有肌肉收缩迹象。

0 级:无肌肉收缩迹象。

(二)口面部肌肉的功能评定常用的测试动作

1. 眼肌

1) 眼轮匝肌:做紧闭眼睛的动作。

2) 上睑提肌:当眼球向上转动时,上眼睑上抬。

3) 右上直肌和右下斜肌:嘱其眼球向右上方转动。

4) 右上斜肌和右下直肌:嘱其眼球向左下方转动。

5) 内、外直肌:嘱其眼球水平内外转动。

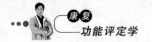

2. 口肌

1) 口轮匝肌:皱缩口唇,如吹口哨时的动作。

2) 提口角肌:上提口角以加深鼻唇沟及显露上齿,如做冷笑时的表情。

3) 笑肌:将口角向后拉,在颊部形成酒窝,如洋洋得意的笑时的表情。

4) 颧大肌:口角外侧向上、向外抬起,如微笑时的表情。

5) 颊肌:缩两颊部,并拢口唇,如做吹口哨的表情。

6) 降下唇肌:将下唇向下并稍向外牵拉,如表示嘲弄的表情。

7) 颏肌:前伸下唇,同时皱缩下颌皮肤,如表示怀疑或蔑视。

3. 前额和鼻部肌

1) 额肌:提起眉弓,使额部出现水平皱纹,如做表示惊讶的表情。

2) 皱眉肌:皱眉,在眉间形成纵横皱纹,如做发愁时的表情。

3) 降眉间肌:使眉弓内角下降,在鼻梁上形成皱纹。

4) 鼻肌:让其张大鼻孔,然后缩小,如嗅到异味时的表情。

4. 咀嚼肌　检查时可以增加抗助手法。

1) 颞肌、咬肌、翼内肌:紧紧闭合上下颌,做咬牙时的动作。

2) 二腹肌、舌骨上肌群:下拉下颌,做张口时的动作。

思考题

1. 简述徒手肌力评定的特点、分级标准及注意事项。

2. 简述影响肌力的因素。

3. 简述肌力评定的目的及其适应证与禁忌证。

4. 简述等速肌力评定的优缺点。

5. 简述口面部肌肉的功能级别评定方法。

（朱方兴）

第五章
肌 张 力 评 定

1. 掌握肌张力定义及其影响因素。
2. 掌握肌张力评定手法检查的分级标准和注意事项。
3. 熟悉正常肌张力的分类、特征。
4. 熟悉异常肌张力的分类及其形成原因。
5. 熟悉肌张力评定的目的、临床意义。
6. 了解摆动和屈曲维持试验、电生理评定、等速被动测试等评定方法。

第一节 概 述

身体各种姿势的维持及协调有序的动作都要求肌肉要有一定的紧张度,也即要有一定的肌张力,过高或过低的肌张力都会影响动作的质量,甚至无法维持正常活动和身体姿势。肌张力的正常与否主要取决于中枢神经和周围神经系统的支配情况,当支配该肌群的神经系统的功能发生变化时,除了相应肌群的肌力降低外,还会导致肌张力过高、过低及肌张力障碍等问题。因此,肌张力异常是中枢神经或周围神经系统损伤的重要特征,肌张力的评定是判定神经系统功能状况的重要依据,在脑卒中、颅脑损伤、脑性瘫痪、脊髓损伤等中枢神经系统损伤后运动控制障碍的评定中被广泛应用。

一、肌张力定义

肌张力(muscle tone)是指肌肉在静息状态下的一种不随意的、持续的、细小的收缩,是被动活动肢体或按压肌肉时所感觉到的阻力。正常的肌张力依赖于完整的神经系统调节机制、肌肉组织本身的物理特性、肌肉或结缔组织内部的弹性和延展性,以及肌肉的收缩能力等因素。

二、正常肌张力

(一)正常的肌张力分类

根据身体所处的不同状态,正常的肌张力可分为静止性肌张力、姿势性肌张力、运动性肌张力。

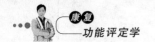

1. **静止性肌张力** 可在肢体安静状态下,通过观察肌肉的外观、触摸肌肉的硬度、被动牵拉运动时肢体活动受限的程度及其阻力来判断,如正常的卧位、坐位、站位等静态情况下的正常肌张力的特征。

2. **姿势性肌张力** 在患者变换各种体位过程中,通过观察肌肉的阻力及肌肉的调整状态来判断,如正常情况下协调有序的完成翻身、从坐到站动作时的肌张力。

3. **运动性肌张力** 通过检查患者完成某一动作过程中相应关节的被动运动阻抗来判断,如做下肢髋、膝关节的被动屈曲以及伸展运动时,感觉到的肌肉弹性和轻度的抵抗感。

（二）正常肌张力的特征

正常的肌张力具有如下特征:

1）将肢体被动地放置于空间某一位置上时,突然松手后,肢体有保持该肢位不变的能力。

2）具有维持主动肌和拮抗肌间的平衡能力。

3）具有完全抵抗肢体重力和外来阻力的运动能力。

4）近端关节周围的主动肌和拮抗肌可以同时进行有效的收缩,以固定关节。

5）具有随意使肢体由固定状态到运动状态或由运动状态到固定状态的能力。

6）具有根据实际需要选择性的完成某肌群的协同动作或某一肌肉独立运动功能的能力。

7）被动运动时肢体有一定的弹性和轻度抵抗感。

三、异常肌张力

肌张力可因神经系统的病损和肌肉自身的状态发生变化。根据患者肌张力与正常肌张力的比较,将肌张力异常分为肌张力增高、肌张力低下和肌张力障碍 3 种情况。

（一）肌张力增高

肌张力增高是指肌肉张力高于正常状态的情况。根据状态不同又可分为肌肉痉挛和肌肉强直两种。

1. **肌肉痉挛** 是一种由牵张反射的高兴奋性导致的,在牵拉肌肉的速度增加时痉挛的程度也增加的运动障碍,以伴肌腱反射亢进为特征。检查者在快速进行关节被动活动时能明显的感觉到来自肌肉的阻抗。其中以运动起始时有较大阻抗,到某一点时,突然感觉阻抗减小的状态(亦称为折刀现象)最为常见。常由锥体系的障碍所致,且肌肉痉挛分布也有特点,例如内囊出血的脑卒中患者出现的瘫痪侧肢体上肢的屈肌痉挛、下肢的伸肌痉挛。

2. **肌肉强直** 也即僵硬。它是一种主动肌和拮抗肌的肌张力同时增加的状态,无论对关节做哪个方向的被动活动,运动起始时和终末时阻抗感是相同的。例如被动活动膝关节时,不论进行屈曲还是伸展,从运动起始到终末的阻抗感是一样的,它与弯曲铅管的感觉相似,亦称为铅管样强直;还有一种从运动起始到终末的阻抗感表现为断续忽有忽无的情况,似齿轮运动的感觉,亦称为齿轮样强直。肌肉强直常由锥体外系的障碍所致。帕金森病是肌肉强直最常见的原因,患者表现为静止性震颤、肌肉强直、运动迟缓及姿势异常等临床表现。

肌张力增高有如下特征:①对被动运动产生抵抗,并诱发伸张反射;②主动肌和拮抗肌的肌张力平衡破坏；③关节可动范围减小，患者主动运动减少或消失。

（二）肌张力低下（亦称为肌张力迟缓）

1. 肌张力低下的定义　系指肌肉张力降低，低于正常休息状态下的肌肉张力，对关节进行被动运动时感觉阻力消失的状态。此时触诊肌肉变软，牵张反射减弱或消失，运动功能受损，常伴有肢体麻痹或瘫痪、腱反射减弱或消失、被动关节活动范围扩大。

2. 肌张力低下的原因　可见于下运动神经元损伤或周围神经的损伤，例如脊髓灰质炎、脊髓前角的运动神经元病变后出现的相应肌群瘫痪和臂丛神经损伤后上肢肌群瘫痪时的肌肉张力，此时除了肌张力低下的表现外，还伴有肌力低下、肌肉萎缩、腱反射减弱等表现；也可见于小脑或锥体束的上运动神经元病变，一般为暂时性状态，例如脊髓损伤早期的脊髓休克阶段或脑血管意外、颅脑损伤的早期；还可由原发性肌病造成，例如先天性肌营养不良综合征、重症肌无力等。

肌张力低下有如下特征：①主动肌和拮抗肌同时收缩减弱或消失；②肢体抗重力能力减弱或消失；③肌力降低或消失。

（三）肌张力障碍

1. 肌张力障碍的定义　是一种以张力损害、持续的和扭曲的不自主运动为特征的运动功能亢进性障碍。表现为肌肉张力紊乱，或高或低，无规律地交替出现。肌肉收缩可快可慢，且表现为重复、模式化的动作，身体可呈扭转畸形。

2. 肌张力障碍的原因　可由中枢神经系统缺陷（例如手足徐动型脑性瘫痪）所致；也可由遗传因素（例如原发性肌张力障碍）所致；还可见于神经退行性疾患（例如肝豆状核变性）或代谢性疾病（例如脂质代谢障碍）。

四、影响肌张力的因素

1) 中枢神经系统的状态，兴奋时肌张力增高，睡眠状态下肌张力降低。

2) 体位和肢体位置与牵张反射的相互作用，在不合适的姿势和肢体位置下可使肌张力增高。

3) 紧张、焦虑等不良心理因素状态下可使肌张力增高。

4) 合并有感染、便秘、膀胱充盈、疼痛、挛缩等问题时，可使肌张力增高。

5) 患者的整体健康水平，如发热、感染、代谢和（或）电解质紊乱时，也可影响肌张力。

6) 患者应用不同的药物后会出现肌张力的变化，例如应用胆碱类药物可使肌张力增高，应用镇静类药物可使肌张力降低。

7) 不同的环境温度也会影响肌张力，例如快速的低温刺激会致肌肉痉挛。

8) 肌张力还受自身对运动的主观作用的影响。

五、肌张力评定的目的、临床意义

肌张力的评定对于康复医生和康复治疗师了解病变部位、病变性质和程度，制定康复治疗计划，选择治疗方法具有重要作用。具体为如下几方面：

（1）依据评定结果确定病变部位、病变性质，预测康复疗效：通过对肌张力的评定结果分析可以鉴别是中枢神经系统的病变还是周围神经系统的病变，以及异常肌张力的分布状

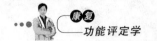

况,依此预测康复疗效。

(2)根据肌张力的表现特点制定治疗计划:不同疾病或同一疾病的不同类型,甚至同一类型的不同时期,其肌张力表现各异。例如脑瘫有痉挛型、手足徐动型、共济失调型之分,针对不同的肌张力,采取不同的康复治疗手法。痉挛型脑瘫患者的治疗原则是降低肌张力;手足徐动型脑瘫患者的治疗原则是抑制异常的肌紧张;共济失调型脑瘫患者的治疗原则是提高肌肉的张力和肌肉的同时性收缩。再如脑卒中急性期患者肌张力低下、肌肉松弛,在生命体征稳定后,运动疗法以适当提高肌张力为主,到脑卒中痉挛期,康复训练时应避免快速的活动,防止肌张力增高,并采取反射性模式进行抑制,来降低肌张力。

(3)及时治疗,避免并发症的发生:对于脑梗死肌张力持续增高的患者,为了避免肌肉挛缩造成关节活动受限,应及时进行治疗,以免引起废用综合征和误用综合征等并发症。

第二节 评定方法

评定肌张力是否异常,除了对被检查者进行详细的体格检查外,还要结合被检查者当时的情况、临床病史、功能评定等方面来分析,尤其应从功能评定的角度来判断肌张力异常对日常生活活动能力的影响。体格检查时应结合视诊、反射检查、被动运动及主动完成运动情况来分析。

一、肌张力评定

肌张力的异常主要表现为低张力和痉挛。根据肌张力不同程度的特征,可以将其分为6级:0级为中重度低张力,1级为轻度低张力,2级为正常肌张力,3级为轻度痉挛,4级为中度痉挛,5级为重度痉挛。

> 【知识库】 肌张力降低的评定
>
> (1)轻度肌张力迟缓:表现为肌张力降低,肌力下降,悬空释放肢体时肢体只能短暂地抗重力,但仍有一些功能活动。
>
> (2)中、重度肌张力迟缓:表现为肌张力显著降低或消失,肌力0级或1级(MMT),悬空释放肢体时肢体立即落下,无任何有功能的活动。

二、肌痉挛评定

肌痉挛的检查和评价,是康复处理的前提和效果判断的依据。肌痉挛的评估方法有手法检查、仪器评定法等。手法检查是临床上较为常用的方法,不需要任何仪器和设备,操作简单方便,适合于各种场合下使用。

(一)手法检查

它是根据关节被动运动时所感受的阻力来分级评定的,是最常见的检查方法。体会关节被动运动时活动度和抵抗时肌张力的变化,可发现是否存在肌张力过强、低下,是否有阵挛并与肌强直进行比较。检查时要求患者尽量放松,由检查者支持和移动肢体。对于老年人和精神紧张一时难以放松者,为防止误诊为痉挛,可通过改变运动速度的方法加以判断。

常用的手法检查评估方法有神经科分级和 Ashworth 分级,其他方法还有按自发性肌痉挛发作频度分级的 Penn 分级法和按踝阵挛持续时间分级的 Clonus 分级法,但不常用。4 种肌张力的分级评价见表 5-1。

表 5-1　几种常用肌张力的分级评价

分级	神经科分级	Ashworth 分级	Penn 分级	Clonus 分级
0	肌张力降低	无肌张力增高	无肌张力增高	无踝阵挛
1	肌张力正常	轻度增高,被动活动时有一过性停顿	肢体受刺激时出现轻度肌张力增高	踝阵挛持续 1~4 s
2	稍高,肢体活动末受限	增高较明显,活动末受限	偶有肌痉挛,<1 次/h	踝阵挛持续 5~9 s
3	肌张力高,活动受限	增高明显,被动活动困难	经常痉挛,>1 次/h	踝阵挛持续 10~14 s
4	肌肉僵硬,被动活动困难或不能	肢体僵硬,被动活动不能	频繁痉挛,>10 次/h	踝阵挛持续 >15 s

上述 Ashworth 原始痉挛 5 级分级法评定时易出现集束效应,即大部分患者集中在低、中级水平,存在一定缺陷。1987 年有人将 Ashworth 原始痉挛 5 级分级法进行改良,在 1 级和 2 级中添加了一个中间等级,以降低处于中间等级附近的集束效应,并且考虑出现阻力的关节活动范围,检查时要求将被动运动的速度控制在 1 s 内,并通过全关节活动范围。改良的 Ashworth 痉挛分级评定标准见表 5-2。

表 5-2　改良的 Ashworth 痉挛评价量表

等级	标　　准
0	肌张力不增加,被动活动患侧肢体在整个范围内均无阻力
1	肌张力轻度增加,被动活动患侧肢体时,在关节活动范围之末有轻微的阻力或突然出现卡住和释放
1+	肌张力轻度增加,在关节活动范围后 50% 范围内出现突然卡住,在关节活动范围后 50% 均有较小阻力
2	肌张力中度增加,在关节活动的大部分范围内有明显的阻力,但受累部分仍能比较容易进行被动活动
3	肌张力显著增高,被动活动患侧肢体比较困难
4	肌张力极度增加,患侧肢体不能被动活动,肢体僵硬于屈曲或伸展位

对于脑瘫婴儿肌痉挛,可通过抱持、触诊、姿势观察和被动运动来进行评估。肌痉挛的婴儿抱持时有强直感和抵抗感,同时有姿势不对称、主动运动减少和动作刻板,触诊时有肌肉紧张,被动活动时有不同程度的抵抗。

（二）仪器评定法

仪器评定法有摆动试验和屈曲维持试验、电生理评定、等速被动测试等方法,它们可以比较客观准确的定量评定,现已在临床医疗和运动机构被广泛应用。

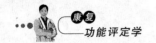

1. 摆动试验和屈曲维持试验

(1) 摆动试验:是一种在肢体自抬高位沿重力方向下落过程中,观察肢体摆动然后停止的过程,是通过分析痉挛对自由摆动的影响来进行评定的方法,痉挛越重,摆动受限越显著。摆动试验常用于下肢肌痉挛的测定,尤其是股四头肌和腘绳肌。方法为:患者取仰卧位或坐位,膝关节于检查床缘屈曲,小腿下垂于床外,尽量放松肌肉;然后将患者膝关节抬高至充分伸展位,当小腿自伸展位自由落下时,通过电子量角器(或肌电图)记录小腿钟摆样的摆动情况。该方法重测信度高,与 Ashworth 分级法相关性好。

(2) 屈曲维持试验:用于上肢痉挛的测定。方法为:患者取坐位,患肩屈 20°~30°,外展 60°~70°,肘关节置于支架上,前臂旋前固定,用一被动活动装置使肘关节在水平面上活动,用电位计、转速计记录肘关节位置角度和速度,用力矩计记录力矩。

2. 电生理评定 电生理评定方法也可用于评定肌肉痉挛,一般作为痉挛临床评定的补充方法和科研手段。主要方法有表面电极肌电图、H 反射、F 波、紧张性振动反射、屈肌反射反应、腰骶激发电位和中枢传导。

3. 等速被动测试 它是一种在等速装置上完成的类似 Ashworth 评定的量化评定方法,等速测试器可以对肌肉在被动牵张时所表现的阻力增高做较精确的测定,并能较好地体现痉挛速度依赖的特征。用该方法可以更好地控制被动运动速度,重复性好。用等速测试器,低速状态下的被动运动不至于诱发牵张反射,所测阻力成分仅代表肌肉肌腱单位硬度增加这一非反射成分,高速状态下的被动运动可诱发牵张反射,测得的阻力增高既包括反射亢进成分,也包括非反射成分。

三、评定注意事项

1) 评定前应向患者说明检查目的、方法、步骤和感受,使患者了解评定的全过程,在心理上消除其紧张感。

2) 检查评定时,患者处于舒适体位,一般采用仰卧位,充分暴露检查部位,先检查健侧同名肌,后检查患侧,对双侧进行比较。

3) 避免在运动后、疲劳时、情绪激动及服用影响肌张力的药物时进行检查。

4) 检查时室温应保持在 22~25℃。

5) 重复评定时还应注意选择尽可能相同的时间段和其他评定条件。

6) 在记录评定结果时,应注明测试的体位,是否存在影响肌张力的外在因素(如环境温度、评定时间等),是否存在异常反射,痉挛分布的部位,对患者 ADL 的影响等。

思考题

1. 简述改良的 Ashworth 肌张力分级评定标准。
2. 简述异常肌张力的分类及其形成原因。
3. 简述肌张力评定的目的、临床意义及应用。

(王安民)

第六章
反射与反应发育的评定

 学习目标

1. 熟悉脊髓、脑干、中脑及大脑皮质水平反射及反应的评定方法。
2. 了解发育性反射与反应的分类和评定目的。

第一节　概　　述

反射发育的成熟过程经历 4 个阶段:脊髓水平的反射、脑干水平的反射、中脑水平的反射及大脑皮质水平的反射。这些反射或反应在某年龄限制范围内是正常的,超越了这个限制,应被看作是异常的。正常的生长和发育水平有一定的变化,因此,所谓的年龄限制只是近似的。

一、反射的出现与消失

人类在胎儿期、出生时及出生后在一定时期内会陆续出现脊髓、脑干、中脑以及大脑皮质水平的反射。与深、浅反射不同,该类反射与人体的运动发育过程密切相关,故又将此类反射称为发育性反射和反应。脊髓和某些脑干水平的原始反射的出现标志着运动发育的开始,随着神经系统的不断发育,脊髓和某些脑干水平的原始反射由中枢神经系统进行整合而被抑制。一经整合,这些反射便不再以原有的形式存在,在正常情况下不能再被引出。因此脊髓和脑干水平反射的出现与消失意味着中枢神经系统反射发育的成熟过程。

由于各种原因造成妊娠期胎儿或新生儿脑部受损,则反射或反应在该出现的时候不出现,原始反射在该消失的时候不消失。反射发育的迟缓或异常将导致患儿运动功能发育异常。在成人,疲劳用力或中枢神经系统损伤可能使这些原始反射再现,成年人如果再现发育性反射则提示正常运动和姿势的自由选择受到了抑制。由此可见,发育性反射与中枢神经系统疾病所致的运动功能障碍有着密切的关系,故在中枢神经系统疾患的康复评估中有着重要的意义。

二、反射的分类

根据反射发育的水平,将反射分为脊髓水平的反射、脑干水平的反射、中脑水平及大脑

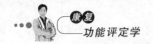

皮质水平的反射。

1. 脊髓水平的反射　一般在妊娠 28 周～出生后 2 个月内出现并且存在,包括屈肌收缩反射、伸肌伸张反射、交叉性伸展、拥抱反射、抓握反射等。

2. 脑干水平的反射　大部分脑干水平的反射在出生时出现并且维持至出生后 4 个月,包括非对称性紧张性颈反射、对称性紧张性颈反射、紧张性迷路反射、联合反应、阳性支持反射、阴性支持反射等。

3. 中脑水平的反应　大部分中脑水平的反射在出生时或出生后 4～6 个月出现并且维持终生,包括各种调整反应。

4. 大脑皮质水平的反应　大脑皮质水平的反射在出生后 4～21 个月出现并终生存在。皮质水平的反射包括保护性伸展反应和各种平衡反应。

三、评定目的

(一) 判断中枢神经系统的发育状况

妊娠期的胎儿或婴儿出生时如果脑受到损害,反射或反应的发育就会出现异常。反射发育异常提示中枢神经系统成熟迟滞、神经反射发育迟滞。因此,通过检查,可以对婴幼儿的发育状况作出判断。

(二) 判断中枢神经系统的损伤情况

成年人在各种原因导致的中枢神经系统损害时,原始反射又复出现,如脑卒中后偏瘫患者出现对称性或非对称性紧张性颈反射及联合反应等。Brunnstrom 认为在正常运动发育过程中,脊髓和脑干水平的反射是正常发育过程中早期的必然阶段,随着神经系统的发育,脊髓和脑干水平的反射因受到较高位中枢的抑制而不被表现。脑卒中发生后,患者出现发育"倒退",脊髓和脑干水平的原始反射由于脑损伤导致脱抑制而被释放出来。因此,认识和检查原始反射有助于判断中枢神经系统损伤的阶段。

(三) 为制定康复治疗方案提供依据

根据检查结果确定脑瘫患儿的发育水平,制定出抑制应该消失的原始反射,易化应该出现的反射的康复训练方案。以头的控制训练为例:头的控制是患儿维持坐位和进行各种运动的基础。正常婴儿在出生后 1～2 个月时,俯卧位的迷路性调整反应和视觉性调整反应即为阳性。此时小儿可在俯卧位的状态下抬头并在 45°维持。如患儿迷路性调整反应和视觉性调整反应呈阴性,应对其进行俯卧位视觉调整反应易化训练。

第二节　评定方法

一、原始/脊髓水平的反射

(一) 基本概念

脊髓反射是运动反射,受到刺激后肢体出现完全屈曲或完全伸展动作模式,脊髓水平的反射包括屈肌收缩反射、伸肌伸张反射、交叉性伸展反射、拥抱反射、抓握反射等。脊髓水平反射最容易用肉眼观察到,是运动反应的一部分,具有典型的表现。

胎儿脊髓水平的反射多在母亲妊娠28周时出现,出生后2个月以内反射存在,2个月后消失为正常。如果2个月以后仍继续存在,提示中枢神经系统成熟迟滞、神经反射发育迟滞。

（二）评定方法

1. 屈肌收缩反射（图6-1）

检查方法:患者取仰卧位,头呈中立位,双下肢伸展,刺激一侧足底,受到刺激的下肢没有反应,则为阴性反应（图6-1A）;如出现失去控制的屈曲反射,足趾伸展,踝关节背屈,例如阳性反应（图6-1B）。

出现时间:妊娠28周。

消失时间:出生后1～2个月。

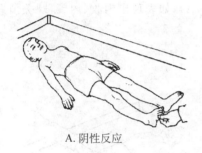

A. 阴性反应　　　　　　　　　　B. 阳性反应

图6-1　屈肌收缩反射

2. 伸肌伸张反射（图6-2）

检查方法:患者取仰卧位,头呈中立位,一侧下肢伸展,另一侧下肢屈曲,刺激屈曲侧的足底,没有反应,则为阴性反应（图6-2A）;如被刺激的下肢出现失去控制,呈伸展位,则为阳性反应（图6-2B）。

出现时间:妊娠28周。

消失时间:出生后2个月。

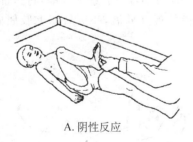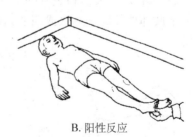

A. 阴性反应　　　　　　　　　　B. 阳性反应

图6-2　伸肌伸张反射

3. 交叉性伸展（图6-3）

检查方法:患者取仰卧位,头呈中立位,一侧下肢屈曲,另一侧下肢伸展,将伸展位的下肢做屈曲动作,伸展位的下肢一屈曲,则为阴性反应（图6-3A）;如屈曲位的下肢立即伸展,则为阳性反应（图6-3B）。

出现时间:妊娠 28 周。

消失时间:出生后 2 个月。

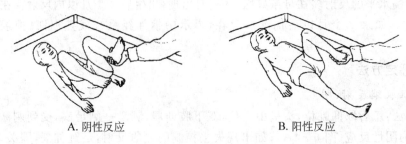

A. 阴性反应   B. 阳性反应

图 6-3　交叉性伸展(一)

4. 交叉性伸展(图 6-4)

检查方法:患者取仰卧位,头呈中立位,两侧下肢伸展,在一侧下肢大腿内侧给予轻轻叩打刺激,对侧下肢无反应,则为阳性反应(图 6-4A),如表现出内收、内旋,踝关节跖屈(典型的剪刀状体位),则为阳性反应(图 6-4B)。

出现时间:妊娠 28 周。

消失时间:4 个月。

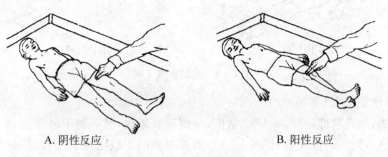

A. 阴性反应   B. 阳性反应

图 6-4　交叉性伸展(二)

5. 拥抱反射(图 6-5)

检查方法:患者取半卧位,检查者一手置于患儿颈后部,一手置于背部,将头部和躯干突然向后放下,下肢外展外旋,伸展(或屈曲),各手指伸展并外展,吓哭后双上肢屈曲、内收并于胸前交叉。

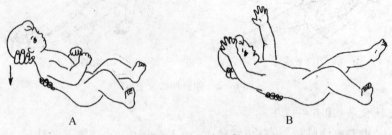

A   B

图 6-5　拥抱反射

出现时间:妊娠 28 周。

消失时间:4 个月。

6. 抓握反射

检查方法:患者取卧位,对手掌或脚掌持续加压,手指或足趾屈曲。

出现时间:手掌抓握,在出生时;足趾跖屈,妊娠 28 周。

消失时间:手掌抓握,在出生后 4～6 个月;足趾跖屈,在出生后 9 个月。

二、张力性/脑干水平的反射

(一)基本概念

脑干水平的反射是静止的姿势反射。它是肌肉张力的调整反应,而不是用肉眼能够观察到的运动反应。全身肌张力随着头部与身体位置关系变化及体位变化而发生变化。事实上,脑干水平的反射几乎不产生运动,它主要是通过调整肌张力对姿势产生影响,故又将脑干水平的反射称为"张力性反射"。

脑干水平的反射在正常小儿出生时出现,根据反射的不同,维持 4 个月至 8、9 岁不等。反射在该消失的月(年)龄消失为正常;如超过应当消失的月(年)龄反射仍存在,提示中枢神经系统发育迟滞(如脑瘫患儿)。中枢神经系统损伤导致肢体偏瘫的成年患者也可再现脑干水平的姿势反射。

(二)评定方法

1. 非对称性紧张性颈反射(图 6-6)

检查方法:患者取仰卧位,头呈中立位,上、下肢伸展,检查者将被检者头部转向一侧,头部转向侧的上、下肢伸展,或伸肌张力增高,则为阴性反应(图 6-6A);另一侧的上、下肢屈曲,或屈肌张力增高,犹如"拉弓射箭"或"击剑"姿势,则为阳性反应(图 6-6B)。

出现时间:出生时。

消失时间:4～6 个月。

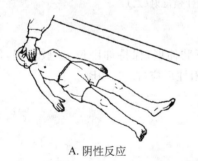

A.阴性反应   B.阳性反应

图 6-6 非对称性紧张性颈反射

2. 对称性紧张性颈反射(图 6-7)

检查方法:患者取膝手卧位,或趴在检查者的腿上(检查者取坐位),被检者头部尽量前屈,两上肢不能屈曲,下肢不能伸展,则为阴性(图 6-7A);如上肢屈曲或屈肌张力增高,下肢伸展或伸肌张力增高,则为阳性(图 6-7B)。

出现时间:4～6 个月。

消失时间:8～12 个月。

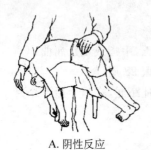
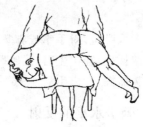

A. 阴性反应　　　　　　　　　B. 阳性反应

图 6 - 7　对称性紧张性颈反射(一)

3. 对称性紧张性颈反射(图 6 - 8)

检查方法:患者取膝手卧位,或趴在检查者的腿上,被检者头部尽量后伸,两上肢不能伸展,两下肢不能屈曲,则为阴性反应(图 6 - 8A);如上肢能伸展,两上肢伸展或伸肌张力增高,两下肢屈曲或屈肌张力增高,则为阳性反应(图 6 - 8B)。

出现时间:4～6 个月。

消失时间:8～12 个月。

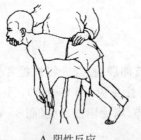
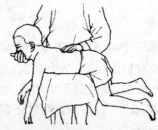

A. 阴性反应　　　　　　　　　B. 阳性反应

图 6 - 8　对称性紧张性颈反射(二)

4. 紧张性迷路反射——仰卧位(图 6 - 9)

检查方法:患者取仰卧位,头呈中立位,上、下肢伸展,保持仰卧位,四肢伸展,伸肌张力增高,则为阴性反应(图 6 - 9A);如未出现,则为阳性反应(图 6 - 9B)。

出现时间:出生时。

消失时间:4～6 个月。

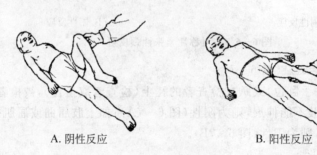

A. 阴性反应　　　　　　　　　B. 阳性反应

图 6 - 9　紧张性迷路反射——仰卧位

5. **紧张性迷路反射——俯卧位**(图6-10)

检查方法:患者取俯卧位,头呈中立位,上、下肢伸展,保持俯卧位,四肢屈曲,屈肌张力增高,则为阴性反应(图6-10A);或不能完成头部后仰,肩后伸,躯干及上、下肢伸展动作,则为阳性反应(图6-10B)。

出现时间:出生时。

消失时间:4~6个月。

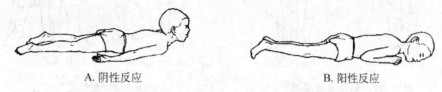

A. 阴性反应   B. 阳性反应

图6-10 紧张性迷路反射——俯卧位

6. **联合反应**(图6-11) 联合反应是指当身体某一部位进行抗阻力运动或主动用力时,没有主动运动的患侧肌群所产生的反应。

检查方法:患者取仰卧位,对身体任何部位进行抗阻力运动(检查脑瘫患儿时,令患儿一只手用力握拳),对侧肢体出现同样的动作或身体的其他部位肌张力明显增高,则为阴性反应(图6-11A);如未出现,则为阳性反应(图6-11B)。

出现时间:出生时~3个月。

消失时间:8~9岁。

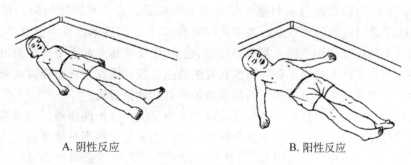

A. 阴性反应   B. 阳性反应

图6-11 联合反应

7. **阳性支持反射**(图6-12)

检查方法:让患者保持立位,前脚掌着地跳数次,下肢伸肌张力增高,僵硬伸展(拮抗收缩),甚至引起膝反张,踝关节跖屈,则为阳性支持反射(图6-12A);如不能则为阴性反射(图6-12B)。

出现时间:出生时。

消失时间:8个月。

8. **阴性支持反射**(图6-13)

检查方法:让患者保持立位,以体重负荷作为刺激,阳性支持反射所产生的伸肌张力增高不能得到缓解。

出现时间:出生时。

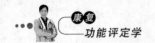
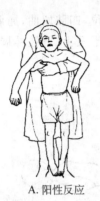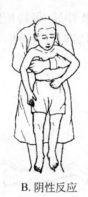

A. 阳性反应　　　　　B. 阴性反应

图 6-12　阳性支持反射

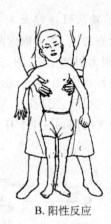

A. 阴性反应　　　　　B. 阳性反应

图 6-13　阴性支持反射

消失时间:8 个月。

三、中脑及大脑皮质水平的反应

(一)基本概念

临床上将中脑及大脑皮质水平的反射称为"反应",它特指婴幼儿时期出现并终身存在的较高水平的反射。这些反应是正常姿势控制和运动的重要组成部分。

中脑水平的反应包括各种调整反应,这些调整反应用于维持头于正常直立位(即面部与地面垂直,口呈水平位)或维持头与躯干的正常对线关系。它们是出生后第一批发育的反应,到 10~12 个月时达到最大效应。当皮质控制增加时,它们逐渐改变并受到抑制,到 5 岁末时消失。它们的组合动作使得儿童能够翻身、起坐、手膝位起立和手足支撑俯卧。调整反应消失或终生存在实际上反映了姿势调整发育的成熟过程。检查过程中应重点观察被检者当体位被改变后为恢复正常对线和头的位置所做的自动调整表现。

大脑皮质水平的反应包括保护性伸展反应和平衡反应。保护性伸展反应对重心超出支持面时引起的位移刺激达到稳定和支持身体的目的。平衡反应指当身体重心或支持面发生变化时为了维持平衡所作出的应对反应,这些反应需要正常的肌张力作为保证。随着平衡反应的成熟,运动发育进入了两足动物的阶段,身体为了适应重心的变化而出现一系列的调整。因此,平衡反应是人站立和行走的重要条件之一,平衡反应状况可以通过活动的支持面和随意运动或破坏被检查者的体位而获得。

(二)评定方法

1. 颈部调整反应(图 6-14)

检查方法:患者取仰卧位,头中立位,上、下肢伸展,头部主动或被动向一侧旋转,整个身体随着头部的旋转向相同方向旋转。

出现时间:出生后~6 个月。

消失时间:出生 6 个月后。

2. 躯干旋转调整反应(图 6-15)

检查方法:患者取仰卧位,头中立位,上、下肢伸展,头部主动或被动向一侧旋转,身体分

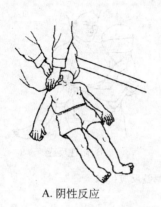 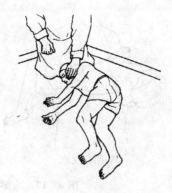

A. 阴性反应　　　　　　　　　　　B. 阳性反应

图 6 - 14　颈部调整反应

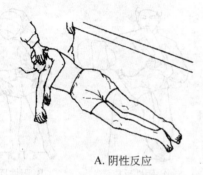 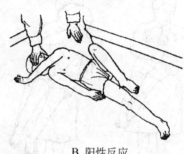

A. 阴性反应　　　　　　　　　　　B. 阳性反应

图 6 - 15　躯干旋转调整反应

节旋转,即头部先旋转,接着两肩旋转,最后骨盆旋转。

出现时间:4～6 个月。

消失时间:出生 18 个月后。

3. **头部迷路性调整反应**(图 6 - 16～6 - 19)

检查方法:将患者的眼睛蒙上,体位呈俯卧位、仰卧位、直立悬空位,检查者用双手将患者托起或将其向前、后、左、右各个方向倾斜,患者主动将头抬起至正常位,即面部与地面垂直,口呈水平位。

出现时间:出生时～2 个月。

消失时间:终生存在。

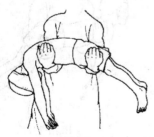 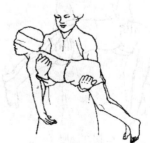

A. 阴性反应　　　　　　　　　　　B. 阳性反应

图 6 - 16　头部迷路性调整反应(一)

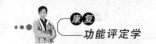

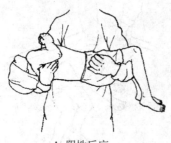　　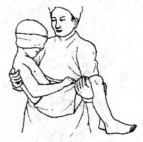

A. 阴性反应　　　　　　　　　B. 阳性反应

图 6-17　头部迷路性调整反应(二)

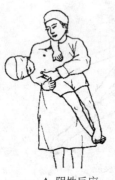　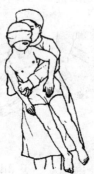　　　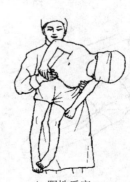　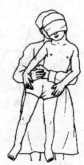

A. 阴性反应　　B. 阳性反应　　　　　A. 阴性反应　　B. 阳性反应

图 6-18　头部迷路性调整反应(三)　　**图 6-19　头部迷路性调整反应(四)**

4. 视觉调整反应(图 6-20~6-23)

　　检查方法:患者睁眼,呈俯卧位、仰卧位或直立悬空位,检查者用双手将患者托起或将其向前、后、左、右各个方向倾斜,患者主动将头抬起至正常位,即面部与地面垂直,口呈水平位。

　　出现时间:出生时~2 个月。

　　消失时间:终生存在。

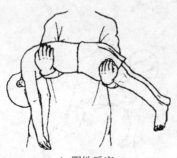　　　　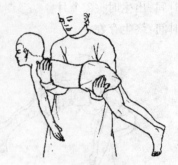

A. 阴性反应　　　　　　　　　B. 阳性反应

图 6-20　视觉调整反应(一)

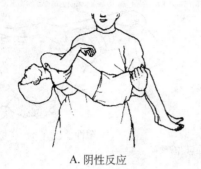 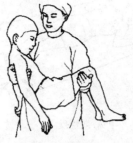

A. 阴性反应　　　　　　　　　　　　B. 阳性反应

图 6-21　视觉调整反应(二)

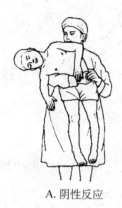 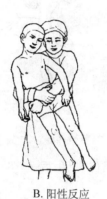 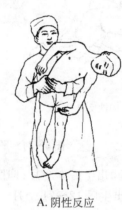 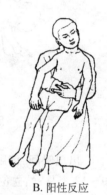

A. 阴性反应　　　　B. 阳性反应　　　　　　A. 阴性反应　　　　B. 阳性反应

图 6-22　视觉调整反应(三)　　　　　　**图 6-23　视觉调整反应(四)**

5. 保护性伸展反应

检查方法:患者取坐位、跪位、站立位或倒立位,通过主动或被动地移动身体,使身体重心超出支撑面,双上肢或双下肢立即伸展并外展和伸直,以支持和保护身体不摔倒。

出现时间:上肢,出生后 4～6 个月;下肢,出生后 6～9 个月。

消失时间:终生存在。

6. 平衡反应——倾斜反应(图 6-24)

检查方法:患者于平衡板或体操球上呈俯卧位、仰卧位、坐位、膝手卧位或站立位,通过倾斜平衡板或移动体操球来改变身体重心,头部和躯干出现调整,即平衡板翘起(上斜)的一侧躯干向上弯曲,同侧上、下肢伸展并外展;对侧肢体(平衡板下斜侧)出现保护性伸展反应。

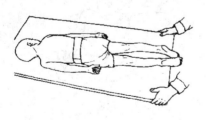 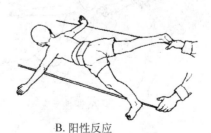

A. 阴性反应　　　　　　　　　　　B. 阳性反应

俯卧位

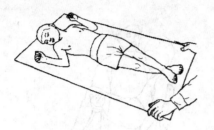
A. 阴性反应

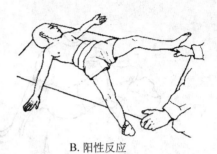
B. 阳性反应

仰卧位

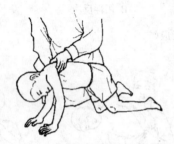
A. 阴性反应

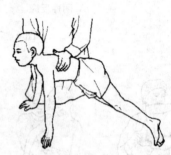
B. 阳性反应

膝手卧位

图 6-24　平衡反应——倾斜反应

出现时间:俯卧位,出生后 6 个月;仰卧位和坐位,出生后 7～8 个月;膝手卧位,出生后 9～12 个月;站立位,出生后 12～21 个月。

消失时间:终生存在。

7. 平衡反应——姿势固定(图 6-25)

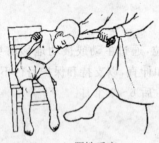
A. 阴性反应

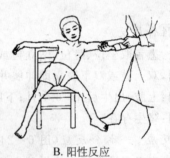
B. 阳性反应

坐位

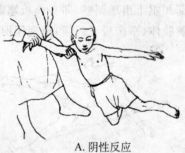
A. 阴性反应

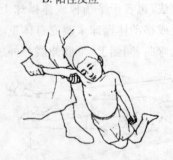
B. 阳性反应

跪位

图 6-25　平衡反应——姿势固定

　　检查方法:患者呈坐位、膝手卧位、跪位或站立位,通过外力(检查者推患者躯干或将上肢向一侧牵拉)或随意运动来改变重心与支持面的位置关系。推动被检查者时,头、躯干向受力侧屈曲,受力侧上、下肢伸展、外展;对侧可见保护性伸展反应。牵拉一侧上肢时,被牵拉肢体的对侧出现上述平衡反应即躯干侧弯,上下肢伸展、外展。

　　出现时间:坐位,出生后 7～8 个月;膝手卧位,出生后 9～12 个月;跪位,出生后 15 个月;站立位,出生后 12～21 个月。

　　消失时间:终生存在。

　　8. 平衡反应——迈步反应(图 6-26)

　　检查方法:被检者取立位,检查者握住其双上肢,向左、右、前及后方推动被检查者,被检查者为了维持平衡,脚相应地向侧方或前方、后方迈出一步,头部和躯干出现调整。

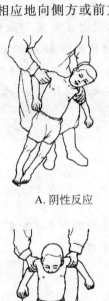 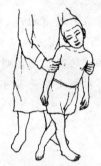

A. 阴性反应　　　　　　　　B. 阳性反应

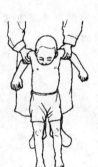 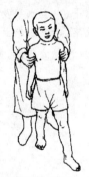

A. 阴性反应　　　　　　　　B. 阳性反应

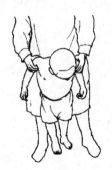 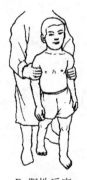

A. 阴性反应　　　　　　　　B. 阳性反应

图 6-26　平衡反应——迈步反应

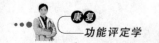

出现时间:出生后 15～18 个月。

消失时间:终生存在。

> **【知识库】** 　　　　　　　　检测婴儿反射反应的意义
>
> 　　1. 正常的机体反射是新生儿身体健康的指标　儿科医生常常采用机体反射测验来诊断婴儿所患何病,特别是对那些有产伤史的婴儿的发育是否正常。有脑损伤经历的婴儿,他们的机体反射可能会减弱或根本没有,有时,他们的一些机体反射又会比正常婴儿强得多。脑损伤还会使一些反射在应该消失时不消失。当然,反射的发生和消失时间,有明显的个体差异,所以,儿科医生常常在测验婴儿机体反射的同时,配合其他的婴儿发育测验。
>
> 　　2. 如何检查婴儿发展异常　理论上婴儿的反射反应应该出现与消失在适当的年龄,假如婴儿的反射反应的确有出现,但却是不对称的情形,如只出现单侧的反射反应,就表示可能是有问题存在。因为人两侧的大脑在早期尚未联系得很好时,两边的表现都会是对称的,且一岁半前的婴儿尚无明显的左、右大脑优势之分,故若反射反应只出现单侧的情况,就必须观察对侧大脑是否可能有病变。

思 考 题

1. 简述发育性反射的分类及出现与消失的大体时间。
2. 简述脊髓水平、脑干水平、中脑水平及大脑皮质水平反射的评定方法。
3. 例举脊髓水平、脑干水平、中脑水平与大脑皮质水平的反射。
4. 简述发育性反射与反应评定的目的。

（张　洁）

第七章

步 态 分 析

1. 掌握步行周期的特征。
2. 熟悉步行时重心转移、身体各部位的运动及人体关节角度的变化。
3. 了解步行时的肌肉活动及步行的定量分析法。
4. 熟悉异常步态的病因和常见异常步态的特征。
5. 熟悉步态的目测分析法,学会步态分析的方法。

步态分析(gait analysis,GA)是利用力学的方法和已经掌握的人体解剖、生理学知识对人体的行走功能状态进行对比分析的一种研究方法,包括定性分析和定量分析。通过分析研究可以揭示步态异常发生的原因,制定有针对性的步态矫正方案,也可以判断预后及训练效果。

步态(gait)就是指人体行走时的姿势,包括步行(walking)和跑(running)两种状态。它是人体的结构、功能、运动调节系统、行为以及心理活动在行走时的外在表现。行走是人类日常生活中重要的活动,而且是重复最多的一种动作,四肢、躯干、神经调节系统或某些全身性疾病和损伤都会影响一个人的步行功能及步态,步行障碍是对病、伤、残者日常生活活动影响最大的功能障碍之一,步行能力的恢复是病、伤、残者最迫切的需要,研究和改善步态也是康复医学的一项重要内容。

第一节　正常步态

一、步行周期

步行周期(gait cycle)是指从一侧足跟着地到该侧足跟再次着地所经历的时间,称为一个步行周期(图 7 - 1)。其间每一足都经历了一个与地面接触的支撑相,与离地后空中运动的摆动相(表 7 - 1)。

(一)支撑相

支撑相(stance phase)是从一侧下肢足跟着地到该侧足尖离地的阶段,也是该下肢承受重力的时间,约占一个步行周期的 60%。

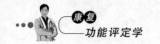

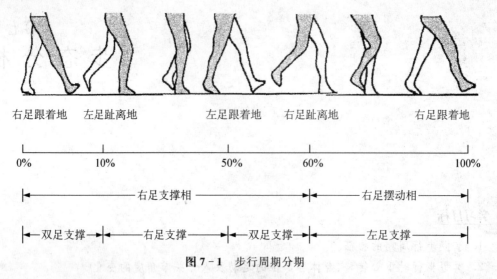

| 右足跟着地 | 左足趾离地 | 左足跟着地 | 右足趾离地 | 右足跟着地 |

图 7-1　步行周期分期

表 7-1　步行周期划分表

步 行 周 期							
支撑期(60%)					摆动期(40%)		
足跟着地	全足底着地	支撑中期(重心转移至支撑侧)	足跟离地(膝关节屈曲增大)	足趾离地	加速期(足上提)	摆动中期(髋、膝关节最大屈曲)	减速期(至足跟着地)

　　它包括 5 个环节,依次为:①足跟着地(heel strike,HS),即支撑相开始阶段;②足掌着地(foot flat,FF),即重心由足跟向全足转移的过程;③支撑中期(midstance,Mst),此时支撑足全部着地,对侧足处于摆动相,是唯一单足支撑全部重力的时相,约占步行周期 40%,但此时支撑侧下肢负重能力差时,此期缩短;④足跟离地(heel off,HO),将重心往对侧下肢转移;⑤足趾离地(toc off,TO),保持踝关节跖屈,髋关节主动屈曲,重心全部转移至对侧下肢,进入摆动相。

　　(二) 摆动相

　　摆动相(swing phase)是从一侧下肢的足尖离地,到同侧足跟着地的阶段,约占一个步行周期的 40%。它包括 3 个环节,依次为:①加速期,此时足尖离地上提,加速肢体向前摆动;②摆动中期,此时髋、膝关节处于最大屈曲状态;③减速期,摆动下肢向前运动减速,准备足跟着地。

　　(三) 双支撑相

　　双支撑相(double support)是指步行周期中自一侧足跟着地至对侧足尖离地约有 15% 的时间,双足都处于支撑相。双支撑相是行走的特征,此阶段的长短与步行的速度呈反比,当此阶段消失为零时,出现双足离地即为跑步的特征;相反,步行障碍时往往表现为双支撑相时间延长,以增加步行稳定性。

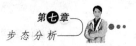

二、步行基本参数

步态分析中常用的基本参数包括步长、步幅、步频、步速、步行周期、步行时相等,其中步长、步频和步速是步态分析中最常用的三大要素,其内涵是有关行走的生物力学分析所涉及的最基本知识,进行步态分析者应当熟练掌握。

1. 步长(step length)　行走时一侧足跟着地到紧接着的对侧足跟着地所行进的距离称为步长,又称单步长,如图7-2中的A所示,通常用cm表示。健全人平地行走时,一般步长为50～80 cm。步长的个体差异主要与腿长有关,腿长则步长也大。

2. 步幅(stride length)　行走时,由一侧足跟着地到该侧足跟再次着地所进行的距离称为步幅,又称复步长或跨步长,如图7-2中的B所示,用cm表示,通常是步长的2倍。

3. 步宽(stride width)　在行走中左、右两足间的距离称为步宽,通常以足跟中点为测量参考点,如图7-2中的C所示,通常用cm表示,健全人为(8±3.5)cm。

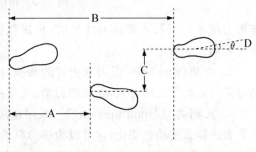

图7-2　步态的基本参数

4. 足角(foot angle)　在行走中人体前进的方向与足的长轴所形成的夹角称为足角,如图7-2中的D所示,通常用°(度)表示,健全人约为6.5°。

5. 步频(cadence)　行走中每分钟迈出的步数称为步频,又称步调,通常用steps/min表示。健全人通常步频是95～125 steps/min,东方男性的步频平均为(112.2±8.9)steps/min,女性平均为(123.4±8.0)steps/min。双人并肩行走时,一般是短腿者步频大于长腿者。

6. 步速(walking velocity)　行走时单位时间内在行进的方向上整体移动的直线距离称为步速,即行走速度,通常用m/min表示。一般健全人通常行走的速度为65～95 m/min。

7. 步行周期(gait cycle)　在行走时一侧足跟着地到该侧足跟再次着地的过程被称为一个步行周期,通常用时间单位秒(s)表示。一般成人的步行周期为1～1.32 s。

8. 步行时相(gait phase/period)　行走中每个步行周期都包含着一系列典型姿势的转移。人们通常把这种典型姿势变化划分成一系列时段,称之为步态时相(gait phase)。一个步行周期可分为支撑相(stance phase)和摆动相(swing phase)。一般用该时相所占步行周期的百分数(cycle%)作为单位来表达,有时也用秒(s)表示。

三、步行动力学

步行动力学(kinetics)是研究步行时作用力及反作用力的强度、方向和时间的一种科学方法。步行中的动力特征及装置有以下几种。

1. 地面反作用力(groid reaction force,GRF)　足一接触地面,在接触部分足就受到地面的反作用力,将作用在各部分的地面反力合成为一个矢量(见图7-3),地面反作用力在某个特定点上作用的状况,一般相当于体重与加速度的综合,正常步速时为体重的120%～140%。地面反作用力的大小与下肢负重能力及步行速度有关,步速越快,地面反

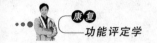

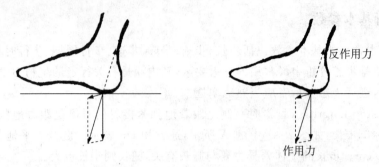

图 7 - 3 作用力与反作用力

作用力越大。下肢承重能力降低时,步速就会减慢,这样可以减少地面反作用力对障碍肢体的影响。

2. 力矩(torque) 是力和力臂的乘积,应用于人体中是力和关节活动范围的乘积,是动力学与运动学的结合点,受肌肉力量、关节稳定度和运动状态的影响。

3. 足测力板(food pressure) 采用超薄的测力垫插入患者鞋内,测定站立或步行时足底受力的静态或动态变化,它可以为矫形鞋的设计提供依据,还是步态分析的很好工具。

4. 测力平台(force plate) 用于记录步行时压力变化规律及运动姿势的装置,它为判断肢体功能恢复情况提供帮助。

四、步行运动学

步行运动学(kinematics)主要是研究步行时肢体运动的时间和空间变化规律。主要包括以下几种。

(一)人体重心

人体重心(gravity center)在正常站立位时,位于第二骶椎前,两髋关节中央,重心在步行时沿一复杂的螺旋形曲线向前移动,在矢状面及水平面上的投影各呈一正弦曲线,人在步行时为了减少能量的消耗,要尽量减少身体的重心移动范围,这需要各部位相互协调,各部位活动情况如下:

1. 骨盆前后倾斜 摆动侧的髋关节向前运动的速度高于支撑侧,造成骨盆前倾。前倾的角度与步幅有关。

2. 骨盆左右倾斜 摆动侧骨盆平面低于支撑侧,倾斜的角度为5°左右,最大倾斜角度为摆动侧足跟着地时。

3. 骨盆侧移 骨盆向支撑腿的方向移动,移动的幅度约4.5 cm,最大侧移见于同侧支撑中期。

4. 纵向摆动 重心在垂直方向的移动,在一个步行周期内出现2次,其振幅约8 cm,最高点是支撑中期,最低点是足跟着地。

5. 体重转移 从支撑相前期到支撑相中期,体重从支撑侧的足跟转移至全足;从支撑相中期到支撑相后期,体重从支撑侧的全足转移至足趾。

(二)步行时人体关节角度的变化

髋、膝、踝、足等各关节的活动情况正常与否对步态产生直接的影响。在一个步行周期

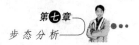

内,各个不同阶段的髋、膝、踝、足等各关节的活动情况(表7-2)。

表7-2 步行周期中髋、膝、踝、足各关节的活动情况

步行周期	活动关节		
	髋关节	膝关节	踝足关节
足跟着地至足底着地	屈曲30°	屈15°	跖屈0°~15°
足底着地至支撑中期	屈曲30°	屈15°~0°	跖屈15°~背伸10°
支撑中期至足跟离地	中立	0°~屈5°	背伸10°~15°
足跟离地至足尖离地	后伸10°~中立	0°~屈40°	背伸15°~跖屈20°
加速期至摆动中期	屈20°~30°	屈40°~60°	背伸~中立
摆动中期至减速期	屈30°~中立	屈60°~30°	中立位

五、步行时的肌肉控制

步行的动力主要来源于下肢及躯干的肌肉作用。步行周期中多组肌肉的协调收缩,起到平衡身体、加速、减速及吸收震动的作用。参与运动的主要肌肉在正常步行周期中的作用如下:

1. 竖脊肌(erector spinae) 为背部深层肌,纵列于脊柱两侧,下起骶骨、髂骨,上止于椎骨、肋骨、枕骨,作用为使脊柱后伸、头后仰和维持人体于直立姿势。在步行周期支撑相初期和末期,竖脊肌活动达到高峰,以确保行走时躯干保持正直。

2. 臀大肌(gluteus maximus) 为髋关节伸肌,收缩活动始于摆动相末期,并于支撑相中期即足底全面与地面接触时达到高峰。在摆动相后期臀大肌收缩,其目的在于使向前摆动的大腿减速,约在步行周期的85%时,大腿的运动方向改变为向后,成为下一个步行周期的准备。在支撑相,臀大肌起稳定骨盆、控制躯干向前维持髋关节于伸展位的作用。

3. 髂腰肌(iliopsoas) 为髋关节屈肌,髋关节于足跟离地至足趾离地期间伸展角度到峰值(10°~15°)。为对抗髋关节伸展,从支撑相中期开始至足趾离地前,髂腰肌呈离心性收缩,最终使髋关节从支撑相末期由伸展转为屈曲。髂腰肌第2次收缩活动始于摆动相初期,使髋关节屈曲,以保证下肢向前摆动。

4. 股四头肌(quadriceps femoris) 为全身最大的肌,其中股直肌起于髂前下棘,股内侧肌、外侧肌分别起自股骨粗线内、外侧层,股中间肌起自股骨体的前面;4个头向下形成一个腱,包绕髌骨的前面和两侧,往下续为髌韧带,止于胫骨粗隆。为膝关节强有力的伸肌,股直肌还可屈髋关节。股四头肌收缩活动始于摆动相末期,至支撑相负重期达最大值。此时作为膝关节伸肌,产生离心性收缩以控制膝关节屈曲度,从而使支撑相中期免于出现因膝关节过度屈曲而跪倒的情况。在步行周期中,股四头肌的第2个较小的收缩活动见于足跟离地后,足趾离地后达峰值,此时它具有双重作用:其一,作为髋关节屈肌,提拉起下肢进入摆动相;其二,作为膝关节伸肌,通过离心性收缩来限制和控制小腿在摆动相初、中期向后的摆动,从而使下肢向前摆动成为可能。

5. 缝匠肌(sartorius) 是全身最长的肌,起于髂前上棘,经大腿的前面,斜向下内,止于胫骨上端的内侧面,作用为屈髋关节和屈膝关节,并使已屈的膝关节旋内。在支撑相末期

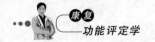

和摆动相初期,作用为屈膝、屈髋,在摆动相末期和支撑相初期,使膝关节旋内。

6. 腘绳肌(hamstring)　包括股二头肌、半腱肌、半膜肌,均起于坐骨结节,跨越髋、膝两个关节,分别止于腓骨头和胫骨粗隆内下方、胫骨内侧髁,作用为伸髋屈膝。主要收缩活动始于摆动相末期,足跟着地时达到活动高峰并持续到支撑相。在摆动相末期,作为屈膝肌,腘绳肌离心性收缩使小腿向前的摆动减速,以配合臀大肌收缩活动(使大腿向前摆动减速),为足跟着地做准备。足跟着地时及着地后,腘绳肌又作为伸髋肌,协助臀大肌伸展,同时通过稳定骨盆,防止躯干前倾。

7. 胫前肌(tibialis anterior)　起自胫骨外侧面,止于内侧楔骨内侧面和第 1 跖骨底,作用为伸踝关节(背屈),使足内翻。足跟着地时,胫前肌离心性收缩以控制踝关节跖屈度,防止在足放平时出现足前部拍击地面的情况。足趾离地时,胫前肌收缩,再次控制或减少此时踝关节的跖屈度,保证足趾在摆动相能够离开地面,使足离地动作顺利完成。

8. 小腿三头肌(triceps surae)　包括腓肠肌和比目鱼肌,起于股骨的内、外侧髁,以跟腱止于跟结节,作用为屈踝关节和屈膝关节。腓肠肌在行走、跑、跳中提供推动力,而比目鱼肌主要与站立时小腿与足之间的稳定有关。在支撑相,能固定踝关节和膝关节,以防止身体向前倾斜。

步行时相中各时期参与的肌肉(表 7-3)

表 7-3　步行时相和参与的肌肉

步态时相	参与的肌肉
支撑相早期	胫前肌、臀大肌、腘绳肌
足底着地	股四头肌、臀中肌、腓肠肌
支撑相中期	小腿三头肌、股四头肌
足跟离地	小腿三头肌、股四头肌、髂腰肌
足趾离地	内收肌、小腿三头肌、趾长伸肌
摆动相早期	胫前肌、髂腰肌、股四头肌
摆动相中期	胫前肌、髂腰肌、腘绳肌
摆动相末期	胫前肌、髂腰肌、腘绳肌、股四头肌

第二节　异常步态

一、病因

(一)神经系统病变

1. 中枢神经系统　脑瘫、脑卒中、脑外伤及脑部的其他疾病以及脊髓损伤和疾病等造成的异常步态,如痉挛步态、偏瘫步态、剪刀步态、共济失调步态、蹒跚步态等。

2. 周围神经系统　小儿麻痹、周围神经麻痹及周围神经损伤造成的肌肉失神经支配的肌无力步态。

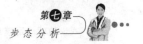

（二）运动系统病变

1. 骨关节　运动损伤、骨关节疾病、先天性畸形、截肢等造成躯干、骨盆、髋、膝、踝、足有静态畸形和两侧下肢长度不一,造成关节疼痛步态、关节僵硬步态以及关节不稳步态。

2. 肌肉　各种肌病及神经与肌肉接头处病变引起的肌无力步态及疼痛步态。

二、常见异常步态

（一）神经系统病变所致的异常步态

1. 痉挛性瘫痪步态

（1）偏瘫步态（图7-4）:又称划圈步态,是指脑卒中及脑外伤所致的偏瘫。由于下肢伸肌紧张,而致步行周期中支撑期髋膝痉挛伸直,且髋内旋,足下垂内翻,摆动期髋膝屈曲,且髋外旋。

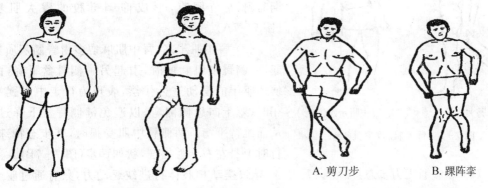

图7-4　偏瘫步态

A. 剪刀步　　B. 踝阵挛

图7-5　截瘫步态

（2）截瘫步态（图7-5）:T12以下截瘫患者,通过训练,借助手杖、支具等可达到功能性步行,因髋内收肌及伸肌张力高,使行走时出现剪刀步（图7-5A）,甚至于足着地时伴有踝阵挛（图7-5B）。

（3）脑瘫步态:见于痉挛型脑瘫患者,由于髋内收肌痉挛,导致行走中两膝互相摩擦碰撞,足尖着地,呈现剪刀步或交叉步,交叉严重时步行困难（图7-6A）。

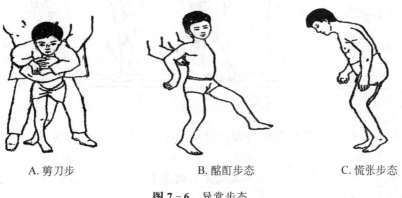

A. 剪刀步　　　　B. 酩酊步态　　　　C. 慌张步态

图7-6　异常步态

2. 小脑疾患所致的步态　小脑有疾患的人,由于共济失调,行走时东倒西歪,摇晃不稳,不能沿直线行走,呈曲线或"Z"字形前进,两上肢外展以保持身体平衡,且步宽加大,步幅长短不一,呈酩酊步态或蹒跚步态(图7-6B)。

3. 基底节疾患所致的步态　帕金森病或其他基底节疾患的人,是一种极为刻板的步态,表现为步行启动困难,行走时双上肢僵硬而缺乏伴随的运动,躯干前倾,髋膝关节轻度屈曲,踝关节于迈步相时无跖屈,拖步,步幅缩短。由于帕金森病患者常表现为屈曲姿势,致使重心前移。为了保持平衡,患者小步幅快速向前行走,不能随意骤停或转向,常易跌倒,呈现出前冲或慌张步态(图7-6C)。

4. 周围神经病损

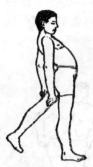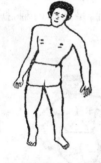

A. 臀大肌步态　　B. 臀中肌步态(鸭步)

图7-7　臀大肌、臀中肌步态

(1) 臀大肌(髋伸肌)步态:臀大肌无力者,髋关节后伸无力,足跟着地时常用力将胸部后仰,使重力线落在髋关节后方,以维持髋关节被动伸展,站立中期时膝关节绷直,形成仰胸挺腹的臀大肌步态(图7-7A)。

(2) 臀中肌步态:臀中肌麻痹多由脊髓灰质炎引起,一侧臀中肌麻痹时,引起另一侧骨盆下降,由麻痹侧躯干的摆动进行代偿,表现为行走中患腿站立相时,躯干向患侧侧弯,以避免健侧骨盆下降过多,从而维持平衡。两侧臀中肌受损时,其步态特殊,步行时上身左右交替摇摆,状如鸭步(图7-7B)。

(3) 屈髋肌无力步态:屈髋肌无力时,导致摆动相肢体行进缺乏动力,只有通过躯干在支撑相末期向后,摆动相早期突然向前摆动来进行代偿,患侧步长明显缩短。

(4) 股四头肌步态:股四头肌麻痹者,行走中患侧腿站立相伸膝的稳定性将受到影响,表现为足跟着地后,臀大肌为代偿股四头肌的功能而使髋关节伸展,膝关节被动伸直,造成膝反张。如同时有伸髋肌无力,则患者俯身用手按压大腿,使膝伸直,又叫扶膝步态(图7-8)。

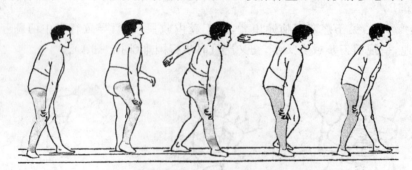

图7-8　扶膝步态

(5) 胫前肌无力步态:胫前肌麻痹者,因足下垂,摆动期髋及膝屈曲度代偿性增大,又叫跨越或垂足步态(图7-9)。

(6) 小腿三头肌无力步态:小腿三头肌无力时患腿后蹬无力,身体向前推动困难,表现为跟足和膝塌陷步态(图7-10)。

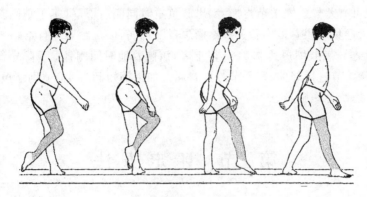

图 7 - 9 跨越或垂足步态

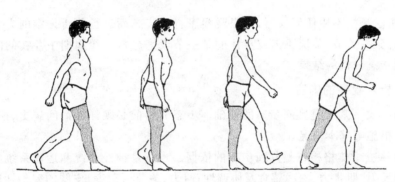

图 7 - 10 小腿三头肌无力步态

（二）运动系统病损

1. **关节挛缩或强直步态**

（1）关节伸展位强直步态：髋关节伸展位强直导致摆动期身体向上拔，患侧步长缩短。

（2）髋关节屈曲位强直步态：髋关节屈曲位强直导致支撑期身高变低，身体向患侧倾斜，重心上下摇摆，间歇的鞠躬运动使躯干交替倾斜。双侧髋关节屈曲位强直则表现持续性的鞠躬步态，使整体步幅变短。

（3）膝关节伸展位强直步态：因膝关节不能屈曲，所以表现摆动期步行障碍明显。摆动期，为了足不碰到地面，健侧用足尖步行，患侧做划圈运动，而登地和负重期障碍较轻。

（4）膝关节屈曲位强直步态：如果膝关节屈曲严重，则表现为短腿步态。健侧膝关节逼迫屈曲，伴随踝的背屈，患侧踮足尖行走。

（5）踝关节直角位强直步态：表现为步幅减小。

（6）踝关节跖屈位强直：表现为尖足，尖足越严重，鞠躬动作也越明显。在摆动相，为了避免足尖触地，膝屈曲很明显。

2. **关节不稳步态** 先天性髋脱位，步行时左右摇晃如鸭步。少数患者可表现为奇特的两腿内收交叉，称之为"X"字形步行。

3. **疼痛步态** 一侧下肢出现疼痛时，常呈现出减痛步态。其特点为患侧站立相时间缩短，以尽量减少患肢负重，步幅变短。此外，患者常一手按住疼痛部位，另一上肢伸展。疼痛

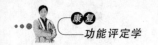

部位不同,表现可有差异。髋关节疼痛者,患肢负重时同侧肩下降,躯干稍倾斜,患侧下肢外旋、屈曲位,尽量避免足跟着地。膝关节疼痛患者膝稍屈,以足趾着地行走。

4. 短腿步态 患肢缩短达 2.5 cm 以上者,该侧着地时同侧骨盆下降导致同侧肩下降,对侧迈步腿髋膝关节过度屈曲、踝关节过度背屈。如果缩短超过 4 cm,则缩短侧下肢以足尖着地行走,其步态统称短腿步态。

第三节　评 定 方 法

一、目测分析法

目测分析法是指不用任何仪器,用眼观察患者的步态而进行分析评定的方法。分析者通过直接注意某一关节、某块肌肉或身体的某一节段来分析步行周期中存在的问题及其原因,然后记录步态分析的结果。

(一)分析及观察的内容

1. 询问病史　病史是判断步态的基础。步态分析前必须详细询问病史、损伤史、手术史、康复治疗措施等基本情况。

2. 体格检查　体格检查是判断步态的依据。重点是神经系统和运动系统的检查。包括:病理生理反射、肌张力、深浅感觉及协调性;肌力、关节活动度、皮肤的完整性以及局部有无肿胀疼痛等。

3. 步态观察　观察应前面、侧面和后面反复观察,而且除仔细观察步态还要观察全身的姿势。观察的内容包括身体的对称性,即两上肢的摆动、两肩高低、脊柱有无侧弯、骨盆左右的高低旋转是否对称、重心有无偏移;步行节律是否均匀及速率是否合理,步态是否稳定和流畅;步行中有无受疼痛的干扰以及与步行障碍的关系,步行中患者的神态与表情;下肢各关节在步态周期中能否正常的屈曲和伸直,能否维持关节的稳定性;各主要肌肉能否完成步行中的登地、抬腿、后伸等动作;在摆动相时注意观察髋、膝关节的屈曲及踝关节的跖屈与背屈情况。从临床出发,步态观察要点见表 7-4。

表 7-4　临床步态观察要点

步态内容		观 察 要 点	
步行周期	时相是否合理	左右是否对称	行进是否稳定和流畅
步行节律	节奏是否匀称	速率是否合理	时相是否流畅
疼痛	是否干扰步行	部位、性质、程度,与步行障碍的关系	发作时间与步行障碍的关系
肩、臂	塌陷或抬高	前后退缩	肩活动过度或不足
躯干	前屈或侧屈	扭转	摆动过度或不足
骨盆	前、后倾斜	左、右抬高	旋转或扭转
膝关节	摆动相是否可屈曲	支撑相是否可伸直	关节是否稳定
踝关节	摆动相是否可背屈和跖屈	是否足下垂、足内翻或足外翻	关节是否稳定

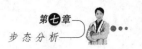

步态内容	观 察 要 点		
足	是否为足跟着地	是否为足趾离地	是否稳定
足接触面	足是否全部着地	两足间距是否合理	是否稳定

（二）步态观察的步骤

一般先观察患者的自由步行，即没有特殊指示的步行，也是受试者没有意识到在被人观测的情况下的步行；在自由步态的基础上可以让患者加快步速，用足尖或足跟步行、走"一"字、跨越障碍物、上台阶、走斜坡等方式以突显异常；也可以通过用辅助器具以改善步态。

（三）注意事项

（1）选择患者行走的地方，要防滑，并易于观察到患者的全貌。

（2）测量好准备让患者行走的距离。

（3）如果拍照，相机应放在能看到患者下肢、足以及从矢状面和冠状面都能看到头和躯干的地方。

（4）要集中注意力连续观察步态周期的各分节段，不能从一个节段跳到另一个节段。

（5）要两侧对比，如偏瘫患者虽然只有一侧受累，但身体另一侧也可能会受到影响，因此需与健侧对照。

二、定量分析法

传统的测定方法是足印法，即两足蘸白粉在橡皮地毯上自然步行，用秒表记录步行时间，并通过足迹测量距离。现代实验室可采用数字化三维分析或电子步态分析系统。

（一）定量分析中常用的参数（见正常步态的基本参数）

（二）定量分析所需设备

1. 简单设备

（1）步道：为了测量步行状态而设定的路面，可利用走廊、木地板、橡皮地毯等，只要能留下足印的参照物均可。

（2）描记足印的材料：白粉、颜料、粉笔等。

（3）测量用尺：皮尺、三角尺、量角器、秒表等。

2. 复杂设备　需要专门的技术和设施，有测立台、地板反力测量鞋、电子测角计、成像系统、三维数字化分析设备等。

【知识库】　**摄像分析**：在4～8 m的步行通道的前面和侧面设置两台摄像机，记录步行过程，并采用同步慢放的方式将受试者的动作分解进行观察和分析。

　　　　　　三维数字化分析：通过2～6台数字化摄像机获取步行时关节标志的反射信号，并转换为数字信号，通过电脑进行三维图像重建和分析关节角度变化、速率和时相。

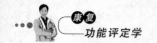

（三）定量分析的方法

让受试者脚蘸白粉，在准备好的地板上步行，观察其步行时全身活动情况及步态，测量受试者在地板上足印的相关参数（图7-11），进行对比分析，记录结果。

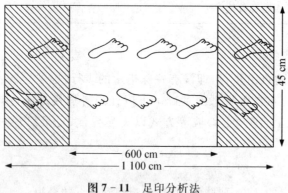

图7-11 足印分析法

思考题

1. 简述步态分析的概念。
2. 简述步行周期的特征。
3. 简述影响步态的因素。
4. 目测法步态分析的内容包括哪几方面？
5. 简述步态观察的要点。

（郭国田）

第八章

平衡和协调运动功能评定

学习目标

1. 掌握平衡和协调功能评定目的和临床常用的评定方法。
2. 熟悉平衡和协调功能障碍的临床表现。
3. 了解平衡功能定量姿势图评定法。

平衡(balance,equilibrium)是指人体重心偏离稳定位置时,通过自发的、无意识的或反射性的活动,以恢复重心稳定的能力;协调是人体产生平滑、准确和有良好控制的运动能力。平衡和协调功能相互影响,有着非常密切的联系。

第一节 平衡功能评定

一、概述

(一)基本概念

1. 平衡 就是指人体在日常活动中维持自身稳定性的能力。人体在坐、站以及进行日常活动和其他运动中,均需要保持良好姿势控制和稳定性。在正常情况下,当人体重心垂线偏离稳定基底时,即会通过主动的或反射性的活动使重心垂线返回到稳定基底内,这种能力称为平衡功能。平衡功能可以通过运动训练得到提高和完善。

2. 平衡反应 是一种自发反应,当身体重心发生变化时,即可诱发这种反应,以试图恢复重心在原来的支撑点内或调整到自身稳定状态的过程,包括反应时间和运动时间。平衡反应的控制要求有中枢神经系统和运动系统的共同参与,包括视觉、前庭系统、本体感觉、精细触觉、神经系统的整合作用以及有效的肌张力、肌力和耐力、关节的灵活性等。人体可以根据需要进行有意识的训练,以提高或改善平衡能力,例如体操、技巧等项目运动员,以及舞蹈、杂技演员的平衡能力就显著高于普通人群。

正常儿童形成平衡反应的时间是:俯卧位,6个月;仰卧位,7~8个月;坐位,7~8个月;蹲起,9~12个月;站立位,12~21个月。小儿脑瘫时,这种正常平衡反应被延迟和减低。

3. 特殊平衡反应

(1) 保护性伸展反应:当身体受到外力作用而偏离支撑点时所发生的一种平衡反应,表现为上肢和(或)下肢的伸展。其作用在于支持身体、防止摔倒。

(2) 跨步及跳跃反应:当外力使身体偏离支撑点或在意外情况下,为了避免摔倒或受到损伤,身体顺着外力的方向快速跨出一步,以改变支撑点,建立新平衡的过程。其作用是通过重新获取新的平衡,来保护自己避免受到伤害。

4. 平衡反应的表现方式　常见表现方式有4种。

(1) 第1种方式:坐位或站立位,当身体的支撑点发生变化时,出现躯干向外力作用的方向弯曲,同时肢体向外伸展(图8-1A)。

(2) 第2种方式:坐位或站立位,当身体的支撑点发生倾斜或重心移位时,出现躯干向倾斜上方弯曲,同侧肢体向外伸展,对侧肢体保护性伸展(图8-1B)。

(3) 第3种方式:体位同上,从前向后推受试者,先后出现足趾背屈、屈髋、躯干屈曲、上肢向前平抬,最后头、肩向前倾斜(图8-1C)。

(4) 第4种方式:体位同上,从后向前推受试者,先后出现足趾屈曲、足跟抬起、伸髋、躯干后伸、上肢向后摆,最后肩后伸、头后仰(图8-1D)。

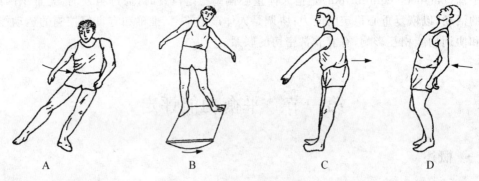

图8-1　平衡反应的表现方式

5. 平衡功能评定　所谓平衡功能评定,就是指依照特定的方法或程序对人体的平衡功能进行定量和(或)定性的描述和分析的过程。

临床上平衡功能评定的常用方法主要有以下三类:

(1) 观察法:如三级分法、Semans评定法等。

(2) 量表评定法:如Berg平衡量表、Fugl-Meyer平衡量表、Lindmark评定法等。

(3) 定量姿势图法:有静态姿势图和动态姿势图之分,都需要依赖昂贵的平衡测试装置进行评定,如B-PHY-1型平衡功能检测训练系统、计算机控制的重心平衡仪(balance platform)等。

每一种评定方法都有各自的优点和缺点:观察法简单易懂,易于操作,但过于粗略,灵敏性低;量表法通常予以量化,便于对照,却又操作相对烦琐;定量姿势图法结果直观,数据充分,但是必须依赖昂贵的平衡测试仪才能进行操作。总之,进行平衡功能评定时,应根据评定的对象、评定的目的、所具有的条件以及评定者的知识结构等综合因素来选择具体的评定方法。

(二)平衡功能分级

传统的平衡功能三级分级法,又称 Bobath 法,具有容易掌握、易于判断、操作不受场地设备限制等优点,是康复治疗中训练患者的平衡能力应用最广泛的平衡功能评定法之一。三级分级法将人体平衡分为坐位平衡和立位平衡两种状态,每一种体位下又都按照相同的标准分为三个级别进行评定,具体分级标准如下:

一级平衡:为静态平衡,被测试者在不需要帮助的情况下能维持所要求的体位(坐位或立位),即躯体在无依靠下能坐稳或站稳,体重平均分配。

二级平衡:为自动态平衡,即被测试者能维持所要求的体位,并能在一定范围内主动移动身体重心后仍维持原来的体位。

三级平衡:为他动态平衡,即被测试者在受到外力干扰而移动身体重心后仍恢复并维持原来的体位。

(三)影响人体平衡的因素

影响人体平衡的因素主要有以下几种:

1. **重心的高低**　重心位置低,平衡好;反之平衡就差。

2. **支撑面的大小**　支撑面大,平衡好;支撑面小,平衡差。

3. **稳定角**　指重力作用线与重心到支撑面边缘相应点连线的夹角。稳定角大,平衡就好;反之平衡就差。

4. **摩擦力**　足底与地面的摩擦力也是影响平衡的因素之一。如在摩擦力很小的冰面上站立时,两脚不能过分分开,因此时支撑面越宽,对平衡越不利。

对于人体而言,维持正常的平衡功能需要良好的前庭功能和中枢神经系统的整合功能,还需要良好的肌力、肌张力、视觉和本体感觉;维持人体平衡的生理基础是翻正反应和平衡反应,后者包括颈、上肢的防护性伸展反应和下肢的节段跳跃反应。上述任何因素出现异常,都会导致人体平衡功能障碍。

(四)评定目的

1)确定是否存在影响行走或其他功能性活动的平衡障碍;

2)确定平衡障碍的水平或程度;

3)寻找和确定平衡障碍的病因;

4)指导制定康复训练计划;

5)监测康复训练疗效;

6)跌倒风险的预测。

(五)适应证和禁忌证

1. **适应证**

(1)中枢神经系统损害:脑血管意外、颅脑外伤、帕金森病、脑肿瘤、脑瘫、小脑疾患、脊髓损伤、多发性硬化等。

(2)前庭功能损害:如眩晕症等。

(3)肌肉骨骼系统疾病或损伤。

2. **禁忌证**　严重的心肺疾患;下肢骨折未愈合;不能负重站立;发热、急性炎症;不能主动配合者。

二、评定方法

平衡功能评定是躯体功能评定的重要组成部分。这里介绍几种临床常用的平衡功能测定方法。

（一）平衡反应评定

平衡反应检查包括如下内容：

1. 坐位平衡反应

检查体位：患者坐在椅子上。

检查方法：评定者将患者上肢向一侧牵拉（图8-2）。

阳性反应：患者头部和躯干出现向中线的调整，被牵拉的一侧出现保护性反应，对侧上下肢伸展并外展。

阴性反应：患者头部和躯干未出现向中线的调整，未出现保护性反应和平衡反应。

2. 跪位平衡反应

检查体位：患者跪位。

检查方法：评定者牵拉患者的一侧上肢，使之倾斜（图8-3）。

阳性反应：患者头部和躯干出现向中线的调整，被牵拉的一侧出现保护性反应，对侧上下肢伸展并外展。

阴性反应：患者头部和躯干未出现向中线的调整，被牵拉的一侧和对侧未出现保护性反应和平衡反应。

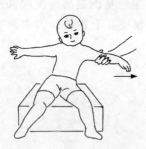
图8-2　坐位平衡反应

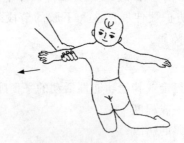
图8-3　跪位平衡反应

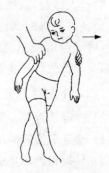
图8-4　迈步反应

3. 迈步反应

检查体位：患者站立位。

检查方法：评定者向左、右、前、后方向推动患者（图8-4）。

阳性反应：为了保持平衡，患者快速向左、右、前、后方跨出一步，头部和躯干出现调整。

阴性反应：患者不能为保持平衡而快速跨步，头部和躯干不出现调整。

（二）静态姿势稳定性评定

1）平衡评定：坐位平衡，睁眼站立平衡，闭眼站立平衡。

2）双脚前后站立：睁眼双脚前后站立，闭眼双脚前后站立。

3）站立在泡沫塑料垫上：睁眼双脚站在泡沫塑料垫上；闭眼双脚站在泡沫塑料垫上；睁

眼双脚前后站在泡沫塑料垫上;闭眼双脚前后站在泡沫塑料垫上。

4)单脚站立:睁眼单脚站立;闭眼单脚站立;单脚站立,转头;单脚站在泡沫塑料上。

（三）动态姿势稳定性评定

1)睁眼行走 25 步,记录跌倒次数;闭眼行走 25 步,记录跌倒次数。

2)睁眼在泡沫塑料垫上走 25 步,记录跌倒次数;闭眼在泡沫塑料垫上走 25 步,记录跌倒反应次数。

3)在阶梯训练器上,用每一脚上下阶梯各 10 次。

（四）站立和步态评定

睁眼在短距离的直线上行走,然后闭眼行走。

（五）Berg 平衡量表

Berg 平衡量表(Berg balance scale,BBS)由 Katherine Berg 于 1989 年首先报道,随后,国外学者经过大量的信度和效度研究后,对 BBS 予以充分的肯定。该量表为综合功能评定量表,它通过观察多种功能活动来评价患者重心主动转移的能力,对患者坐、站位下的静态平衡进行全面检查。Berg 平衡量表作为一个标准化的评定方法,已广泛应用于临床各种疾病,也是评定脑卒中患者平衡功能最常用的评定量表之一。

1. 评定工具　秒表、尺子、椅子、小板凳和台阶,椅子的高度要适当。

2. 评定内容　见表 8-1。

表 8-1　Berg 平衡量表

检查序号	评定内容	分数
1	从坐位站起	4
2	无支持站立	4
3	无支持坐位	4
4	从站立位坐下	4
5	转移	4
6	闭目站立	4
7	双脚并拢站立	4
8	站立位时上肢向前伸展并向前移动	4
9	站立位时从地面拾起物品	4
10	站立位转身向后看	4
11	转身 360°	4
12	站立位将一只脚放在凳子上	4
13	两脚一前一后站立	4
14	单腿站立	4

3. 评分标准　Berg 平衡量表包含 14 个评定项目,根据患者完成动作的质量,将每个评定项目分为 0～4 五个等级予以记分。4 分表示能够正常完成所测试的动作,0 分表示不能完成或需要中等或大量帮助才能完成。最高分为 56 分,最低分为 0 分。

（1）从坐位站起

4分　不用手扶能够独立地站起并保持稳定。

3分　用手扶着能够独立地站起。

2分　几次尝试后自己用手扶着站起。

1分　需要他人小量帮助才能站起或保持稳定。

0分　需要他人中等量或最大量的帮助才能站起或保持稳定。

（2）无支持站立

4分　能够安全站立2 min。

3分　在监视下能够站立2 min。

2分　在无支持的条件下能够站立30 s。

1分　需要若干次尝试才能无支持站立达30 s。

0分　无帮助时不能站立30 s。

（3）无支持坐位（双脚着地或放在凳子上）

4分　能够安全地保持坐位2 min。

3分　在监视下能够保持坐位2 min。

2分　能坐30 s。

1分　能坐10 s。

0分　无靠背支持，不能坐10 s。

（4）从站立位坐下

4分　最小量用手帮助安全地坐下。

3分　借助于双手能够控制身体的下降。

2分　用小腿的后部顶住椅子来控制身体的下降。

1分　独立地坐，但不能控制身体的下降。

0分　需要他人帮助坐下。

（5）转移

4分　稍用手扶着就能够安全地转移。

3分　绝对需要用手扶着才能够安全地转移。

2分　需要口头提示或监视才能够转移。

1分　需要一个人的帮助。

0分　为了安全，需要两个人的帮助或监视。

（6）闭目站立

4分　能够安全地站立10 s。

3分　监视下能够安全地站立10 s。

2分　能站立3 s。

1分　闭眼不能达3 s，但站立稳定。

0分　为了不摔倒而需要两个人的帮助。

（7）双脚并拢站立

4分　能够独立地将双脚并拢并安全站立1 min。

3分　能够独立地将双脚并拢并在监视下站立1 min。

2分　能够独立地将双脚并拢,但不能保持 30 s。

1分　需要别人帮助将双脚并拢,但能够双脚并拢站 15 s。

0分　需要别人帮助将双脚并拢,双脚并拢站立不能保持 15 s。

(8)站立位时上肢向前伸展并向前移动:上肢向前伸展达水平位,检查者将一把尺子放在指尖末端,手指不要触及尺子。测量的距离是被测试者身体从垂直位到最大前倾位时手指向前移动的距离。

4分　能够向前伸出>25 cm。

3分　能够安全地向前伸出>12 cm。

2分　能够安全地向前伸出>5 cm。

1分　上肢可以向前伸出,但需要监视。

0分　在向前伸展时失去平衡或需要外部支持。

(9)站立位时从地面拾起物品

4分　能够安全轻易地从地面拾起物品。

3分　能够将物品拾起,但需要监视。

2分　伸手向下达 2～5 cm,且独立地保持平衡,但不能将物品拾起。

1分　试着伸手向下拾物品的动作时需要监视,但仍不能将物品拾起。

0分　不能试着做伸手向下拾物品的动作,或需要帮助免于失去平衡或摔倒。

(10)站立位转身向后看

4分　从左右侧向后看,重心转移良好。

3分　仅能从一侧向后看,另一侧重心转移较差。

2分　仅能转向侧面,但身体的平衡可以维持。

1分　转身时需要监视。

0分　需要帮助以防失去平衡或摔倒。

(11)转身 360°

4分　在≤4 s 的时间内,安全地转身 360°。

3分　在≤4 s 的时间内,仅能从一个方向安全地转身 360°。

2分　能够安全地转身 360°,但动作缓慢。

1分　需要密切监视或口头提示。

0分　转身时需要帮助。

(12)站立时将一只脚放在凳子上

4分　能够安全且独立地站立,并将一只脚放在凳子上,在 20 s 内完成 8 次。

3分　能够独立地站,完成 8 次>20 s。

2分　无需辅助工具在监视下能够完成 4 次。

1分　需要少量帮助能够完成>2 次。

0分　需要帮助以防止摔倒或完全不能做。

(13)两脚一前一后站立

4分　能够独立地将双脚一前一后地排列(无距离)并保持 30 s。

3分　能够独立地将一只脚放在另一只脚的前方(有距离)并保持 30 s。

2分　能独立地迈一小步并保持 30 s。

1分　向前迈步需要帮助,但能够保持15 s。

0分　迈步或站立时失去平衡。

（14）单腿站立

4分　能够独立抬腿并保持＞10 s。

3分　能够独立抬腿并保持5～10 s。

2分　能够独立抬腿并保持3 s。

1分　试图抬腿,不能保持3 s,但可维持独立站立。

0分　不能抬腿或需要帮助以防摔倒。

4. 结果分析　平衡与步行能力关系密切。Berg量表评分结果为:0～20分,提示平衡功能差,患者需乘坐轮椅;21～40分,提示有一定的平衡能力,但有跌倒的危险,患者可在辅助下步行;41～56分,说明平衡功能较好,患者可独立步行。

（六）静态姿势图

1. 基本原理　静态站立是以小量的自主姿势摆动为特征,它与身体对线、肌肉张力及姿势张力有关。感觉系统的3个组成部分视觉、前庭和躯体感觉(本体感觉、皮肤和关节)均参与静态站立的平衡控制。静态姿势图是定量评定静态站立的平衡功能。该仪器由压力传感器、计算机及软件组成。压力传感器装有机械的和电动的转换器,能感受人体重力(压力重心和阻力重心)的移动情况,传感信号经处理得到人体姿势控制的评价参数。

2. 测试方法　受试者脱鞋按特定位置站立于传感器平台上,双手自然垂放于身体两侧,两眼平视前方3 m远的目标。分别测试双脚分开站立时睁眼、闭眼站立姿势的平衡情况。每项测试时间为30 s,每种姿势测试后放松、休息,测试时尽量保持周围环境安静。

测试结束可以得到如下测试参数:左右及前后方向上的摆动频率、平均负重点、左右及前后方向上的平均摆幅、重心移动轨迹的总长度、重心移动轨迹占据的总面积及Romberg指数。

3. 临床应用　定量评定有姿势控制功能障碍患者、定量监测平衡功能疾病的发展、确定康复或药物治疗方案的有效性、早期发现由持续药物治疗引起的姿势稳定性丧失。

（七）动态姿势图

1. 基本原理　动态姿势图是通过运用视觉、前庭和躯体感觉的输入和对不准确的信息进行抑制或代偿来测试人体维持平衡能力的一项检查。姿势的平衡要求身体的重心位于感觉环境条件中的稳定性限度内的支持面上,这就需要准确地感觉输入和适当的运动控制相结合。当身体发生移位时,迅速的平衡运动控制是通过自动的姿势反应产生,这种反应不是由意志控制的。

2. 测试方法　受试者站在计算机控制的可运动的压力传感器上,面对三面可运动的可见围栏,支持面和视觉刺激可与身体摆动成比例的旋转,因此,根据身体重心移动的方向提供不准确的视觉和躯体感觉输入。

3. 临床对平衡控制的感觉相关作用的测试　受测者在下面6种感觉条件下站立30 s(图8-5),记录摔倒的次数和测定身体摆动的增加。

（1）睁眼，支持面稳定，视野稳定（所有 3 个感觉系统提供有关身体位置的准确信息）（图 8 - 5A）。

（2）闭眼，支持面稳定（仅提供躯体感觉和前庭信息）（图 8 - 5B）。

（3）睁眼，支持面稳定，视野摆动（不准确的视觉信息），但准确的躯体感觉和前庭信息（图 8 - 5C）。

（4）睁眼，支持面摆动，视野稳定（不准确的躯体感觉和前庭信息）（图 8 - 5D）。

（5）闭眼，支持面摆动（无视觉，不准确的躯体感觉信息，所以前庭信息必须应用）（图 8 - 5E）。

（6）睁眼，支持面摆动，视野摆动（只有前庭系统提供准确的信息）（图 8 - 5F）。

姿势图		视觉状态		
		睁眼固定	闭眼	参照摆动
支持状态	固定	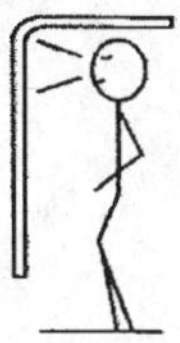 A	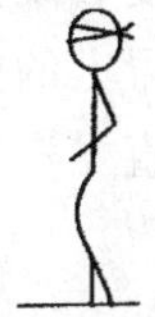 B	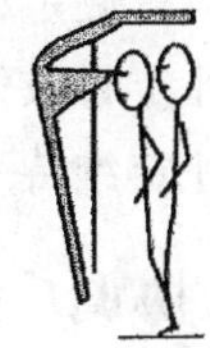 C
	参照摆动	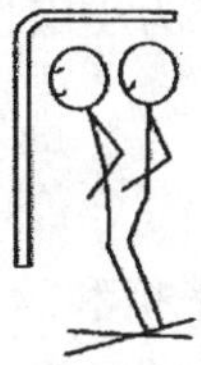 D	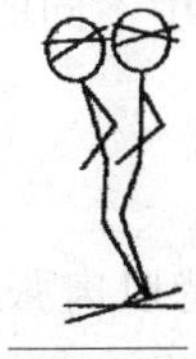 E	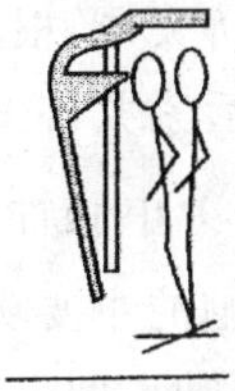 F

图 8 - 5　动态姿势记录图

第二节　协调运动功能评定

协调（coordination）是指人体产生平滑、准确、有控制的运动的能力，它要求有适当的速度、距离、方向、节奏和肌力。正常的随意运动需要有若干肌肉的共同协作运动，当主动肌收缩时，必有拮抗肌松弛、固定肌的支持固定和协同肌的协同收缩，才能准确地完成一个动作，肌肉之间的这种配合运动称为协调运动。协调运动主要表现为产生平滑的、准确的、有控制的运动，同时伴有适当的速度、距离、方向、节奏和肌力。

协调运动的产生需要有功能完整的深感觉、前庭、小脑和锥体外系的参与，其中小脑在协调运动中起着重要的作用，每当大脑皮质发出随意运动的命令时，小脑便产生了制动作用。当大脑和小脑发生病变时，四肢协调动作和行走时的身体平衡发生障碍，此种协调功能障碍又称为共济失调。

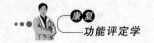

一、概述

（一）协调功能评定的目的

1）评定肌肉或肌群共同完成一种作业或功能活动的能力；

2）帮助制定康复治疗计划和确定康复治疗目标；

3）为制定改善协调功能的康复治疗方案提供依据；

4）帮助确立一些适应活动的方法；

5）帮助选择能够促进行为或改善活动安全性的适应性仪器；

6）确定药物或其他治疗方法对协调运动的效果。

（二）协调功能评定的内容

1）评定对抗肌群间逆转运动的能力；

2）评定肌群共同协调地完成运动控制的能力；

3）检查测定或判断运动的速度和距离的能力；

4）评定将肢体保持在某一位置上的能力；

5）评定维持平衡和保持身体直立姿势的能力。

二、协调功能障碍的表现

中枢神经系统中参与协调控制的部位主要有小脑、基底节、脊髓后索。协调功能障碍又称为共济失调，根据中枢神经系统中不同的病变部位分为小脑性共济失调、基底节共济失调和脊髓后索共济失调3种类型。

（一）小脑性共济失调

小脑的主要功能是反射性维持肌肉张力、姿势的平衡和运动的协调。当小脑不同部位发生损伤时，即出现协调运动的障碍，主要表现为小脑性共济失调。小脑性共济失调患者缺乏精细协调能力和对距离的判断力，这可影响步态、姿势和运动方式，其步态常表现为两脚分开较宽、不规则、不稳定。常见表现有：

1. 辨距不良　对运动的距离、速度、力量和范围的判断力不好，达不到目标或超过目标。如患者取茶杯时，肘过伸，手在茶杯上方摆动，然后才能将其拿起。

2. 姿势性震颤　患者站立位时身体前后摇摆，坐位时如手脚合拢，躯干与头颈则出现摇晃。

3. 意向性震颤　患者随意运动时，手脚越接近目标，震颤越明显。

4. 轮替运动障碍　又称为快速运动不良，完成快速交替运动有困难。

5. 运动分律　所完成的活动不是平滑的一个活动，而是一连串运动成分。

（二）基底节共济失调

基底节是位于大脑皮质深部的一组核团，包括尾状核、豆状核和苍白球3个主要核团，基底节在复杂的运动和姿势控制方面起着重要的作用。基底节的病变表现为异常的不随意运动和肌张力的改变，具体表现为以下几种：

1. 震颤　是一种最明显易见的过度运动症，出现四肢、头部、颏、嘴唇等部位以各种振幅和周期进行振动的现象,这在小脑病受试者和震颤麻痹综合征中可以看到。另外还有尚未明确原因的原发性震颤和正常人在紧张和疲劳时引起的生理性震颤等。静止时有震颤,随着有目的的运动而减轻或消失称静止性震颤。

2. **运动不能** 不能启动一个运动。

3. **偏身舞蹈症** 为一种突然发生的反射性的、痉挛性的、有力的、大范围的、没有目的的一侧或一个肢体的鞭打样运动。捏紧患者肢体后可暂时停止。

4. **手足徐动** 为一种间歇性的、缓慢的、不规则的手足扭转运动,肌张力忽高忽低,交替出现于相互对抗的肌群。表现为四肢、躯干、面部以外部位缓慢的、不随意的扭曲运动,情绪紧张时加重,睡眠时消失。

5. **肌张力障碍** 躯干和接近躯干的四肢部分肌肉不断痉挛的状态,肌张力从高到低的变化无法预测。

(三)脊髓后索共济失调

脊髓后索的功能是对从肌肉、关节等神经末梢传入的本体感觉信息的收集和再输入大脑,对运动的协调性和姿势的保持起重要作用。脊髓后索病变,本体觉和辨别性触觉的信息不能传入大脑皮质,患者闭眼时,不能确定各关节的位置。具体表现为:

(1)当闭眼或房间太黑时,由于视觉反馈的减弱,增加了平衡紊乱,患者站立时身体摇晃倾斜、易跌倒。

(2)异常步态,两脚分开较宽、摇摆不定、步距不等、高抬腿、落地有声、走路看脚等。

(3)辨距不良,不能准确摆放四肢位置或不能触及某一特定物体,患者不用眼看就不能说出检查者在他(她)自己皮肤上所写的文字。

三、协调功能评定方法

协调功能评定时应先计时测速确定基线水平,然后对患者的协调功能进行检测。其功能分级为:①正常完成;②轻度残损:能完成活动,但较正常速度及技巧稍有差异;③中度残损:能完成活动,但动作慢、笨拙、不稳非常明显;④重度残损:仅能启动活动,不能完成;⑤不能活动。

(一)评定程序

1. **协调功能评定的准备**

1)环境:要求安静、温暖、光线充足、有一定的活动空间。

2)评定工具:有评定表、笔、定时钟、两张椅子、治疗桌和眼睛遮盖物。

3)患者在充分休息后进行,因为如果疲劳、领悟程度差、胆怯等均可影响评定结果。

4)评定者要向患者说明评定方法,并对患者的情况予以准确记录。

2. **评定前了解患者以下几种情况**

1)完成每项活动的技巧水平,包括需要多大的帮助或是否需要辅助器具。

2)有无附加运动,如震颤、晃动或不稳定。

3)受累肢体的数目。

4)不协调运动的分布(近端或远端)。

5)可增加或减少不协调运动的体位或情况。

6）完成一次活动所需要的时间。

7）安全水平。

3. **选择评定方法** 协调功能评定方法具体分为非平衡性协调功能评定和平衡性协调功能评定两部分。

1）非平衡性协调功能评定：是评定身体不在直立位时进行的静态或动态的运动的成分，这类试验包括对粗大运动和精细运动的检查。

2）平衡性协调功能评定：是评定身体在直立位的姿势下进行的静态或动态的姿势、平衡的运动的成分，主要包括粗大运动。

（二）评定方法

1. **非平衡性协调功能评定** 分为大肌群参与的粗大运动的活动和利用小肌群的精细运动的活动，着重评定 5 个方面的能力：①交替和交互运动：检测两组相反肌群的相对运动的能力；②协调运动：有肌群的共同运动来获得运动的控制；③精细运动：评定车辆和判断随意运动的距离和速度的能力；④固定或维持肢体：检测维持单个肢体或肢体某部分的能力；⑤维持平衡和姿势：评定保持平衡和身体直立姿势的能力。

所有测验均应在先睁眼后闭眼下分别测试。异常的反应包括在测试中逐渐偏离位置和闭眼时对测试的反应较差。临床常用的非平衡性协调功能评定试验有以下几种：

（1）指鼻试验：让患者取坐位或仰卧位，肩关节外展 90°，肘伸展，用示指指尖指鼻尖（见图 8 - 6A～C），反复数次。观察动作是否准确，有无震颤。

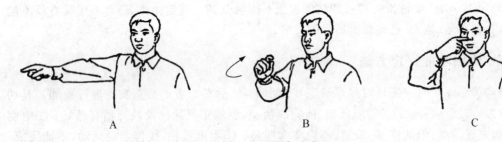

图 8 - 6 指鼻试验

（2）受检者手指检查者的手指：患者和检查者相对而坐，检查者的示指举在患者面前，同时让患者用其示指去指检查者的示指。检查者还可以变化其手指的位置来评定患者对改变方向、距离和速度而作出反应的能力。

（3）指指试验：让患者两肩外展 90°，两肘伸展，将两示指在中线相触。

（4）交替指鼻和指指：让患者用示指交替指鼻尖和检查者的手指尖。检查者可变换位置来评定其对变换距离的应变能力。

（5）对指：让患者用拇指尖连续触及该手的其他指尖，可逐渐加快速度。

（6）团抓（粗大抓握）：交替地用力握拳和充分伸展各指，可逐渐加快速度。

（7）前臂旋前/旋后（轮替试验）：上臂紧贴身体，肘屈曲 90°，让患者手掌朝下和朝上交替翻转，可逐渐加快速度。

（8）反弹测验：患者处于上肢外展、屈肘位，检查者给予足够的徒手阻力产生肱二头肌的等长收缩，突然去掉阻力，正常时，拮抗肌群（肱三头肌）将收缩和阻止肢体的运动。异常时肢体过度反弹,即前臂和拳反击患者身体(图8-7A)。为避免异常时前臂和拳反弹击及患者头部,应加以保护(图8-7B)。

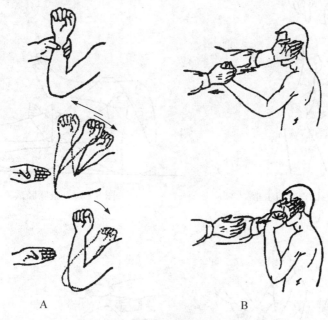

图 8-7　反弹试验

(9) 手拍腿:让患者屈肘,双手同时或分别以手掌、手背交替翻转拍打膝部,速度可逐渐加快。小脑有疾病者动作笨拙、拍击混乱。

(10) 用足拍打:患者坐位,足及地,让其用一足掌在地板上拍打,膝不能抬起,足跟维持接触在地板上。

(11) 指和过指:检查者和患者相对而坐,他们都水平屈肩90°,肘伸展,伸出示指,示指相触,让患者充分屈肩(手指指向天花板),然后再回到水平位,使示指再次相触。正常反应是能准确回转到起始位;异常反应是"过指"或运动在目标以上。

(12) 足跟至膝、足跟至足趾交替:患者仰卧位,让其用对侧的足跟交替触膝和大踇趾(图8-8)。

(13)足趾触检查者的手指:患者仰卧位,让其用大踇趾触检查者的手指,检查者可变换手指的位置以评定患者变换方向和判断距离的能力(图8-9)。

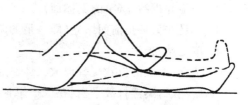

图 8-8　足跟至膝、足跟至足趾交替

(14) 跟膝胫试验:患者仰卧位,一侧的足跟沿对侧膝向胫骨远端上下滑动(图8-10)。

(15) 画圆圈:让患者用上肢或下肢在空中画一个想象的圆圈,难度更大的测验是画"8"字形图。下肢进行时患者可采取仰卧位。

(16) 固定或位置保持:上肢:患者坐位或立位,检查者将其上肢保持在向前水平伸直位,突然松手,观察肢体坠落情况(图8-11A)。下肢:患者仰卧位,将一侧下肢向上屈膝,脚跟着床,突然松手,瘫痪的肢体不能自动伸直,且向外倾倒;无瘫痪的肢体则呈弹跳式伸直,

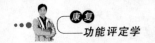

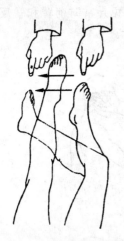

图 8-9　足趾触检查者的手指

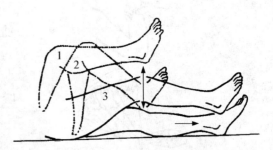

图 8-10　跟膝胫试验

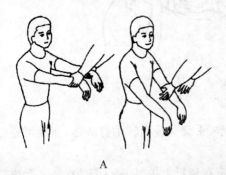

图 8-11　固定或位置保持

并能保持足垂直位(图 8-11B)。

2. 平衡性协调功能评定

1) 在一个正常舒适的姿势下站立。

2) 两足并拢站立(窄的支撑面)。

3) 一足在另一足前面站立(即一足的蹬趾触另一足的足跟)。

4) 单足站立。

5) 站立,上肢的位置交替地放在体侧、举过头、置于腰部等。

6) 站立时,突然打破平衡(在保护患者的情况下)。

7) 站立位,躯干在前屈和还原到零位之间变换。

8) 站立位,躯干两侧侧屈。

9) 行走,将一侧足跟直接置于对侧足趾前。

10) 沿地板上所画的直线行走或行走时将足置于地板的标志上。

11) 侧向走和退步走。

12) 原地踏步。

13) 变换步行活动的速度(增加速度将夸大协调缺陷)。

14) 步行时突然停下和突然起步。

15）沿圆圈和变换方向步行。

16）用足趾和足跟步行。

17）正常站立姿势,先观察睁眼下平衡,然后闭眼。闭眼下平衡丧失,表明本体感觉丧失,即 Romberg 征阳性。

（三）协调功能评定试验的评分标准

1. 非平衡性协调功能障碍评分标准

5分　正常完成活动。

4分　轻度障碍:能完成指定的活动,但速度和熟练程度比正常稍差。

3分　中度障碍:能完成指定的活动,但协调缺陷极明显,动作慢、笨拙和不稳定。

2分　重度障碍:只能发起运动而不能完成。

1分　不能活动。

2. 平衡性协调功能障碍评分标准

4分　能完成活动。

3分　能完成活动,但为保持平衡需要较少的身体接触加以防护。

2分　能完成活动,但为保持平衡需要大量的身体接触加以防护。

1分　不能活动。

四、协调功能评定记录

协调功能评定方法较多,记录表格设计各异。

(1) 患者手握铅笔,肘关节不得放在桌面上,从离纸面10 cm处,以每秒一点的速度向圆形图中心打点(治疗师可用击掌来掌握节奏),共做50次。记录落在同心圆轨道中和图外不同区域内的点数(记录在右侧的表格内),见图8-12。

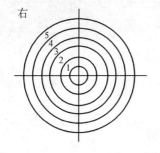

各区域内的点数

	左	右
1		
2		
3		
4		
5		
外		

需要的时间(50次)

	左	右

图 8-12　准确性测试(一)

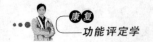

(2) 两手分别用铅笔通过纵线的缺口处描绘出曲线。要求以最快的速度,不可触及纵线,肘关节不能离开桌面。将结果记录在右侧表格内(图8-13)。

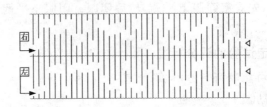

右

完成时间(s)		错误次数	
结果	正常值	结果	正常值

左

完成时间(s)		错误次数	
结果	正常值	结果	正常值

图8-13 准确性测试(二)

正常值:①所需时间:右手为11~16 s之内,左手为14~21 s;②触及纵线次数:右手0~2次,左手0~2次。

(3) 手握铅笔,自左向右在圆圈内打点,肘关节不得离开桌面。在练习线上试做一次,然后在正式测试的图上进行。在第3秒和第5秒的打点处用"0"做上记号,将3 s以前完成的打点圈数进行整理,打点在圈外的点数做分子,打点数做分母。例如:圈外的点数/打点数(图8-14)。

正常值:右1/5~10,左1/2~8。

右 ——○—○—○——○——○—○——————○—○—○—○——————○-

左 --○—○——○—○——○—○——————○——○——○—○——————○—

图8-14 准确性测试(三)

(4) 三点打点检查,在圈中用铅笔以顺时针方向打点,共打10圈,记录所需时间和打到圈外的点数。

将以上检查和有关的协调功能检查结果记录在协调功能检查表8-2中。

表8-2 协调功能检查记录表

姓名		性别		年龄		病案号:	
诊断				检查日期			
书写检查	住址						
	姓名		所需时间	min s		使用手	左/右
画线检查	右手				左手		

续　表

速度检查	动作	右	左	动作	右	左
	膝颏碰触反复10次	s	s	木钉盘(20个)	s	s
	指鼻试验(睁眼闭眼之差)	s	s	三点打点(10圈)	s	s
				示指打点(15 s)	次	次

准确性检查	靶心打点检查		穿空白画线检查		线圈打点检查		3点打点检查	
	左	右	左	右	左	右	左	右
	圈外点数		误画处数		圈外点数		圈外点数	
	所需时间		所需时间		所需时间		所需时间	

思考题

1. 简述平衡和协调的定义。
2. 平衡功能评定的分级方法。
3. 协调评定着重检测哪几方面的能力？
4. 试说明非平衡性协调功能障碍和平衡性协调功能障碍的评分标准。

（郭国田）

第九章

运动控制障碍的评定

1. 熟悉基本的运动控制模型与理论。
2. 掌握中枢神经系统损伤后运动控制障碍的特点。
3. 熟悉运动控制障碍评定的目的。
4. 掌握运动控制障碍评定的常见方法。
5. 熟悉运动控制障碍评定方法的注意事项。

第一节　运动控制

一、运动控制的模型及理论

运动控制的机制即模型理论是指导中枢神经系统损伤后的运动控制障碍治疗的重要基础,是神经生理学家一个世纪以来一直在研究的热点。治疗师在选择某种疗法时,就是有意无意地接受或认同了某一种运动控制理论,所以运动控制理论是运动障碍者康复治疗的指南。

运动控制模型分为传统的运动控制模型和现代的运动控制模型。前者包括反射模型、等级模型、闭环与开环系统模型;后者指系统模型。

（一）运动控制的反射模型

反射模型是经典的运动控制模型。反射是指在中枢神经系统的参与下,机体对外界刺激即感觉输入所作出的不随意的、规律性的、固定刻板的反应。该模型认为复杂的运动行为可用简单的反射或反射行为加以解释,强调依赖感觉输入来控制运动的反应即运动的外周型中枢控制。该模型的核心思想是:运动的基本单位是反射,各种反射的总和或整合的结果产生不同的人体运动。

根据反射模型提出了感觉运动疗法,即感觉输入能够控制运动的输出,这种感觉运动输入—输出的关系与治疗技术相结合,运用特定的感觉刺激输入来诱发和控制特定的运动输出。如通过推、拉或破坏位于平衡板上或治疗球上的患者(或患儿)身体的平衡来诱发平衡反应。

（二）运动控制的等级模型

运动控制的等级模型理论是在大量动物实验的基础上提出的,仅在部分人体反射中得到证实,但目前仍然是神经发育疗法的重要理论基础。

根据该模型的观点,与运动发育相关的反射,如莫勒反射、屈肌退缩反射、伸肌伸张反射、非对称紧张性颈反射、紧张性迷路反射、阳性支持反射、联合反应、调整反应、平衡反应等,根据从脊髓到大脑皮质分布不同而分为不同的等级。最低水平或最原始的反射如莫勒反射、屈肌退缩反射产生在脊髓,向上分别是调整反应与平衡反应等脑干和中脑水平的反射直至较高级的大脑皮质反应。

运动控制的反射等级理论认为大脑皮质、脑干和脊髓按照高、中、低水平由上一级水平对下一级水平依次进行控制,较高级水平的反射抑制较低级水平的反射;较高级水平的反射发育成熟后,较低级水平的反射即原始反射不再出现。原始反射如持续存在将不但阻碍调整反应和平衡反应的发育,也干扰正常运动的发育和成熟。

中枢神经系统损伤患者也可重新出现原始反射所表现出的刻板运动,这一现象被认为是较高级反射系统受到破坏导致对原始反射系统的失控制。

（三）闭环与开环控制模型

运动控制的信息加工模型分为闭环控制系统和开环控制系统。

1. 闭环控制模型　闭环控制模型的原理是系统被控对象的输出量直接或间接地反馈到输入端控制器,影响控制器的输出,形成一个或多个闭合回路。闭环控制系统通过对输出反应结果的精确跟踪与监测,将动作、状态或信息调整到最精确、最准确的水平。

人体是一个具有负反馈的闭环控制系统,人体的闭环控制系统将感觉信息作为反馈用以提高运动的效率和准确性。因此,闭环控制系统强调外周感觉反馈。当人伸手去拿东西的时候,眼睛便是感受传感器,视觉信息被不断地反馈到大脑皮质（控制器）,人体系统通过不断的修正最后拿到所要取的物品。

在人体的闭环控制系统中,所有激活反应的结果都要反馈到执行控制器。在此环路中,神经元以环状联系方式组织并相互影响,为进一步激活生理活动提供反馈信息。在学习和掌握新的运动技能或任务的过程中,多采用闭环控制模式进行学习。按照闭环控制模型的观点,患者在治疗过程中应扮演主动和主要的角色,积极主动地参与治疗活动。治疗师鼓励患者在不同的环境下体验和训练随意运动,提醒患者注意运动的感觉时,实际上是在鼓励患者利用外周感觉反馈以获得更好的随意控制。

2. 开环控制模型　在自动控制技术中,开环控制系统是指被控对象的输出（被控制量）对控制器的输出没有影响。在人体的运动控制中也引入了开环控制模型的概念,该模型系统中的运动命令包括所有与产生运动有关的必要信息,神经元以链条的方式在一个方向上进行单向联系,开环控制模型在概念上与等级模型相一致。如盲人取物,看不见所要拿的物品,视觉不能提供反馈信息,没有了反馈回路,也就成为一个开环控制系统。因此开环控制系统不依赖感觉反馈指导运动,而是按照已预先编制的固定运动模式进行。开环控制模型见于已熟练掌握的技巧（能）运动、预见性姿势调整和快速运动中。

大多数功能性活动任务通过开环和闭环运动模式相结合来实现。在分工上,开环控制系统用于产生运动,闭环控制系统则用于对运动进行调节。但是,这些信息加工的模型仅仅

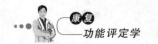

能部分描述和解释人体运动行为,并未完全反映感觉和运动系统多方面相互影响的复杂性。无论经典理论还是信息加工理论都不能解释、说明正常运动的变化性。

(四)模式发生器理论

该模式发生器理论的核心思想是,将多组肌群以一定的时空关系组织在一起合作产生一种特定的运动,这种多组肌群在功能上相互配合所产生的协调运动称为协同运动。在正常的运动中,选择不同的肌群协同模式并将其组织在一起从而产生协调的运动,这些预先组织好的肌肉活动模式使运动控制程序得以简化。如行走及其步态、抗平衡干扰的踝关节运动和髋关节运动就是多组肌群以一定的时空关系组织在一起所产生的运动。

中枢神经系统损伤时,协同的组织受到破坏,选择性运动控制出现障碍或完全消失,肢体的运动以整体模式出现,原始反射、异常协同模式出现,肢体运动完全受控于病理运动模式中。遵循这一观点,物理治疗师在康复治疗中所采取的治疗方针是努力诱发正常模式所需要的肌群活动,抑制不必要的肌群活动。

(五)多系统控制模型

多系统控制模型是20世纪60年代末问世,近30多年来不断充实和完善的现代理论体系。该模型体现出运动控制是一个动态、多系统分配控制的模式,运动行为是个体多个系统与特定任务和环境条件相互作用的结果。因此,与反射等级模型比较,运动控制的系统模型是一个更具有相互作用或多层交织结构特征的模型,它更强调环境的作用;不同成分或子系统相互作用而产生控制;子系统之间及其在对运动行为的影响上没有"较高级系统"与"较低级系统"的排列,系统中不存在固定的命令下达顺序;子系统随任务的需要而变化。

在系统模型中,神经系统仅仅是影响运动行为的众多系统中的一个系统。神经系统内部通过上行、下行以及横向联系,子系统之间形成一个相互重叠的环形网络而相互作用和相互影响。在多系统模型中,神经系统的闭环与开环控制系统合作并利用反馈和前馈控制达到任务目标。以下分别简述几种关于多系统分配的运动控制理论。

1. **系统理论** 强调环境与个人特性在运动行为中的重要性;一特定肌肉在运动中的作用取决于运用该肌肉(动作发生时)的状态或环境。肌肉功能状态由3种因素决定。从运动学角度分析,肌肉的作用取决于当时肢体的位置和肢体运动的速度;从力学角度分析,有许多肌肉以外的力量如重力或惯性决定肌肉收缩的程度,如肌肉抗重力收缩所付出的力要大于去除重力收缩所需要的力;生理学因素也影响肌肉的收缩状态,较高级中枢下传某一肌肉收缩的指令对肌肉的影响将取决于当时的背景环境和低、中级中枢的影响程度(通过外周感觉反馈可修正指令),高级中枢或指令与肌肉之间并没有一对一的关系。

在协调运动中,没有高级中枢的参与,知觉信息具有调整协调性结构的作用,姿势和运动根据知觉信息的变化而进行调整。在协调运动中,跨多个关节并被作为一个功能单位一起工作的多组肌群即协调性结构是解决关节屈曲、伸展或旋转运动的自由度问题的办法,而并不是中枢神经系统。自然肌腱固定抓握和释放现象(腕关节背伸时手指屈曲而成抓握状;腕关节掌屈时手指伸展,手中物品被释放)就是协调性结构的一个例子。

2. **动态系统理论** 该系统理论对多个无序的部分如何形成为有组织的模式的基本观点是"自我组织"。特定环境下的特定任务是通过一个从节能和高效的角度达到功能目标的最佳的运动模式来完成。人们可以有许多选择来完成各种活动,但耗能最少、效率最高的运动模式是首选的模式。自我组织的观点说明运动控制并不需要由一个高级中枢发出命令来达到运动的协调。

动态系统理论对系统如何随时间发生变化的观点是:自我组织系统的行为是一个非线性行为,当系统中的某一个参数被改变并达到一定程度而具有重要意义时便形成不同的行为模式。行走速度的改变可使行走变成小跑、飞奔就是一个典型的例子。

由上可见,运动控制的系统模型与反射等级模型大不相同。

二、中枢神经系统损伤引起的运动控制障碍

中枢神经系统损伤后引起的与运动控制相关的障碍反映在多方面,如异常肌张力、异常肢体运动模式、不对称性姿势、躯干控制障碍、平衡功能下降、运动的协调下降以及功能性活动能力丧失等。

(一)异常肌张力

发病后立即出现持续时间几个小时、几天或几周的肌张力消失。此后大约90%的患者出现痉挛。痉挛主要发生在抗重力肌群,即上肢为屈肌型痉挛、下肢为伸肌型痉挛。由于伸、屈肌,旋前、旋后肌肌张力分布异常,致使偏瘫患者出现痉挛性的姿势模式(见图9-1及表9-1)。检查者可根据肌张力异常分布的特点进行检查。检查方法参考第五章肌张力的评定。

表9-1 典型痉挛姿势特征

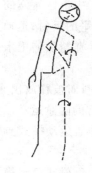

图9-1 典型痉挛姿势模式示意图

部位	姿势特征
头部	头部旋转,向患侧屈曲,使面朝向健侧
上肢	肩胛骨回收,肩带下降,肩关节内收、内旋
	肘关节屈曲伴前臂旋前(也可见旋后)
	腕关节屈曲并向尺侧偏斜
	手指屈曲、内收
	拇指屈曲、内收
躯干	躯干向患侧屈并后旋
下肢	患侧骨盆旋后、上提
	髋关节伸展、内收、内旋
	膝关节伸展
	足跖屈、内翻
	足趾屈曲、内收(偶有大趾表现出明显的Babinski征)

(二)异常运动模式

正常时多种肌肉活动模式是以固定的时空关系与力量和谐地在一起工作,使得两个或两个以上的关节通过这种高度组织的协同性肌肉活动被联系在一起并产生协调的功能运动。异常的运动模式即联带运动,为异常的协同运动模式,是不同的肌群以错误的时空关系被组织在一起的结果,并因此导致分离运动消失即不能随意、独立地进行单关节运动,代之以肢体刻板的整体运动。运动功能的刻板程度越大,获得复杂的粗大或精细运动的协调性

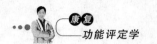

和速度的可能性就越小。联带运动模式是中枢神经系统损伤后偏瘫肢体出现的典型特征。上、下肢联带运动均存在伸、屈肌型两种模式,其特征见表9-2。

表9-2 上、下肢连带运动特征

模 式	上 肢	下 肢
屈肌联带运动	肩胛带上抬、后撤	髋关节屈曲*、外展、外旋
	肩关节屈曲、外展、外旋	膝关节屈曲
	肘关节屈曲*	踝关节背屈、内翻(或外翻)
	前臂旋后	足趾伸展
	腕关节掌屈、尺偏	
	手指屈曲	
伸肌联带运动	肩胛带前突	髋关节伸展、内收*、内旋
	肩关节伸展、内收*、内旋	膝关节伸展*
	肘关节伸展	踝关节跖屈*、内翻
	前臂旋前*	足趾屈曲
	腕关节背伸	
	手指伸展	

*表示该联带运动的强势部分。

著名的物理治疗师 Brunnstrom、Bobath 以及 Carr 和 Shepherd 对异常运动模式产生的原因提出了各自的观点,并因此产生了不同的评价方法与治疗技术。

1. Brunnstrom 的观点　20 世纪 60 年代初,Brunnstrom 提出了对于中枢性瘫痪的本质认识。在正常运动发育过程中,陆续出现脊髓、脑干、中脑和大脑皮质水平的反射;运动发育成熟后,脊髓和脑干水平的反射因受到较高位中枢的抑制而不被表现。脊髓和脑干水平的反射和肢体的整体运动模式是正常发育过程中早期的必然阶段。

脑卒中发生后,原始发射和肢体整体运动模式由于脑损伤导致脱抑制而被释放出来。所以脊髓及脑干水平的原始反射和异常的运动模式都是偏瘫患者恢复正常的随意运动以前必须经过的阶段。脑卒中后随意运动的恢复遵循从整体、刻板的屈肌或伸肌运动模式到两种运动模式相组合,最终出现随意的分离运动的规律。

Brunnstrom 由此提出了在脑卒中后恢复的初期阶段可利用各种原始反射和运动模式诱发出联带运动,当患者可以随意地进行屈肌或伸肌联带运动后,再从这种固定的运动模式中脱离出来,直至恢复正常、随意的分离运动。

2. Bobath 的观点　Bobath 总结了导致异常姿势和运动模式的 4 种因素,分述如下。

(1)肌张力异常:肌张力正常是维持各种姿势和正常运动的基础。在正常情况下,肌张力与正在进行的活动相匹配。

脑卒中患者急性期时,患侧躯干和肢体弛缓,肌张力低下;急性期过后偏瘫侧躯干和肢体肌张力逐渐增高,出现痉挛。偏瘫肢体的肌张力增高程度在各肌群分布不一致,上肢屈肌比伸肌肌张力高,下肢伸肌比屈肌肌张力高。肌张力异常严重干扰了正常运动模式和姿势模式的出现。

(2)姿势控制能力丧失:姿势控制是指维持姿势和平衡的能力,是进行正常运动和功能活动的基础,包括各种姿势反应,即调整反应、平衡反应和肌群对姿势变化的自主调整。在身体重心发生变化即使是细微的变化时,人体通过肌张力的变化进行适应调整。当身体失衡时,上肢保护性伸展反应可防止头、面部的损伤。在正常的运动过程中,各种姿势调整和反应自发地出现而并不受大脑皮质控制。

脑卒中偏瘫患者的姿势控制系统受到破坏,丧失了姿势控制能力。调整反应、平衡反应以及肌群对姿势变化的自主调整等各种保护性反应均丧失。患者被控制在一种固定的、刻板的、静止的异常姿势模式之中,表现为不对称姿势;无法维持姿势的稳定;不能自如地向侧方移动肢体;不能向各方向进行躯干运动和重心转移;不能利用患侧上肢进行功能活动或保持身体平衡等。

(3) 运动协调性异常:正常运动中,上、下肢的主动肌、拮抗肌以及协同肌之间按照一定的兴奋顺序相互协调产生平滑、省力却又有效的运动模式,且各种肢体运动只有伴随着躯干的姿势反应才能达到动作的最佳状态。

中枢神经系统损伤患者的运动协调性出现异常,表现为低效、无功能的肢体运动。患者肌肉兴奋的时间选择、顺序排列以及协调性遭到破坏,使构成某种动作的诸肌群不能同时恢复至正常状态,致使动作失败;肌肉在错误的时间兴奋,因而产生异常的肢体运动模式;出现主动肌群和拮抗肌群同时收缩导致肢体僵硬而不能完成选择性运动。对于大多数患者来说,进行患侧肢体运动需有意识地注意和主观努力,如步行时必须注视患侧下肢等。

(4) 功能活动异常:正常的功能活动是以将身体两侧的运动协调地整合在一起的。它是两侧同时或交替进行的活动,也是双侧肢体和躯干在同一时间做不同的运动,当使用单侧肢体完成功能活动时,常需要身体另一侧通过姿势调整来支持,纯粹单侧上肢或手的活动基本不存在。

脑卒中患者丧失了身体两侧协调活动的能力,使患者粗大运动功能和独立完成日常生活自理活动、休闲活动以及职业活动的能力受到破坏。

因此,Bobath主张采用抑制技术减少上运动神经元损伤症状(肌张力增高、不对称姿势和联带运动);采用易化技术增加正常的运动模式;促进患侧肢体和躯干进行功能活动,减少代偿和辅助器具或设备的应用。

3. Carr 和 Shepherd 的观点　澳大利亚物理治疗师 Carr 和 Shepherd 认为,偏瘫患者的异常、刻板的运动模式只是一种代偿,是偏瘫患者不适当的努力活动而形成的结果。痉挛、异常运动模式并不是脑损伤患者恢复过程中必然出现的现象。相反,如果对脑损伤患者持续不断地采用不适当的代偿对策,而是限制和阻碍脑损伤患者躯体功能恢复的重要原因。因此治疗上应在发病早期即针对可能干扰正常运动模式出现的因素采取预防对策,指导患者采用最适宜的运动行为,确保代偿性行为不发生或不出现。

(三) 反射的异常

反射变化在脑卒中恢复过程中的不同阶段而不同。脑卒中早期,偏瘫侧肢体肌张力低下,反射消失;恢复中期,深反射由消失转为亢进,病理反射阳性,痉挛和联带运动出现并逐渐达到高峰,原始反射即张力性反射模式出现,包括对称性紧张性颈反射、非对称性紧张性颈反射、对称性紧张性迷路反射、紧张性腰反射、阳性支持反射以及联合反应(见第六章反射与反应发育的评定);而较高级水平的各种平衡反应如调整反应、平衡反应以及保护性伸展反应常受到损害或消失。

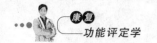

（四）联合反应

偏瘫患者的联合反应是指当身体某一部位进行抗阻力运动或主动用力时，没有主动运动的患侧肢体所产生的异常自主性反应，本质是丧失随意运动控制的肌群出现的一种病理性的张力性姿势反射，会造成一种似乎患侧肢体出现了"运动"的假象。联合反应在脑卒中患者早期即可出现，多伴有痉挛，与痉挛程度呈正比，常以固定的模式出现。联合反应可通过检查者手在健侧肢体上施加阻力使之产生抗阻运动；另一手触摸患侧被检肌群的张力变化或观察有无联带运动出现来确定。不同部位联合反应见表 9-3。

表 9-3　联合反应

联合反应	诱 发 方 法	反 应
对侧联合反应		
上肢	健侧肘关节抗阻力屈曲、伸展	患侧上肢屈肌、伸肌张力增高或出现屈肌、伸肌联带运动
	健侧肩关节抗阻力内收或外展、抗阻力紧握拳	可触及患侧肩关节内收或外展肌收缩或出现相同运动，患侧抓握反应
下肢	健侧髋关节抗阻力内收或外展	可触及患侧髋关节内收或外展肌收缩或出现相同运动
	健侧下肢抗阻力屈曲、伸展	患侧下肢出现伸肌或屈肌联带运动
同侧联合反应	患侧上肢上抬	患侧手指外展、伸展
	患侧下肢抗阻力屈曲	患侧上肢屈肌收缩或肌张力增高

（五）其他

如运动的平衡、协调障碍；运动计划障碍等。

第二节　运动控制障碍的评定内容与方法

一、Brunnstrom 评定法

（一）肢体功能恢复阶段

Brunnstrom 根据对偏瘫患者运动功能恢复的详细观察，提出了著名的偏瘫恢复六阶段理论。他认为脑卒中后偏瘫患者的肢体功能恢复遵循大致相同的过程，并将其分为 6 个阶段（图 9-2 所示，周围性瘫痪为量的变化，中枢性瘫痪为质的变化）。

第 1 阶段　急性期发作后，患侧肢体失去控制，运动功能完全丧失，称为弛缓阶段。约数日至 2 周左右。

第 2 阶段　随着病情的控制，患肢开始出现伴随着痉挛、联合反应和联带运动特点的不随意运动，肌张力开始增加，称为痉挛阶段。约 2 周以后。

第 3 阶段　患肢可以完成随意运动，但痉挛进一步加重，不能在关节的全范围内进行活动，由始至终贯穿着联带运动的特点并达到高峰，称为联带运动阶段。

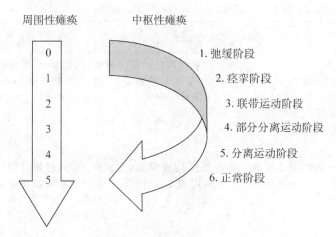

图 9－2　功能恢复 6 个阶段

第 4 阶段　痉挛程度开始减轻,运动模式开始脱离联带运动的控制,出现了部分分离运动的组合,肌张力开始下降,被称为部分分离运动阶段。约 5 周以后。

第 5 阶段　运动逐渐失去联带运动的控制,出现了难度较大的分离运动的组合,被称为分离运动阶段。

第 6 阶段　由于痉挛的消失,各关节均可完成随意的运动,协调性与速度均接近正常,被称为正常阶段。约 3 个月以后。

这个过程常遵循这样的规律:先上肢后下肢,近端先于远端,屈曲模式先于伸展模式,反射先于随意运动,粗大的运动先于分离的、有选择的运动。但是这个恢复过程因患者病情而异,有的患者可能会停留在某一个阶段不再向前进展。

（二）评定目的

Brunnstrom 评定法的基本目的包括:肢体运动功能所处的恢复阶段,即恢复水平;联带运动、异常的姿势反射对于运动的影响。

（三）功能评定

6 个阶段的上肢、手、下肢功能评定特征(表 9－4)。

表 9－4　Brunnstrom 偏瘫上肢、手、下肢功能评定特征

阶段	上　肢	手	下　肢	功能评级
1	无随意运动	无任何运动	无任何运动	I
2	仅出现联带运动模式	仅有极细微屈伸	仅有极少的随意运动	II
3	可随意发起联带运动,联带运动达高峰	可做钩状抓握,但不能伸指	在坐和站位上,有髋、膝、踝协同性屈曲	III
4	出现部分分离运动:肩 0°肘屈 90°下前臂旋前、旋后;肘伸直肩可屈 90°;手背可触及腰骶部	能侧捏及松开拇指,手指有半随意的小范围伸展活动	坐位屈膝 90°以上,可使足后滑到椅子下方,在足跟不离地的情况下能使踝背屈	IV

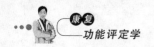
阶段	上　肢	手	下　肢	功能评级
5	出现分离运动： 肘伸直肩外展90°； 肘伸直肩前屈30°～90°时，前臂旋前和旋后； 肘伸直前臂取中间位，上肢上举过头	可做球状和圆柱状抓握，手指同时伸展，但不能单独伸展	健腿站，病腿可先屈膝后伸髋，在伸膝下做踝背屈（重心落在健腿上）	V
6	运动协调近于正常，手指指鼻无明显辨距不良，但速度比健侧慢（<5 s）	所有抓握均能完成，但速度和准确性比健侧差	在站立位可使髋外展到超出抬起该侧骨盆所能达到的范围；坐位下伸直膝可内外旋下肢，能完成合并足的内外翻	VI

二、Bobath 评定法

与 Brunnstrom 一样，Bobath 也认为偏瘫患者要经历弛缓（肌张力下降）、痉挛（肌张力增高）、异常运动模式和分离运动恢复等过程，所以将脑卒中后偏瘫肢体的功能恢复分为弛缓、痉挛和相对恢复三个阶段。

（一）评定目的

Bobath 评定法基本评定目的包括：异常肌张力及其分布；异常的运动模式；运动反应障碍点；功能性运动能力水平。

（二）评定方法

患者各部位运动模式评定方法见表 9-5、9-6、9-7。

表 9-5　Bobath 上肢与肩胛带运动模式评定表

阶段	运动模式	仰卧位		坐　位		站立位	
		能	否	能	否	能	否
I	A. 能否保持上肢上举（肘关节伸展）； 　　上肢上举时能否内旋； 　　能否保持上肢上举时的外旋位 B. 能否将上肢从上举位移动到水平位，再返回上举位（肘关节伸展）； 　　能否在前方完成上述动作； 　　能否在侧方完成上述动作； 　　移动过程中上肢能否内旋； 　　移动过程中上肢能否外旋 C. 能否将上肢从水平外展位移动到体测，再回到水平外展位（肘关节伸展）； 　　移动过程中上肢能否内旋； 　　移动过程中上肢能否外旋						

续　表

阶段	运动模式	仰卧位		坐　位		站立位	
		能	否	能	否	能	否
Ⅱ	A. 能否举起上肢触摸对侧肩； 　　能否用手掌触摸； 　　能否用手背触摸 B. 能否屈肘举起上肢用手触摸头顶； 　　能否用手掌触摸(旋后)； 　　能否用手背触摸(旋前) C. 能否双肩水平外展并屈肘时,双手于枕部交叉； 　　能否伴有腕关节屈曲； 　　腕关节伸展时能否完成						
Ⅲ	A. 前臂和腕关节能否旋后； 　　患侧躯干不伴有侧屈时能否完成； 　　是否伴有肘与手指关节屈曲； 　　肘与手指关节伸展时能否完成 B. 肩关节无内收时,前臂能否旋前 C. 上肢伸展时能否外旋； 　　能否在水平外展位外旋； 　　能否于体侧外旋； 　　上肢于上举位能否外旋 D. 能否在外展外旋位时屈伸肘关节,完成用手触摸同侧肩部的动作； 　　上肢从体测位开始； 　　上肢从水平外展位开始						

表 9 - 6　Bobath 腕关节与手指运动模式评定表

阶段	运动模式	能	否
Ⅰ	能否将手平放在前面的桌子上； 坐在治疗床边时,能否将手平放侧方； 是否伴有手指和拇指内收； 手指和拇指能否外展		
Ⅱ	能否伸手(张开手指)抓握物品； 是否伴有腕关节屈曲； 腕关节能否伸展； 是否伴有前臂旋前； 前臂能否旋后； 是否伴有手指和拇指内收； 手指和拇指能否外展		
Ⅲ	A. 用手抓握后能否再松手(放下物品)； 　　肘关节能否屈曲； 　　肘关节能否伸展； 　　前臂能否旋前； 　　前臂能否旋后；		

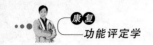

续　表

阶段	运　动　模　式	能	否
Ⅲ	B. 手指能否单独活动； 　　拇指； 　　无名指； 　　小指； 　　示指和中指 C. 各指能否与拇指对指； 　　拇指和示指； 　　拇指和中指； 　　拇指和小指		

表 9 - 7　Bobath 骨盆、下肢和足运动模式评定表

体位	阶段	运　动　模　式	能	否
仰卧位	Ⅰ	A. 患侧下肢能否屈曲； 　　患足离开床面是否伴有健侧下肢屈曲； 　　健侧下肢伸展时能否完成； 　　健侧上肢不屈曲时能否完成 B. 患侧下肢能否从伸展位开始屈髋屈膝（足底支撑于床面向 　　骨盆方向移动）； 　　患足不离开床面能否伸展下肢		
	Ⅱ	能否双足抵于床面，在不伸展患侧下肢的前提下抬起骨盆（搭 　桥运动）； 能否在骨盆保持抬起位的同时，健侧下肢离开床面； 骨盆抬起时，骨盆患侧是否向下倾斜； 能否在骨盆保持抬起位的同时，双膝进行内收外展		
	Ⅲ	A. 踝关节能否背屈； 　　足趾能否背屈； 　　足置于支撑面上能否进行下肢屈曲； 　　下肢能否伸展； 　　是否伴有踝关节内翻； 　　踝关节能否外翻 B. 患者仰卧于治疗台边缘，患侧髋关节伸展时，能否屈曲膝 　　关节（足底支撑于地面）		
坐位	Ⅰ	A. 双足踏在地面时，患侧下肢能否内收、外展 B. 双足离地时，患侧下肢能否内收、外展		
	Ⅱ	A. 能否抬起患侧下肢放在健膝上（翘二郎腿，不得用手帮助） B. 能否足跟不离地，患足后移到座椅下方 C. 能否健足在前、患足在后站起来		

体位	阶段	运 动 模 式	能	否
站立位	Ⅰ	能否双足并拢站立		
	Ⅱ	A. 能否患侧单腿站立 B. 能否于患侧单腿站立时患侧下肢做屈伸动作 C. 能否患侧下肢在前、健侧下肢在后站立时（健侧足置于患侧足尖后面），患侧下肢负重（重心前移） D. 能否健侧下肢在前、患侧下肢在后站立时，健侧负重、患侧下肢膝关节屈曲，但足趾不离地		
	Ⅲ	A. 能否健侧下肢在前、患侧下肢在后站立时，健侧负重、患侧下肢膝关节屈曲并足离地，但不伴有髋关节屈曲； 　患足是否出现内翻； 　是否伴有患足外翻 B. 能否患侧下肢负重并转移重心为健侧下肢迈步创造条件； 　重心向前移动； 　重心向后移动 C. 能否健侧下肢支撑，患侧下肢向前迈步但不出现骨盆上抬 D. 能否健侧下肢支撑，患侧下肢向后迈步但不出现骨盆上抬 E. 能否患侧足跟站立（患侧下肢支撑，足尖翘起）		

三、Fugl-Meyer 评定法

Fugl-Meyer 评定法在 Brunnstrom 评定法的基础上进行了改良,根据每一种动作基本完成、部分完成或小部分完成情况制定出三级评分量表,分别为 0 分、1 分和 2 分,将 Brunnstrom 评定法进一步量化。其中,上肢 33 项,总积分 66 分;下肢 17 项,总积分 34 分。运动总积分 100 分为正常;低于 50 分为Ⅰ级,患肢严重运动障碍,几乎无运动;50～84 分为Ⅱ级,患肢明显运动障碍;85～95 分为Ⅲ级,患肢中等度运动障碍,手功能障碍;96～99 分为Ⅳ级,患肢轻度运动障碍(表 9-8、9-9)。

表 9-8 Fugl-Meyer 上肢运动功能评定表

部位	运动功能评价（该项最高分）	评价标准
上肢（坐位）	Ⅰ. 上肢反射活动 　i. 肱二头肌反射(2) 　ii. 肱三头肌反射(2) Ⅱ. 屈肌联带运动 　i. 肩关节上提(2) 　ii. 肩关节后缩(2) 　iii. 外展(至少90°)(2) 　iv. 外旋(2) 　v. 肘关节屈曲(2) 　vi. 前臂旋后(2)	0分:不能引出反射活动 2分:能够引出反射活动 0分:完全不能进行 1分:部分完成 2分:无停顿充分完成

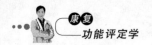

部位	运动功能评价(该项最高分)	评价标准
上肢(坐位)	Ⅲ. 伸肌联带运动	
	i. 肩关节内收/内旋(2)	0分:完全不能进行
	ii. 肘关节伸展(2)	1分:部分完成
	iii. 前臂旋前(2)	2分:无停顿充分完成
	Ⅳ. 伴有联带运动的活动(部分分离运动)	
	i. 手触腰椎(2)	0分:没有明显活动
		1分:手必须通过髂前上棘
		2分:能顺利进行
	ii. 肩关节屈曲90°(肘关节伸展)(2)	0分:开始时手臂立即外展或肘关节屈曲
		1分:在接近规定位置时肩关节外展或肘关节屈曲
		2分:能顺利充分完成
	iii. 肩0°,肘屈90°,前臂旋前、旋后(2)	0分:不能屈肘或前臂不能旋前
		1分:肩、肘位正确,基本上能旋前、旋后
		2分:顺利完成
	Ⅴ. 分离运动(指与联带运动分离的运动)	
	i. 肩关节外展90°,肘关节伸展,前臂旋前(2)	0分:一开始肘关节就屈曲、前臂偏离方向不能旋前
		1分:可部分完成或者在活动时肘关节屈曲或前臂不能旋前
		2分:顺利完成
	ii. 肩关节屈曲90°～180°,肘关节伸展位,前臂于中立位(2)	0分:开始时肘关节屈曲或肩关节外展
		1分:在肩部屈曲时,肘关节屈曲,肩关节外展
		2分:顺利完成
	iii. 在肩关节屈曲30°～90°、肘关节伸展位时前臂可旋前、旋后(2)	0分:前臂旋前、旋后完全不能进行或肩肘位不正确
		1分:能在要求肢位上部分完成旋前、旋后
		2分:顺利完成
	Ⅵ. 正常反射活动(2)	
	肱二头肌反射	0分:2～3个反射明显亢进
	指屈肌反射	1分:1个反射明显亢进或2个反射活跃
	肱三头肌反射	2分:反射活跃不超过1个且无反射亢进(患者只有在Ⅴ项得6分,第Ⅵ项才有可能得2分)

部位	运动功能评价（该项最高分）	评价标准
上肢（坐位）	Ⅶ．腕 i. 肩关节 0°,肘关节屈曲 90°时腕关节背伸（稳定性）(2)	0 分:不能背伸腕关节达 15° 1 分:可完成腕背伸,但不能抗拒阻力 2 分:施加轻微阻力仍可维持腕背伸
	ii. 肩关节 0°,肘关节屈曲 90°时腕关节屈伸(2)	0 分:不能随意运动 1 分:不能在全关节范围内主动活动腕关节 2 分:能平滑地不停顿地进行
	iii. 肘关节伸展,肩关节屈曲 30°时腕关节背伸(稳定性)(2)	评分同 i 项
	iv. 肘关节伸展,肩关节屈曲 30°时腕关节屈伸(2)	评分同 ii 项
	v. 环转运动(2)	0 分:不能进行 1 分:不平滑的运动或部分完成 2 分:正常完成
	Ⅷ．手 i. 手指联合屈曲(2)	0 分:不能屈曲 1 分:能屈曲但不充分 2 分:(与健侧比较)能完全主动屈曲
	ii. 手指联合伸展(2)	0 分:不能伸 1 分:能放松主动屈曲的手指(能够松开拳) 2 分:能充分地主动伸展
	iii. 钩状抓握:掌指关节伸展且近端和远端指间关节屈曲,检测抗阻握力(2)	0 分:不能保持要求位置 1 分:握力微弱 2 分:能够抵抗相当大的阻力抓握
	iv. 侧捏:所有指关节伸直时,拇指内收(2)	0 分:不能进行 1 分:能用拇示指捏住一张纸,但不能抵抗拉力 2 分:可牢牢捏住纸
	v. 对捏:患者拇示指可捏住一支铅笔(2)	评分方法仿 iv 项.
	vi. 圆柱状抓握:患者能握住一个圆筒状物体(2)	评分方法仿 iv 项.
	vii. 球形抓握:抓握球形物体,如网球(2)	评分方法仿 iv 项.
	Ⅸ．协调性与速度:指鼻试验(快速连续进行 5 次) i. 震颤(2)	0 分:明显震颤 1 分:轻度震颤 2 分:无震颤
	ii. 辨距不良(2)	0 分:明显的或不规则辨距障碍 1 分:轻度的或规则的辨距障碍 2 分:无辨距障碍
	iii. 速度(2)	0 分:较健侧长 6 s 1 分:较健侧长 2~5 s 2 分:两侧差别<2 s

上肢共 33 项,最高总积分 66 分。

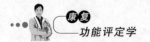

表 9 - 9 Fugl-Meyer 下肢运动功能评定表

体位	运动功能评价(该项最高分)	评 价 标 准
仰卧位	Ⅰ. 反射活动 i. 跟腱反射(2) ii. (髌)膝腱反射(2) Ⅱ. 联带运动 (Ⅰ)屈肌联带运动 i. 髋关节屈曲(2) ii. 膝关节屈曲(2) iii. 踝关节背屈(2) (Ⅱ)伸肌联带运动 iv. 髋关节伸展(2) v. 髋关节内收(2) vi. 膝关节伸展(2) vii. 踝关节跖屈(2)	0分:无反射活动 2分:反射活动 0分:不能进行 1分:部分进行 2分:充分进行 0分:没有运动 1分:微弱运动 2分:几乎与对侧相同
坐位	Ⅲ. 伴有联带运动的活动 i. 膝关节屈曲＞90°(2) ii. 踝背屈(2)	0分:无主动活动 1分:膝关节能从微伸位屈曲,但不超过90° 0分:不能主动背屈 1分:主动背屈不完全 2分:正常背屈
站立位	Ⅳ. 分离运动(髋关节0°) i. 膝关节屈曲(2) ii. 踝背屈(2)	0分:在髋关节伸展位不能屈膝 1分:髋关节不屈曲的情况下,膝能屈曲,但不能达到90°,或在进行时髋关节屈曲 2分:能自如运动 0分:不能主动活动 1分:能部分背屈 2分:能充分背屈
坐位	Ⅴ. 正常反射(2) 膝部屈肌 膝反射 跟腱反射	0分:2～3个反射明显亢进 1分:1个反射亢进或2个反射活跃 2分:活跃的反射不超过1个
仰卧位	Ⅵ. 协调/速度:跟胫膝试验(连续重复5次) i. 震颤(2) ii. 辩距障碍(2) iii. 速度(2)	0分:明显震颤 1分:轻度震颤 2分:无震颤 0分:明显不规则的辨距障碍 1分:轻度规则的辨距障碍 2分:无辨距障碍 0分:比健侧长6 s 1分:比健侧长2～5 s 2分:比健侧长2 s

注:下肢共17项,最高总积分34分。

四、Carr-Shepherd 评定法

Carr-Shepherd 评定法(MAS)是运动再学习疗法的组成部分,由 8 个功能性活动项目和一个肌张力的评定项目组成。8 个功能活动包括:从仰卧到健侧卧、从仰卧到床边坐、坐位平衡、从坐到站、步行、上肢功能、手部运动、手的精细功能。每一个功能活动从 0~6 分,分为 7 个等级,6 分为功能的最佳状态(表 9 - 10)。该评定法对日常生活功能性作业活动(上肢功能、口面部功能、床边坐起、坐位平衡、站起和坐下、站立平衡、行走)进行详细分析,找出患者功能活动的障碍点,提出一系列患者可能存在的常见问题和各种代偿行为,并寻找和确定患者形成代偿行为的原因。该量表与 Fugl-Meyer 运动功能评定和 Barthel 指数均具有高相关性。

表 9 - 10　Carr-Shepherd 运动功能评定(MAS)

内　容	评　分　标　准
(一) 从仰卧到健侧卧	0 分:完全依赖 1 分:自己牵拉侧卧(起始位必须仰卧,不屈膝。病人自己用健手牵拉向健侧卧,用健腿帮助患腿移动) 2 分:下肢主动横移,且下半身随之移动(起始位同上,上肢留在后面) 3 分:用健侧上肢将患侧上肢提过身体,下肢主动移动,且身体随其运动(起始位同上) 4 分:患侧上肢主动移动到对侧,身体其他部位随之移动(起始位同上) 5 分:移动上下肢并翻身至侧位,但平衡差(起始位同上,肩前伸,上肢前屈) 6 分:在 3 s 内翻身侧卧(起始位同上,不用手)
(二) 从仰卧到床边坐	0 分:完全依赖 1 分:侧卧,头侧抬起,但不能坐起(帮助病人侧卧) 2 分:从侧卧到床边坐(治疗师帮助病人移动,整个过程病人能控制头部姿势) 3 分:从侧卧到床边坐(治疗师准备随时帮助将病人的下肢移到床下) 4 分:从侧卧到床边坐(不需帮助) 5 分:从仰卧到床边坐(不需帮助) 6 分:在 10 s 内从仰卧到床边坐(不需帮助)
(三) 坐位平衡	0 分:不能坐 1 分:必须有支持才能坐(治疗师要帮助病人坐起) 2 分:无支持能坐 10 s(不用扶持,双膝和双足靠拢,双足可着地支持) 3 分:无支持能坐,体重能很好地前移且分配均匀(体重在双髋处能很好地前移,头胸伸展,两侧均匀持重) 4 分:无支持能坐并可转动头及躯干向后看(双足着地支持,不让双腿外展或双足移动,双手放在大腿上,不要移到椅座上) 5 分:无支持能坐且向前触地面并返回原位(双足着地,不允许患者抓住东西,腿和双足不要移动,必要时支持患臂,手至少必须触到足前 10 cm 的地面) 6 分:无支持坐在凳子上,触摸侧方地面,并回到原位(要求姿势同上,但患者必须向侧位而不是向前方触摸)
(四) 从坐到站	0 分:不能站 1 分:需要别人帮助站起(任何方法) 2 分:可在别人准备随时帮助下站起(体重分布不均,用手扶持) 3 分:可站起(不允许体重分布不均和用手扶持) 4 分:可站起,并伸直髋和膝维持 5 s(不允许体重分布不均) 5 分:坐—站—坐不需别人准备随时帮助(不允许体重分配不均,完全伸直髋和膝) 6 分:坐—站—坐不需别人准备随时帮助,并在 10 s 内重复 3 次(不允许体重分布不均)

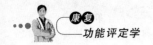

内 容	评 分 标 准
（五）步行	0分:不能行走 1分:能用患腿站,另一腿向前迈步(负重的髋关节必须伸展,治疗师可准备随时给予帮助) 2分:在一个人准备随时给予帮助下能行走 3分:不需帮助能独立行走(或借助任何辅助器具)3 m 4分:不用辅助器具15 s能独立行走5 m 5分:不用辅助器具25 s独立行走10 m,然后转身,拾起地上一个小沙袋(可用任何一只手),并且走回原地 6分:35 s上下四级台阶3次(不用或用辅助器具,但不能扶栏杆)
（六）上肢功能	0分:上肢不动 1分:卧位,上举上肢以伸展肩带(治疗师将臂置于所要求的位置并给予支持,使肘伸直) 2分:卧位,上肢保持上举伸直2 s(治疗师应将上肢置于所要求的位置,病人必须使上肢稍外旋,肘必须伸直在20°以内) 3分:上肢位置同2分,屈伸肘部使手掌触及和离开前额(治疗师可帮助前臂旋后) 4分:坐位,使上肢伸直前屈90°(保持上肢稍外旋及伸肘,不允许过分耸肩)保持2 s 5分:坐位,患者举臂同4分,前屈90°,并维持10 s,然后还原(患者必须维持上肢稍外旋,不允许内旋) 6分:站立,手抵墙,当身体转向墙时要维持上肢的位置(上肢外展90°,手掌平压在墙上)
（七）手部运动	0分:手不动 1分:坐位,伸腕(让患者坐在桌旁,前臂置于桌上,把圆柱物放在病人掌中,要求病人伸腕,将手中的物体举离桌面,不允许屈肘) 2分:坐位,腕部桡侧偏移(将患者前臂尺侧靠放,处于旋前旋后的中位,拇指与前臂呈一直线,伸腕,手握圆柱体,然后要求患者将手抬离桌面,不允许腕关节屈曲或旋前) 3分:坐位,肘置身旁,旋前或旋后(肘不要支持,并处直角位3/4的范围即可) 4分:手前伸,用手捡起一直径14 cm的大球,并把它放在指定的位置(球应放于桌上距患者较远的位置,使患者完全伸直双臂,才能拿到球,肩必须前伸,双肘伸直,腕中位或伸直,双掌要接触球) 5分:从桌上拿起一个塑料杯,并把它放在身体另一侧的桌上(不能改变杯子的形态) 6分:连续用拇指和每一个手指对指,10 s内做14次以上(从示指开始,每个手指依次碰拇指,不允许拇指从一个手指滑向另一个手指或向回碰)
（八）手的精细功能	0分:手指不能动 1分:捡起一个钢笔帽,再放下(患者向前伸臂,捡起笔帽放在靠近身体的桌面上) 2分:从杯子里拣出一颗糖豆,然后放在一个杯子里(茶杯里有8粒糖豆,两个杯子必须放在上肢能伸到处,左手拿右侧杯里的豆放进左侧杯里) 3分:画几条水平线止于垂直线上。20 s内画10次(至少要有5条线碰到及终止在垂直线上) 4分:用一支铅笔在纸上连续快速点点(患者至少每秒钟点两个点,连续5 s,患者不需帮助能捡起及拿好铅笔,必须像写字一样拿笔,是点点而不是敲击) 5分:把一匙液体放入口中(不需低头去迎就匙,不允许液体溢出) 6分:用梳子梳头后部的头发
（九）全身肌张力	0分:患者处于昏迷状态 1分:弛缓无力,移动身体部时无阻力 2分:移动身体部分时可感觉到一些反应 3分:变化不定。有时弛缓无力,有时肌张力正常,有时肌张力高 4分:持续正常状态 5分:50%时间肌张力高 6分:肌张力持续性增高

　　运动控制理论是指导运动障碍者康复评定和康复治疗的指南。因此要注意选择不同的康复治疗技术与选择的评定方法应保持一致性,同时两者均基于不同的运动控制模型与理论。Brunnstrom、Rood、PNF,以及 Bobath 等治疗技术及相关的评定技术均建立在传统的运动控制模型与理论基础上,治疗重点均为降低肌张力、抑制异常的原始反射和异常的运动模式。而 Carr-Shepherd 提出的运动再学习疗法则根据以任务为中心的功能活动分析结果,集中训练和练习丧失的运动成分,抑制过度的肌肉活动或运动成分;是以运动生物力学和运动行为学为基础,建立在现代的运动控制模型与理论的基础上的运动治疗技术。

思 考 题

1. 叙述中枢神经系统损伤后运动控制障碍的表现。
2. 简述 Brunnstrom 肢体功能恢复六阶段理论。
3. 简述 Fugl-Meyer 评定量表的特点。
3. 简述 Carr-Shepherd 运动功能评定的特点。

（罗　萍）

第十章
心肺功能评定

学习目标

1. 掌握心功能评定的基本概念,运动试验的应用范畴、适应证与禁忌证。
2. 熟悉运动试验的方法。
3. 了解运动试验的结果和分析。
4. 掌握肺功能评定的基本概念、肺通气功能评定。
5. 熟悉容量测定方法及临床意义。
6. 了解有氧及无氧代谢能力评定、代谢当量及在康复医学中的应用。

第一节 心脏功能评定

一、概述

从广义来说心脏有多方面功能:①机械功能主要是收缩功能和舒张功能;②神经分泌功能指心脏可以分泌某些神经递质与内分泌激素;③电生理功能指心肌内特殊传导系统具有兴奋性、自律性、传导性及不应性。人们一般所说的心功能主要指心脏机械功能,即狭义的心脏功能,它必须承担维持全身血液循环的任务。

多种病因可造成心脏功能损害,如心肌细胞减少(心肌梗死、心肌炎),应力负荷过重(机械、容量负荷),心室重塑(心肌肥厚、心室扩大)等。故在对患者进行心脏康复前及康复治疗过程中,需不止一次地从不同方面、不同角度对患者进行心功能评定。

心功能评定的方法有若干种,既包括传统的详细询问病史、系统的体格检查、简单明了的分级标准,更有借助于仪器、设备的测定和检查,把从不同角度、不同侧面得到的资料相互补充并综合,便能对心功能进行全面评定。

康复医学在临床心脏专科检查、诊断和心功能检查(如左心功能测定、右心功能测定、肺循环时间测定等)的基础上,更侧重于心功能容量的测定,主要方法为运动试验。运动可诱发出心血管异常反应,而这种反应在安静时常常不表现出来,因此,临床上常用运动试验对心功能进行评定。

二、运动试验

运动试验(exercise testing)是指在一定量的负荷下,使心脏储备力全部动员进入失代偿状态,产生一定的异常反应,从而掌握心脏储备力的大小和病变的程度。它有助于对疾病的诊断。运动试验在心血管疾病康复方面,已被广泛使用。

某些在静止时难以被检出的心功能异常,在运动时由于负荷增加而表现出异常,通过运动心电图的检测、记录而得以发现。因此,心电图运动负荷试验是目前对已知或可疑心血管病,尤其是冠心病,进行临床评定的最重要、最有价值的无创性诊断试验。

人体运动一般有两种类型,即等长运动和等张运动。在日常情况下,常是两种运动的混合而以某种运动为主。等长运动是肌肉做功时,肌肉长度保持基本不变,而肌肉张力明显增高,导致外周血管阻力显著增加,从而引起血压明显升高,心脏后负荷增加,使冠脉和骨骼肌血管阻力增加,冠脉灌注减少。因此,等长运动对心血管患者不利,是这些人应力图避免的运动形式。举重、搬运重物、握拳等属于典型的等长运动。

等张运动即肌肉做功时,肌肉张力保持相对恒定,肌肉长度有规律地舒缩。步行、跑步、游泳等是典型的等张运动。等张运动时,骨骼肌及冠状血管是扩张的,血压轻度升高时因心搏出量增加,冠脉血流量和流速是增加的。等张运动最符合人体的生理条件,是健康人和心血管患者宜采用的运动形式。运动试验时的运动形式主要以等张运动为主,尽量避免等长运动,这对提高运动试验的安全性及正确性是十分重要的。

(一)运动试验目的

1. 协助临床诊断

(1)冠心病诊断:试验中发生心肌缺血的运动负荷越低、心肌耗氧水平越低、ST段下移程度越大,患冠心病的危险性就越高,诊断冠心病的可靠程度越大。

(2)发现和鉴定潜在的心律失常:通过运动试验发现潜在心律失常比安静时检查的阳性率高16倍。运动中诱发或加剧的心律失常提示器质性心脏病,应该注意休息,避免运动,康复治疗时应暂时停止运动或调整运动量。而心律失常在运动中减轻甚至消失多属于"良性",平时不一定限制或停止运动。

(3)鉴定呼吸困难或胸闷的性质:运动中受试者呼吸困难的程度与心血管异常一致提示为心血管疾病所致,如呼吸困难的程度与心血管反应无明显关系,说明非心血管疾病所致。

2. 确定功能状态

(1)判定冠状动脉病变严重程度及预后:运动中发生心肌缺血的运动负荷越低、心肌耗氧水平越低、ST段下移程度越大,冠状动脉病变就越严重,预后也越差。运动试验阳性的无症状患者发生冠心病的危险性增大。

(2)评定心功能、体力活动能力和残疾程度:运动试验中的运动时间、负荷强度反映人的体力活动能力,也间接反映心脏功能状况。运动能力过低可作为残疾评定依据。

(3)评定康复治疗效果:运动试验时的心率、血压、运动时间、运动量、摄氧量以及患者的主观感受均可以作为康复治疗效果定量评定的依据。

3. 指导康复治疗

(1)确定患者运动的安全性:运动试验中诱发的各种异常均提示患者运动危险性增大,例如:低水平运动(低运动负荷或低心肌耗氧量)时出现心肌缺血、运动诱发严重心律失常、运动诱发循环不良症状或心衰症状、运动能力过低等。

(2)为制定运动处方提供定量依据:运动试验可以确定患者心肌缺血阈或最大运动能

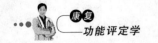
力、运动安全系数或靶运动强度,有助于提高运动训练效果和安全性。一般认为用发生缺血时心率的 60% ~ 80% 作为冠心病患者的运动强度较为安全。

（3）协助患者选择必要的临床治疗,如手术。

（4）使患者感受实际活动能力,去除顾虑,增强参加日常活动的信心。

（二）适应证与禁忌证

1. **适应证**　凡属上述应用范畴,同时病情稳定,无明显步态和骨关节异常,无感染及活动性疾病,患者精神正常以及主观上愿意接受检查,并能主动配合者均为适应证。如果有下肢关节或肌肉病变,可采用上肢运动来进行试验。

（1）对已知冠心病,尤其是在急性发作后,如心绞痛或心肌梗死后、冠脉成形术或冠脉搭桥术后判断其预后。

（2）了解功能情况,包括对各种治疗措施的效果,如抗心绞痛治疗、心律失常药物和冠脉成型术及搭桥术的效果。

（3）对患者适宜进行的体力活动和日常活动的工作负荷量作出个体化的定量指导,以利于心肌梗死后患者及心肌缺血患者的康复治疗,利于其他心血管患者的康复治疗。

2. **禁忌证**　病情不稳定者均属于禁忌证,主要包括以下几方面。

1）急性心肌梗死;

2）不稳定型心绞痛;

3）病毒性心肌炎、心包炎、风湿热、感染性心内膜炎;

4）严重的主动脉瓣或瓣下狭窄;

5）严重的充血性心力衰竭、心源性休克;

6）严重的高血压和低血压;

7）严重的未被控制的心律失常;

8）肺栓塞;

9）任何急性或严重疾病;

10）运动能力障碍。

（三）运动试验的方法

1. **运动试验方式**　目前常用的运动试验方式有活动平板、踏车运动、简易运动试验等。

（1）活动平板（treadmill）：又称踏板或跑台,是装有电动传送带的运动装置,通过调整速度和坡度的方式来调节运动量,患者在上面步行或跑步。

活动平板运动是所有目前常用的器械运动中引起心肌氧耗最高的运动方式,因其参与做功的肌群多,包括双下肢、躯干部及双臂。活动平板运动是最接近理想的生理运动方式,等长运动的成分可降至最小。在平板运动中,患者主观的干扰作用亦最小,在每级增加运动量的过程中,有一充分的"清理"阶段。

活动平板的优点是接近日常活动的生理状态,可以逐步增加负荷量;所获得的各种坡度、速度时的心血管反应可以直接用于监测、指导患者的训练。活动平板的缺点,主要是由于肌肉活动及软组织的弹性作用使心电图记录有一定的干扰。另外,平板运动时噪声较大。

（2）踏车运动（bicycle ergometer）：是采用固定式功率自行车,患者坐在功率自行车上进行踏车运动,可以采用电磁刹车或机械刹车的方式逐步增加踏车的阻力,从而加大受试者的运动负荷。优点是运动时无噪声,运动中心电图记录较好,血压测量比较容易;缺点是对于体力较好者,往往不能达到最大心脏负荷。此外,由于局部疲劳,所测结果低于活动平板试验的结果。运动受试者易因意志而中止运动,一些老年人或不会骑车者比较难以完成。

(3)简易运动试验:简易运动试验是指采用定量步行(定时间或定距离)的方式进行心血管功能评定的试验方法。试验过程中可以没有心电图监护的条件。

定时间行走试验主要包括 6 min 或 12 min 行走试验,对于重症患者也可以采用 2 min 步行,它通过对患者运动耐力的检测,反映心脏的功能状态。

6 min 步行试验是一种简便、易行、安全有效的方法,要求患者在走廊里尽可能行走,测定 6 min 内步行的距离。6 min 内,若步行距离<150 m,表明心衰程度严重,150~425 m 为中度心衰,426~550 m 为轻度心衰。6 min 步行试验结果是独立的预测心衰致残率和病死率的因子,可用于评定患者心脏储备功能,评价药物治疗和康复治疗的疗效。

定距离行走试验主要包括 10 m、20 m 和 200 m 行走试验。

2. **常用运动试验方案**　运动试验方案是指采用不同的运动计量设备对运动试验的负荷进行分级操作的方案。运动试验方案的选择取决于受试者的个体情况和试验目的。常用的有以下几种。

(1)活动平板试验:有许多活动平板运动试验方案,这里主要介绍最常用的改良 Bruce 方案、Naughton 方案和 Balke 方案。

1)改良 Bruce 方案(表 10-1):Bruce 方案应用最早、最广泛,该方案是通过同时增加速度和坡度来增加运动负荷。最高级别负荷量最大,一般人都不会超过其最大级别。由于该方案运动负荷增加不规则,起始负荷较大代谢当量(4~5 METs),运动负荷增量也较大(2.5~3 METs)。因此,年老体弱者往往不能耐受第一级负荷或负荷增量,从而难以完成试验。另外,此方案是一种走-跑试验,在试验中开始是走,以后逐渐增加负荷,并达到跑的速度,受试者往往难以控制自己的节奏,心电图记录质量难以得到保证。

表 10-1　活动平板改良 Bruce 方案

分级	速度(km/h)	坡度(%)	时间(min)	METs
0	2.7	0	3	2.0
1/2	2.7	5	3	3.5
1	2.7	10	3	5.0
2	4.0	12	3	7
3	5.5	14	3	10
4	6.8	16	3	13
5	8.0	18	3	16
6	8.9	20	3	19
7	9.7	22	3	22

注:坡度 1°=1.75%。

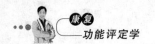

2) Naughton 方案:运动起始负荷低,每级负荷增量均为 1 METs。适用于急性心肌梗死出院时检查及心力衰竭或体力活动能力较差的患者检查。

3) Balke 方案:通过增加坡度来增加运动负荷,速度保持不变,其速度固定在 3.2 mph (英里/h),即 5.47 km/h。该方案对心肌梗死后的早期运动最为合适,可用于心力衰竭或体力活动能力较差的患者。

(2) 踏车试验(表 10 - 2):运动负荷:男性 300 kg·m/min 起始,每 3 min 增加 300 kg·m/min;女性 200 kg·m/min 起始,每 3 min 增加 200 kg·m/min。

表 10 - 2　WHO 推荐踏车试验方案

分级	运动负荷(kg·m/min)		运动时间(min)
	男	女	
1	300	200	3
2	600	200	3
3	900	600	3
4	1 200	800	3
5	1 500	1 000	3
6	1 800	1 200	3
7	2 100	1 400	3

3. 检查步骤

(1) 电极安放:常规 12 导联心电图,导联电极全部移至躯干(图 10 - 1A),相应位置是:两上肢电极分别移至锁骨下胸大肌与三角肌交界处或锁骨上,两下肢电极移至两季肋部或两髂前上棘内侧。胸导联的位置不变。监护导联(图 10 - 1B):CM_5 正极位于 V_5,负极为胸骨柄;CC_5 正极位于 V_5,负极为 V_5R,即右胸相当于 V_5 的位置。

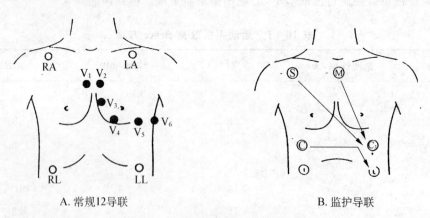

A. 常规12导联　　　　　　　　　　B. 监护导联

图 10 - 1　心电运动试验电极安放位置

RA:右上肢电极　　　　LA:左上肢电极　　　RL:右下肢电极　　　LL:左下肢电极
S:右锁骨电极　　　　　M:胸骨柄电极　　　　C:右第 5 肋间腋前线电极
C_5:左第 5 肋间腋前线电极　　　S-C_5:CS_5 导联　　　M-C_5:CM_5 导联　　　C-C_5:CC_5 导联

(2) 皮肤处理:贴电极前用乙醇或细砂纸擦皮肤至微红,以尽可能降低电阻,减少干扰。

（3）测安静时血压：用汞杜式血压计测量安静时的肱动脉血压。

（4）过度通气试验：大口呼吸 1 min 后，立即描记监护导联心电图，如果出现 ST 段下移为阳性。阳性结果没有病理意义，但提示运动中诱发的 ST 段改变不一定是心肌缺血的结果。

（5）按运动方案试验：运动中连续以心电图监护，每级运动末 30 s 记录心电图，同时测量血压。多数试验方案均为连续运动，各级之间不休息。心力衰竭患者在进行运动安全性试验时可以采用低负荷或间断性试验。

（6）运动后记录：达到运动终点或出现中止试验的指征而中止运动后，于坐位或立位描记即刻和 2、4、6 min 的心电图，同时测量血压。如有特殊情况可将观察的时间延长到 8～10 min，直至受试者的症状或异常表现消失为止。

4. 运动试验终止的标准　在运动试验过程中，发现以下情况之一时应终止运动试验，必要时给予相应治疗。

1）出现胸痛、疲乏、呼吸困难、心悸、头晕等症状；

2）有冷汗、苍白、步态不稳、低血压等体征；

3）有室性心律失常，有意义的 ST 段偏移，房室或室内传导阻滞等心电图改变；

4）收缩压≥225 mmHg，舒张压较休息时升高 20 mmHg 以上；

5）血压不升或下降 10 mmHg 以上；

6）被试者不愿意继续进行试验。

（四）结果分析

1. 心率（HR）　心率与运动强度之间有很好的线性关系，正常人运动负荷每增加 1 METs，心率应该增加 8～12 次/min，因此心率可用于确定运动强度。临床上常用靶心率（THR）代表运动强度，靶心率是指在心脏康复训练时所应该达到和保持的心率。可采用 3 种方法确定靶心率：①首先通过递增负荷运动试验确定最大心率（HRmax），然后确定 HRmax 的百分比为靶心率，即靶心率 = HRmax × HRmax 百分比（％HRmax）。70％～85％ HRmax 水平相当于 60％～80％ 的体力活动能力或耗氧量水平。②对于未做运动试验或没有条件做运动试验者，通常采用公式计算 HRmax，即 HRmax = 220 － 年龄，靶心率则为％HRmax。进行上肢运动时，则采用公式：220 － 年龄 － 11 计算。③根据 Karvonen 提出的公式计算靶心率，即靶心率 = 安静心率 + 60％～80％（HRmax － 安静心率）。

运动中心率的异常反应有过快和过慢两类：①心率过快：分为窦性心动过速和异位心动过速。窦性心动过速是正常运动反应，但如果窦性心动过速发生过早，而且心率增加过快，提示受试者体力活动能力较差。异位心动过速主要为室上性或房性心动过速，少数为室性心动过速，出现异位心动过速时应该立即停止运动，提示受试者应该限制体力活动。②心率过慢：见于窦房结功能减退、严重左心室功能不全和严重多支血管病变的冠心病患者，提示发生心血管意外的可能性较大。

2. 血压（BP）　正常运动时收缩压应该随运动负荷的增加而逐步升高，舒张压一般没有显著变化，说明左心、血管舒张功能良好。运动负荷每增加 1 METs，收缩压应增高 5～12 mmHg，一般可以达到 180～220 mmHg。运动时收缩压达到 250 mmHg，舒张压 120 mmHg 为高限。

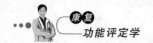
异常反应:运动中收缩压不升或升高不超过 130 mmHg,或血压下降,甚至低于安静时水平,提示心脏收缩功能储备力很小;运动中收缩压越高,发生心源性猝死的几率反而越低。运动中舒张压明显升高,比安静水平高 15 mmHg 以上,甚至可超过 120 mmHg,说明总外周阻力明显升高,提示冠状血管储备力接近或达到极限,机体只有通过提高舒张压来增加心脏舒张期的冠脉灌注压,从而部分补偿冠状动脉供血。常见于严重冠心病。

3. 心电图(ECG)改变   正常 ST 段为一等电位线,有时可有轻微的偏移,但在任何导联上,ST 段下移均不应超过 0.05 mV;ST 段抬高在 $V_1 \sim V_2$ 导联不超过 0.3 mV,V_3 导联不超过 0.5 mV,$V_4 \sim V_6$ 及肢体导联不超过 0.1 mV。ST 段改变是运动试验心电图评定的主要指标,包括 ST 段下移和 ST 段抬高两种情况。

(1) ST 段下移:连续 3 个 ST 段下移≥0.1 mV,并持续 0.06~0.08 s,提示心肌缺血。ST 段下移包括上斜型、水平型、下垂型和盆型,其中以水平型和下垂型诊断价值较大,下垂型下降认为较水平型下降更大。如果基础心电图 ST 段已有下移时,则在原基础上下移≥0.1 mV 者为异常。ST 段下降越多、出现越早、运动后持续时间越长、出现 ST 段下降导联越多,说明心肌缺血越重,心功能及其预后也越差。

(2) ST 段抬高:连续 3 个 ST 段抬高≥0.1 mV,并持续 0.06~0.08 s,提示异常。有 Q 波的 ST 段抬高,提示局部室壁瘤或室壁运动障碍,见于 50% 的前壁心肌梗死和 15% 的下壁心肌梗死患者;无 Q 波的 ST 段抬高,提示严重近端冠状动脉病变或痉挛和严重的穿壁性心肌缺血。病理性 ST 段抬高要与过早复极综合征鉴别,过早复极综合征是指安静时出现 ST 段弓背向下型抬高,见于正常人和运动员,其本身没有病理意义,运动中一般均恢复到等电位线水平。

第二节   肺功能评定

肺功能评定时对于早期发现肺与支气管疾病并判断其损害程度,考核肺与支气管疾病的治疗效果及判断预后,选择胸、腹部手术适应证,鉴别呼吸困难的原因、诊断和监护呼吸功能不全以及鉴定职业病和劳动耐力都有着十分重要的价值。

一、基本肺容积和肺容量测定

(一)基本概念

1. 肺容积   有 4 种基本肺容积,它们互不重叠,全部相加后等于肺总量。

(1) 潮气量(TV):即平静状态下每次吸入或呼出的气体量。正常成年人为 400~600 ml,平均 500 ml 左右。

(2) 补吸气量(IRV):即在平静吸气末,再尽力吸气所能吸入的气体量。正常成年人为 1 500~2 000 ml。

(3) 补呼气量(ERV):即在平静呼气末,再尽力呼气所能呼出的气体量。正常成年人为 900~1 200 ml。

(4) 残气量(RC):即最大呼气末尚存留在肺内不能再呼出的气量。正常成年人为 1 000~1 500 ml。

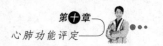

2. 肺容量 为肺容积中两项或两项以上的联合气量(表10-2)。

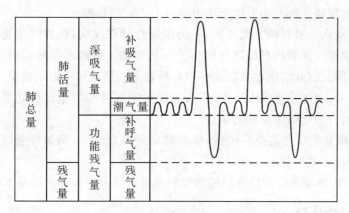

图 10-2 肺容量及其组成

(1) 深吸气量(IC):为平静呼气末尽力吸气所吸入的最大气量。等于潮气量加补吸气量。正常男性约 2 600 ml,女性约 1 900 ml。深吸气量减少,提示限制性通气功能障碍,如胸廓、胸膜、肺组织和呼吸肌等的病变。

(2) 功能残气量(FRC):指平静呼气后残留于肺内的气量,等于残气量加补呼气量。正常人约为 2 500 ml。其生理意义与残气量相同,起着稳定肺泡气体分压的作用。若功能残气量减少,肺泡内氧和二氧化碳的浓度随呼吸周期的波动变大,在呼气时肺泡内没有充分的气体继续与肺循环血流进行气体交换,因而形成动静脉分流;若功能残气量过大,则吸气中的氧被肺内过量的功能残气稀释,造成肺泡氧分压降低、二氧化碳分压增高,降低换气功能。

(3) 肺活量(VC):指尽力吸气末,从肺内所能呼出的最大气量,等于潮气量、补吸气量和补呼气量之和。肺活量反映了肺一次通气的最大能力。正常成年男性约 3 500 ml,女性约 2 500 ml。肺活量是反映通气功能的基本指标,也是鉴别通气功能障碍的一项重要内容,阻塞性通气功能障碍,肺活量可正常或轻度降低,而限制性通气障碍则明显降低。

(4) 肺总量(TLC):肺所能容纳的最大气量为肺总量。它是肺活量和残气量之和。正常成年男性平均约为 5 000 ml,女性约为 3 500 ml。肺总量在健康人实测值与预计值相比的差异为±15%~±20%。肺总量增加见于阻塞性肺疾病,如肺气肿、老年肺等;肺总量减少见于限制性肺疾患,如弥漫性肺间质纤维化、肺组织受压等。

(二)测定方法及临床意义

1. 测量方法 测量呼吸气量一般是用肺量计来进行的,而肺量计的种类很多,以水封桶式最简单。呼吸时将浮筒升降幅度描绘在按一定速度水平走向的记录纸上,所得曲线称肺量图。潮气量、深吸气量、补呼气量和肺活量等均可用肺量计直接测得,并作出容积变化图。而用力肺活量、用力呼气量是在测量肺活量的基础上加上时间限制测得的。残气量及功能残气量均不能用肺量计直接测得,而需应用气体分析方法间接测算,一般常用氦气、氮气作为测量气体。

2. 临床意义 实现肺通气的结构有呼吸道、肺泡、胸廓及呼吸肌等部分组成,因此基本肺容积和肺容量的测定不仅可以直接了解到肺通气功能的基本情况,也可以间接了解到这

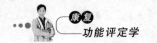

些组织结构的功能状态。然而在这些组织结构中,它们有的成为肺通气的动力,有的成为肺通气的阻力,因此肺通气的大小取决于动力与阻力之间的平衡。

临床上肺部疾病一般有两方面原因:一为限制性肺部疾病,如肺纤维化等;二为阻塞性肺部疾病,如哮喘等。两者均有肺通气阻力的明显增加。而两者在肺容积和肺容量的测定结果上也有所不同。因此临床上常把肺容积和肺容量的测定用于以下情况:

(1) 辅助临床诊断:通过肺功能评定,可以确定阻塞性和限制性肺功能障碍,确定小气道功能障碍,从而有助于临床诊断的确立。

(2) 为制定康复治疗方案提供依据:根据肺功能评定结果,明确呼吸康复训练的重点,从而指导康复治疗方案的制定。

(3) 评定疗效:康复治疗前后肺功能的比较是呼吸康复疗效评定的基本指标。

二、肺通气功能评定

肺通气量是指单位时间内进出肺的气量,可以反映通气功能。

1. 静息通气量(VE) 是静息状态下每分钟出入肺的气量,等于潮气量乘以每分钟呼吸频率,正常男性为$(6\,663\pm200)$ml,女性为$(4\,217\pm160)$ml。>10 L 为通气过度,<3 L 为通气不足。

2. 最大通气量(MVV) 指以最快的速度和最大的幅度进行呼吸时,得到的每分钟通气量。测定时,一般只测定 10 s 或 15 s 的最深、最快的呼出或吸入的气量,再换算成每分钟的气量,一般正常成人可达 70~120 L。比较平静呼吸时的每分钟通气量和最大通气量,可以了解通气功能的贮备能力,通常用通气贮备百分比表示:通气贮备百分比=(最大通气量－每分钟静息通气量)÷最大通气量×100%,正常值$\geq93\%$,在正常预计值的$\pm20\%$均为正常范围。肺功能测验中常以实测值占预计值的百分比作为衡量通气功能的主要指标。占预计值的$\geq80\%$为正常,60%~70%轻度减退,40%~50%显著减退,$<39\%$严重减退。最大通气量减少见于以下情况:①骨骼系统活动障碍,如类风湿关节炎、强直性脊柱炎、脊柱侧弯等;②呼吸肌肉量减弱或丧失,如脊髓炎、肌炎和重症肌无力;③气道阻力增加,如支气管哮喘、阻塞性肺气肿及支气管肿瘤;④肺组织变硬或活动受限,如肺间质纤维化和大量胸腔积液等。

3. 用力肺活量(FVC) 又称时间肺活量(TVC),是尽力最大吸气后以最大用力、最快速度所能呼出的最大气量。正常时略小于在没有时间限制条件下测得的肺活量。用力肺活量是一种动态指标,不仅反映肺容量的大小,而且反映了呼吸所遇阻力的变化,所以是评定肺通气功能的较好指标。阻塞性肺疾病患者往往需要 5~6 s 或更长的时间才能呼出全部肺活量。临床应用第 1 秒用力呼出量(FEV1)及一秒率(FEV1%)作为判定指标,其正常值,前者男性为$(3\,179\pm117)$ml,女性为$(2\,314\pm48)$ml;后者应$>80\%$,如果低于 70%说明有气道阻塞,常见于肺气肿、支气管哮喘等。

三、有氧及无氧代谢能力评定

(一) 有氧代谢能力评定

反映有氧代谢能力的最常用指标为最大吸氧量(VO_{2max}),是指人体在运动时单位时间所能摄取的最大氧,在康复和临床上是综合反映心肺功能状态和体力活动能力的最好指标。其数值大小取决于心排血量、动静脉氧分压差、氧弥散能力和肺通气量,可直接测定或间接推算。

1. 直接测定法

(1)心输出量和动静脉氧分压差测定:

$$VO_{2max} = 心输出量 × 动静脉氧分压差$$
$$心输出量 = 每搏量 × 心率$$

(2)呼吸气分析测定:

$$VO_{2max} = 吸气量 × 动静脉氧分压差$$

2. 间接推算法(次极量)

(1)Bruce法:正常人预测 $VO_{2max} = 6.70 - 2.82 × 1$ 或 2(男 $×1$,女 $×2$)$+ 0.056 ×$运动时间(s)

(2)Fox法:$VO_{2max}(L/min) = 6\,300 - 19.26 ×$次极量心率(次/min)

(二)无氧代谢能力的测定

无氧代谢是机体在缺氧情况下获得能量的一种方式,常用的检测指标是无氧阈。

1. 无氧阈(anaerobic threshold,AT)的定义 无氧阈是指机体的供能方式由有氧代谢为主向无氧代谢过渡的临界点,表明心肺系统为肌肉提供足以维持有氧代谢摄氧量的最高水平。机体在逐渐递增负荷的运动中,当运动负荷增加而 VO_2 不继续增加时提示有氧代谢已不能满足运动肌肉的能量需求,于是需动用无氧代谢以补充有氧代谢供能的不足。

2. 测定方法

(1)通气无氧阈:当运动从有氧运动开始向无氧运动过渡时,摄氧量与肺通气量递增的线性关系丧失,测定此时的摄氧量。一般正常人不低于 40% VO_{2max}。

(2)乳酸无氧阈:在递增负荷运动试验中,分别取血测定乳酸含量,当血乳酸突然增加达 $4\,mol/L$($36\,mg/dl$)时,表示运动从有氧运动开始向无氧运动过渡。

(3)心率无氧阈:随运动负荷的增加心率发生非线性增长时,表示运动从有氧运动开始向无氧运动过渡。

四、代谢当量及在康复医学中的应用

代谢当量(metabolic equivalent,METs)是以安静、坐位时的能量消耗为基础,表达各种活动时相对能量代谢水平的常用指标。METs 可由 VO_{2max} 推算而来,1 METs 相当于 VO_{2max} $3.5\,ml/(kg·min)$,它稍高于基础代谢[约 $3.3\,ml/(kg·min)$],是能量代谢的另一种表达方式。METs 的最大优点是将人体所消耗的能量标准化,从而使不同年龄、性别、体重的个体进行比较。METs 在康复医学中具有极其重要的应用价值,具体表现在以下几个方面:

(1)判断体力活动能力和预后:关键的最高 METs 判断值为:

<5 METs,65 岁以下的患者预后不良;

5 METs,日常生活受限,相当于急性心肌梗死恢复期的功能储备;

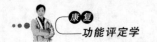

10 METs,正常健康水平,药物治疗预后与其他手术或介入治疗效果相当;

13 METs,即使运动试验异常,预后仍然良好;

18 METs,有氧运动员水平;

22 METs,高水平运动员。

(2)判断心功能及相应的活动水平:由于心功能与运动能力密切相关,因此最高 METs 与心功能直接相关(表 10-3)。

表 10-3 各级心功能时的 METs 及其可进行的体力活动

心功能	METs	可进行的体力活动
Ⅰ级	≥7	携带 10.90 kg(24 磅)重物连续上 8 级台阶,提 36.32 kg(80 磅)重物,铲雪、滑雪,打篮球、回力球、手球或踢足球、慢跑或走(速度为 8 km/h)
Ⅱ级	≥5,<7	携带 10.90 kg(24 磅)以下的重物上 8 级台阶、性生活、养花种草类型的工作、步行(速度为 6.4 km/h)
Ⅲ级	≥2,<5	徒手走下 8 级台阶,可以自己淋浴、换床单、拖地、擦窗、步行(速度为 4 km/h)、打保龄球、连续穿衣
Ⅳ级	<2	不能进行上述活动

(3)表示运动强度,制定运动处方:通过对各种活动的耗氧量测定发现,不同的人在从事相同的活动时其 METs 基本相等。因此,可以用 METs 来表示任何一种活动的运动强度。此外,METs 与能量消耗直接相关,所以在需要控制能量摄取与消耗比例的情况下(如糖尿病和肥胖症的康复),采用 METs 是最佳选择。热卡是指能量消耗的绝对值,METs 是能量消耗水平的相对值,两者之间有明确的线性关系,计算公式为:

$$热卡 = METs \times 3.5 \times 体重(kg) \div 200$$

在计算上可以先确定每周的能耗总量(运动总量)以及运动训练次数或天数,将每周总量分解为每天总量,然后确定运动强度,查表选择适当的活动方式,将全天的 METs 总量分解到各项活动中,形成运动处方。

(4)区分残疾程度:一般将最大 METs<5 作为残疾标准。

(5)指导日常生活活动与职业活动:心血管疾病患者不可能进行所有的日常生活活动或职业活动,因此,需要在确定患者的安全运动强度后,根据 METs 表选择合适的活动(表 10-4)。注意职业活动(每天 8 小时)的平均能量消耗水平不应该超过患者峰值 METs 的 40%,峰值强度不可超过峰值 METs 的 70%~80%(表 10-5)。

表 10-4 各项日常生活活动和职业活动的代谢当量

活 动	METs	活 动	METs
生活活动			
修面	1.0	步行 1.6 km/h	1.5~2.0
自己进食	1.4	步行 2.4 km/h	2.0~2.5
床上用便盆	4.0	散步 4.0 km/h	3.0
坐厕	3.6	步行 5.0 km/h	3.4

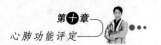

活 动	METs	活 动	METs
穿衣	2.0	步行 6.5 km/h	5.6
站立	1.0	步行 8.0 km/h	6.7
洗手	2.0	下楼	5.2
淋浴	3.5	上楼	9.0
坐床	1.2	骑车(慢速)	3.5
坐床边	2.0	骑车(中速)	5.7
坐椅	1.2	慢跑 9.7 km/h	10.2
自我料理			
坐位自己吃饭	1.5	备饭	3.0
上下床	1.65	铺床	3.9
穿脱衣	2.5~3.5	扫地	4.5
站立热水淋浴	3.5	擦地(跪姿)	5.3
挂衣	2.4	擦窗	3.4
园艺工作	5.6	拖地	7.7
劈木头	6.7		
职业活动			
秘书(坐)	1.6	焊接工	3.4
机器组装	3.4	轻的木工活	4.5
挖坑	7.8	油漆	4.5
织毛线	1.5~2.0	开车	2.8
写作	2.0	缝纫(坐)	1.6
娱乐活动			
打牌	1.5~2.0	桌球	2.3
手风琴	2.3	弹钢琴	2.5
小提琴	2.6	长笛	2.0
交谊舞(慢)	2.9	击鼓	3.8
交谊舞(快)	5.5	排球(非竞赛性)	2.9
有氧舞蹈	6.0	羽毛球	5.5
跳绳	12.0	游泳(慢)	4.5
网球	6.0	游泳(快)	7.0
乒乓球	4.5		

表 10-5 代谢当量与工作能力

最高运动能力	工作强度	平均 METs	峰值 METs
≥7 METs	重体力劳动	2.8~3.2	5.6~6.4
≥5 METs	中度体力劳动	<2.0	<4.0
3~4 METs	轻体力劳动	1.2~1.6	2.4~3.2
2~3 METs	坐位工作,不能跑、跪、爬,站立或走动时间不能超过 10％工作时间		

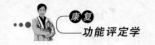

思 考 题

1. 说出心功能运动试验的概念。
2. 简述心功能运动试验的目的。
3. 简述心功能运动试验的常用方式。
4. 简述肺活量的定义和意义。
5. 列举评价肺通气功能常用指标。
6. 简述最大吸氧量的定义。
7. 简述代谢当量的定义及应用。

（凌　楠）

第十一章

感 觉 评 定

学习目标

1. 熟悉躯体感觉分类。
2. 了解深、浅感觉传导通路及体表感觉的节段分布。
3. 掌握深、浅、复合感觉检查方法。
4. 熟悉疼痛的分类。
5. 熟悉常用疼痛的检查方法。

第一节 躯 体 感 觉

感觉是大脑对当前直接作用于感觉器官的客观事物的个别属性的反映。通常将感觉分为特殊感觉和躯体感觉。本章主要讨论躯体感觉功能的有关内容。

一、躯体感觉的分类

（一）浅感觉

浅感觉是皮肤和黏膜的感觉,包括痛觉、温度觉和触压觉。

（二）深感觉

深感觉又名本体感觉,是肌腱、肌肉、骨膜和关节的感觉,包括关节觉、振动觉。

（三）复合感觉

复合感觉是大脑皮质对深浅等各种感觉进行分析比较和综合而形成的,包括实体觉、两点辨别觉、定位觉、图形觉、重量觉等,系皮质感觉。

二、躯体感觉传导通路

各种感觉的传导途径都是由三级神经元相互连接构成的。其中第一级神经元位于脊髓后根神经节内,其周围突经神经干分布至皮肤、黏膜、肌腱及关节组织的神经末梢感受器,中枢突组成后根进入脊髓;第二级神经元位于脊髓后角灰质内,或位于延髓薄束核及楔束核内,其发出的神经纤维交叉到对侧,然后再上行传导,所以感觉中枢对外周感受器的支配是对侧性的;第三级神经元位于丘脑内,发出的神经纤维终止于中央后回的大脑皮质。躯体及四肢的深浅感觉传导通路如图 11-1,11-2 所示。

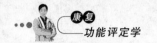
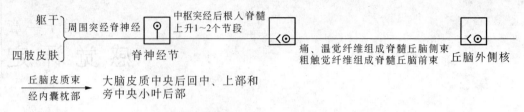

图 11-1　浅感觉传导通路

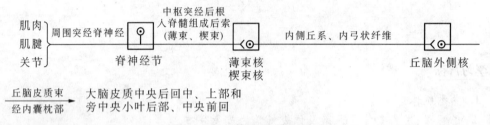

图 11-2　深感觉传导通路

三、感觉的节段分布

每一对脊髓后根的周围神经纤维支配一定的皮肤区域，这种节段性支配在胸段最为明显。如胸₂相当于胸骨角平面，胸₄相当于乳头平面，胸₆相当于剑突平面，胸₁₀相当于脐平面，胸₁₂相当于耻骨联合与脐连线中点平面。上下肢的节段分布比较复杂。脊髓的节段性感觉支配的皮肤分布见图 11-3。

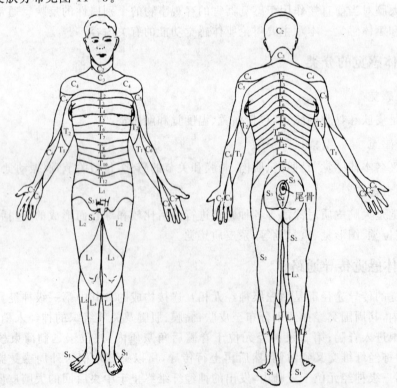

图 11-3　脊髓的节段性感觉支配的皮肤分布

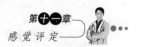

　　根据出现感觉障碍的皮肤节段,可以诊断出受损的脊神经或脊髓属于哪一节段,有助于脊神经或脊髓损伤的定位诊断。脊髓节段性感觉支配及其体表检查部位见表11-1。

表 11-1　脊髓节段性感觉支配与感觉检查部位

节段性感觉支配	检查部位	节段性感觉支配	检查部位
C_2	枕外隆凸	T_8	第 8 肋间
C_3	锁骨上窝	T_9	第 9 肋间
C_4	肩锁关节的顶部	T_{10}	第 10 肋间(脐水平)
C_5	肘窝的桡侧面	T_{11}	第 11 肋间
C_6	拇指	T_{12}	腹股沟韧带中部
C_7	中指	L_1	大腿前方 $T_{12}\sim L_2$ 距离的一半
C_8	小指	L_2	大腿前方中点
T_1	肘窝的尺侧面	L_3	股骨内上髁
T_2	腋窝	L_4	内踝
T_3	第 3 肋间	L_5	足背第 3 距趾关节

第二节　感觉的检查步骤与方法

一、感觉的检查步骤

　　(1)先检查正常的一面,使病人知道什么是"正常"。

　　(2)然后请病人闭上眼,或用东西遮上。

　　(3)在两个测试之间,请病人睁开眼,再告诉新的指令。

　　(4)先检查浅感觉,然后检查深感觉和皮质感觉,如果浅感觉受到影响,深感觉和皮质感觉也会受到影响。

　　(5)根据感觉神经与它们所支配和分布的皮区去检查。

　　(6)先检查整个部位,如果一旦找到缺乏感觉的部位,就要仔细找出那个部位的范围。

　　(7)将检查结果记录在评定表中或在感觉支配的皮肤分布图中标示。

二、感觉的检查方法

(一)浅感觉检查

　　1. 触觉　让患者闭目,检查者用棉花等轻刷患者皮肤。测试时注意两侧对称部位的比较,刺激的动作要轻。检查四肢时,刺激的走向应与长轴平行,检查胸腹部的方向应与肋骨平行。检查顺序通常是面部、颈部、上肢、躯干、下肢。

　　2. 痛觉　让患者闭目,检查者用大头针尖端和钝端以同等的力量轻轻刺激患者皮肤,请病人说出具体感受。若要区别病变不同的部位,则需指出疼痛的程度差异。对痛觉减退的病人要从有障碍的部位向正常的部位检查,对痛觉过敏的病人则要从正常的部位向有障

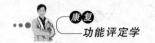

碍的部位检查,这样便于确定病变的范围。

3. 压觉　让患者闭目,检查者用大拇指或指尖用力压在皮肤表面。压力大小应足以使皮肤下陷以刺激深感受器。

4. 温度觉　让患者闭目,检查者用两支试管,分别盛上冷水(5℃～10℃)、热水(40℃～45℃),交替地、随意地去刺激皮肤,请病人指出是"冷"还是"热",选用的试管直径要小,与皮肤的接触时间为 2～3 s。检查时应注意两侧对称部位的比较。

（二）深感觉(本体感觉)检查

1. 关节觉　关节觉包括位置觉和运动觉。

(1) 位置觉:让患者闭目,检查者将其肢体移动并停止在某种位置上,让患者说出肢体所处位置或用另一侧肢体模仿出来。

(2) 运动觉:让患者闭目,检查者在一个较小的范围里被动活动患者的肢体,让患者说出肢体运动的方向。

2. 震动觉　让患者闭目,检查者将每秒震动 256 次的音叉放置病人身体的骨骼突出部位,如胸骨、锁骨、肩峰、鹰嘴、尺骨小头、尺桡骨茎突、棘突、髂前上棘、腓骨小头及内、外踝等,询问患者有无震动感,并注意震动感持续的时间,左、右对比。

（三）复合感觉(皮质感觉)检查

1. 皮肤定位觉　让患者闭目,检查者轻触患者的皮肤,让患者指出被触及的部位,然后测量并记录与刺激部位的距离。正常误差手部<3.5 mm,躯干部<1 cm。

2. 两点分辨觉　让患者闭目,用特制的两点辨别尺或双脚规或叩诊锤两尖端,两点分开至一定距离,同时轻触患者皮肤,患者在闭目的情况下,若感到两点时,再缩小距离,直至两接触点被感觉为一点为止。测出两点间最小的距离。两点必须同时刺激,用力相等。正常人全身各部位的数值不同,正常值:口唇为 2～3 mm;指尖为 3～6 mm;手掌、足底为 15～20 mm;手背、足背为 30 mm;胫骨前缘为 40 mm;背部为 40～50 mm。

3. 图形觉　患者闭目,用铅笔或火柴棒在患者皮肤上写数字或画图形(如圆形、方形、三角形等),询问患者能否感觉并辨认,也应双侧对照。

4. 实体觉　患者闭目,将日常生活中熟悉的某物品放于患者手中(如火柴盒、刀子、铅笔、手表等),让患者辨认该物的名称、大小及形状等,两手比较。检查时应先查患侧。

5. 重量觉　检查者将形状、大小相同,但重量逐渐增加的物品逐一放在患者手上,或双手同时分别放置不同重量的上述检查物品。要求患者将手中重量与前一重量比较或双手进行比较后说出谁重谁轻。

6. 材质识辨觉　分别将棉、毛、丝、橡皮等不同质地的物质放入患者手中,让患者分辨。

三、感觉检查的注意事项

(1) 感觉检查时,患者必须意识清晰,认知状况良好。

(2) 感觉检查应在安静、温度适宜的室内进行。患者应保持放松舒适的体位,检查部位应充分暴露。

(3) 以随机、无规律的时间间隔给予感觉刺激,刺激部位应位于每一被检查区域的中心点。

(4) 皮肤增厚、瘢痕、老茧部位的感觉将有所下降,检查中应注意区别。

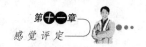

（5）患者在回答问题时，检查者忌用暗示性提问。

（6）检查时注意左、右侧和远、近端的对比。

（7）检查者必须熟悉脊髓节段性神经支配及周围神经支配区域，按其分布范围有的放矢进行检查。

第三节　感觉障碍的评定

一、感觉障碍的定位诊断

由于感觉通路各部位损害后，所产生的感觉障碍有其特定的分布和表现，故可根据感觉障碍区的分布特点和改变的性质，判定感觉通路损害的部位。临床上对感觉障碍可分为以下几型。

（一）周围神经型

1. 末梢神经损害　表现为四肢末梢对称性手套式和袜套式分布的各种感觉减退、消失或过敏，主观表现为肢端的麻木、疼痛和各种异常感觉，如烧灼感、蚁行感等，常表现为近端轻、远端重，上肢轻、下肢重。见于四肢末梢神经炎。

2. 神经干损害　某一神经干损害后，表现该神经干支配区出现片状或条索状分布的感觉障碍。

3. 后根损害　感觉障碍呈阶段性带状分布，在受损的后根支配区域内各种感觉减退或消失，常伴发神经根痛和神经根的牵拉痛。由于皮肤的感觉支配呈节段性重叠，一个神经根的损害多无明显的感觉减退。

（二）脊髓型

1. 脊髓横断性损害　产生病变平面以下的感觉丧失，伴有截瘫或四肢瘫、大小便障碍。

2. 脊髓半切损害　为病变平面以下同侧深感觉障碍，病变对侧的痛、温觉障碍。因为触觉纤维在两侧传导，触觉无障碍。

3. 脊髓后角损害　由于痛觉、温度觉纤维进入后角，而一部分触觉和深感觉纤维直接进入后索，因此后角损害表现为节段性痛觉、温度觉障碍，触觉大致正常，深感觉正常，即所谓的浅感觉分离。

4. 脊髓传导束损害　产生损害平面以下的感觉障碍，如①后索损害：病灶水平以下同侧深感觉减退或消失，同时出现感觉性共济失调；②脊髓侧索损害：产生病灶以下对侧的痛、温觉障碍。

（三）脑干型

一侧病变时，典型表现为"交叉性感觉障碍"，系因传导对侧躯体深浅感觉的脊髓丘脑束受损，出现对侧躯体深浅感觉障碍；同时尚未交叉的传导同侧颜面感觉的三叉神经传导通路也受损，因此出现同侧颜面的感觉特别是痛觉障碍。

（四）丘脑型感觉障碍

丘脑是各种感觉的汇合之处，受损时出现以下表现：①对侧半身感觉减退或消失，以肢

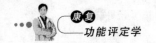

体重于躯干,上肢重于下肢,肢体远端重于近端,深感觉受累重于浅感觉为特征;②脑痛,对侧半身有自发的、难以忍受的剧痛,以定位不准、性质难以形容为特点;③感觉过敏或倒错。

（五）内囊型

丘脑皮质束经内囊后肢的后 1/3 投射至大脑皮质中央后回及顶上小叶。受损时出现对侧偏身(包括面部)深、浅感觉减退或消失,常伴有偏瘫和偏盲。

（六）皮质型

大脑皮质感觉中枢在中央后回及旁中央小叶附近,因皮质感觉区范围广,病变只损害其中一部分,因此感觉障碍只局限于对侧的一个上肢或一个下肢分布的感觉减退或缺失,称单肢感觉减退或缺失。皮质型感觉障碍的特点是出现复合感觉的障碍,如实体觉、图形觉、两点辨别觉、定位觉的障碍。

二、感觉障碍的评定目的及意义

(1) 确定感觉障碍的类型、部位和范围,并作出神经损伤的定位诊断。
(2) 确定感觉障碍对运动功能及日常生活活动的影响。
(3) 针对感觉障碍的特点,为患者制定相应的治疗计划。
(4) 确保患者安全,预防出现继发性损害,如压疮、烫伤等。
(5) 评估疗效。

第四节　疼痛的评定

一、概述

（一）疼痛的基本概念

疼痛是人人都经历过的一种不愉快的感觉,较为严重的疼痛可对人们的学习、生活、精神构成非常严重的影响。虽然疼痛是一种很普遍的现象,但是要给疼痛下一个非常确切的定义却是很困难的。目前,被广泛接受的疼痛定义是国际疼痛学会(IASP)于 1986 年提出的。该定义为:疼痛是由实际的或潜在的组织损伤引起的一种不愉快的感觉和情感经历。

（二）疼痛的分类

目前疼痛的分类尚未统一标准。一般可根据疼痛的部位、病因、发作频率、强度、持续时间和病理分类。临床上最为常用的分类方法是以疼痛的持续时间作为依据,据此可将疼痛分为急性疼痛、亚急性疼痛、慢性疼痛和再发急性疼痛。

1. **急性疼痛**　由于有效的治疗和(或)疾病损伤的自限性结果,急性疼痛及其伴随反应通常在数天或数周内消失,普遍可以接受的急性疼痛的标准通常为<30 天。但若治疗不当,则会引起疼痛持续存在,发展为亚急性或慢性疼痛。

2. **亚急性疼痛**　疼痛持续时间介于急性疼痛和慢性疼痛之间,这一过程被视为疼痛可完全治愈的最后机会。

3. **慢性疼痛**　普遍可以接受的慢性疼痛的时间标准通常为 6 个月以上。慢性疼痛与

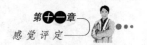

急性疼痛比较具有3个方面的差别,即心理反应不同、产生疼痛之外的各种障碍、一旦形成慢性疼痛,疼痛完全缓解的可能性极小。

4. 再发急性疼痛 为一种间隔较长一段时间后再度发作的"孤立"的疼痛模式。它往往是在慢性病理基础上由外周病理的急性发作所致。

(三)评定目的

(1)确定疼痛的原因;

(2)判定疼痛的程度;

(3)确定疼痛对运动功能和日常生活活动能力的影响;

(4)提供制定治疗措施的依据;

(5)评价治疗效果。

二、疼痛的评定方法

由于疼痛不仅与生理、病理有关,还受情绪、心理等因素的影响,因此客观的测定和评价有一定难度。常用疼痛的评定方法包括以下几种。

(一)疼痛部位(45区体表面积评分法)

常采用人体表面积评分法,又被称为45区人体评分法。此法把人体表面分成45个区域,每个区域内标有该区号码(图11-4)。人体前面分为22个区,背面分为23个区。每个区不论大小均为1分。病人将自己的疼痛部位在图中标出,用笔涂盖。即便只涂盖了一个

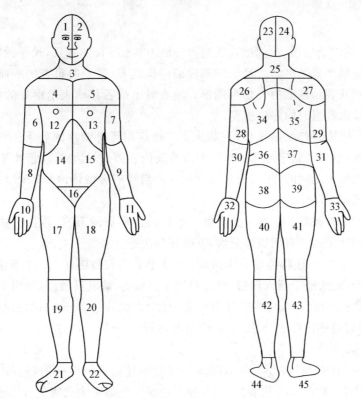

图11-4 人体表面积45分区

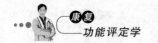

区的一小部分也评为1分。通过这些疼痛区,可计算病人疼痛面积占体表面积的百分比(表11-2)。对于疼痛强度的评定患者可用不同彩色来表示,如绿、红、蓝、黑分别代表无痛、轻痛、重痛、极痛,也可用不同符号为+,++,+++,++++,同样表示疼痛强度。

表11-2 躯体疼痛表面积百分比

疼痛区号码	各占体表面积百分比(%)	疼痛区号码	各占体表面积百分比(%)
25,26,27	0.5	38,39	2.5
4,5,16	1	14,15	3
3,8,9,10,11,30,31,32,33	1.5	19,20,42,43	3.5
1,2,21,22,23,24,44,45	1.75	34,35	4
6,7,12,13,28,29,36,37	2	17,18,40,41	4.75

(二)疼痛强度

1. 目测类比评分法(VAS) 又称视觉模拟评级法,VAS用来测定疼痛强度,它是由一条100 mm直线组成。线左端(或上端)表示"无痛",线右端(或下端)表示"无法忍受的痛"。患者将自己感受的疼痛强度以"工"标记在直线上,线左端(或上端)至"工"之间的距离(mm)为该患者的疼痛强度,每次测定前,让病人在未有画过的直线上再做标记,以避免患者比较前后标记而产生主观性误差。

VAS 无痛|——|——|——|——|——|——|——|——|——|——|极痛
0   100

随着VAS的广泛应用,人们把直线改为一根100 mm长的直尺,尺子的零端为无痛,另一端为可想象的最严重的疼痛。尺子的刻度面向检查者,尺子向患者的一面是表示疼痛的程度的人脸漫画或表示程度的三角形图形。检查时由患者移动表示疼痛的指针,指针所在处的数值即为该患者当时的疼痛程度。

VAS简单、快速、精确、易操作,在临床上广泛应用评价治疗的效果。它不仅用来测定疼痛的强弱程度,也可以测定疼痛的缓解程度及其他方面,如:情感、功能水平的程度。VAS的缺点是不能做病人之间的比较,而只能对病人的治疗前后做评价。VAS对那些理解能力差的人士会有困难。

2. 口述分级评分法 此类方法是由一系列描述疼痛的形容词组成,描述词以疼痛从最轻到最强的顺序排列。有四级评分法、五级评分法等。

(1)四级评分法:此法将疼痛分为四级:①无痛;②轻微疼痛;③中等度疼痛;④剧烈疼痛。每级1分,此法便于病人理解,虽简单但不够精确,缺乏灵敏度,适用于临床。

(2)五级评分法:此方法将疼痛分为五级:①轻微的疼痛(1分);②引起不适感的疼痛(2分);③具有窘迫感的疼痛(3分);④严重的疼痛(4分);⑤剧烈的疼痛(5分)。此法因简单常用于临床。

3. 数字疼痛评分法(NPRS) NPRS是用数字计量评测疼痛的幅度或强度。数字范围为0~10,0代表"无痛",10代表"最痛",患者选择一个数字来代表他自觉感受的痛。如选择0,或1,2,3,4,5,6,7,8,9,10中一个数字。NPRS常用于下腰痛、类风湿关节炎及癌痛。

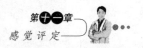

【知识库】　　　　　　　**正确认识疼痛**

　　疼痛与生俱来,甚至伴随生命的全过程。长期以来,人们对疼痛的认识比较片面,认为疼痛只是疾病的症状,只要疾病治好,疼痛就会消失,所以众多患者忍受着疼痛的折磨。实际上,多数慢性疼痛不仅仅是一种症状,有的慢性疼痛本身就是一种疾病,例如三叉神经痛、带状疱疹后疼痛等。疼痛本身就是病,治好了疼痛,病也就好了。慢性疼痛作为一种病症,已引起全世界的高度重视,世界疼痛大会将疼痛确认为继呼吸、脉搏、体温和血压之后的"人类第 5 大生命指征"。

　　疼痛是许多疾病的常见或主要的症状,同时,现代疼痛的研究结果认为,慢性疼痛本身就是一种疾病,不仅给病人带来痛苦,而且还对中枢神经、循环、呼吸、内分泌、消化、自主神经等系统造成不利影响,甚至危及生命。我们对于各种类型的疼痛要早期完善控制,以免转化为长期、慢性痛,导致机体功能失调,生活质量降低。现代疼痛治疗的目的是从生理、心理、行为、社会适应性等多水平对功能异常的人体神经系统进行调整、扶助、康复训练等。

思考题

1. 简述躯体感觉的分类。
2. 简述脊髓型感觉障碍的特点。
3. 简述疼痛常用的评定方法。

（张　洁）

第十二章

神经肌肉电生理评定

学习目标

1. 了解肌电图检查原理、检查方法。
2. 熟悉正常肌电图和异常肌电图。
3. 了解运动神经、感觉神经传导速度检查方法及反射检查。
4. 熟悉表面肌电图的定义及应用。

第一节　肌　电　图　检　查

肌电图（EMG）又称针电极肌电图，是指以同心圆针插入肌肉中收集针电极附近一组肌纤维的动作电位，包括在插入过程中、肌肉处于静息状态下和肌肉做不同程度随意收缩时的电位活动。

肌电图是记录肌肉静止和收缩时的电活动以诊断肌肉疾病的电生理学方法。肌电图可用于鉴别神经源性和肌源性肌肉萎缩，了解神经损伤的程度、部位和再生的情况，帮助制定正确的神经肌肉康复治疗计划，作为康复训练中的肌肉作用、力量和疲劳的指导。

一、概述

（一）肌电图原理

肌电图是将电极接触肌肉时记录到的肌肉的生物电活动。运动神经元包括 α 神经元和 γ 神经元，α 神经元支配梭外肌，γ 神经元支配梭内肌。α 神经元的末梢在肌肉中分成许多小的分支，每一小支支配一根骨骼肌的纤维，一个 α 神经元支配肌纤维的数目由 5～2 000 根不等。由一个 α 运动神经元及其所支配的全部肌纤维组成的功能单位，称为运动单位。

当某一 α 运动神经元兴奋时，兴奋传导到神经末梢，引起它所支配的肌纤维兴奋，产生动作电位，骨骼肌细胞的电位变化是肌电图的发生源。测量到一个肌纤维的电位变化是单相的，但是在同一个运动单位内测量的电位变化往往是多相或时程延长。这是因为运动神经末梢各分支的长短不同，兴奋到达所支配的各肌纤维的时间不同，因而各肌纤维开始兴奋的时间不同，这就造成了运动电位合成电位的多相或时程延长。

（二）肌电图检查目的

肌电图可反映运动系统不同环节的损害，包括上运动神经元（皮质和脊髓）、下运动神

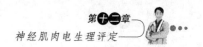

元(前角细胞和脊髓轴索)、神经肌肉接头和肌肉。

肌电图可看作是临床体格检查的延伸,通过 EMG 可以了解到:

1)肌肉病变是神经源性还是肌源性损害;

2)神经源性损害的部位(前角、根、丛、干、末梢);

3)病变是活动性还是静息性;

4)神经的再生能力;

5)提供肌强直及分类的诊断和鉴别诊断依据。

(三)记录

肌电图的波形变异很大,从一块肌肉可以记录到不同形状、不同时限的运动单位电位。这些差异不只是由于每个运动单位本身的结构、空间排列和兴奋时程不同引起的,也取决于电极与受检运动单位的彼此位置关系。运动单位电位的基本波形如图 12-1 所示,并以此图说明肌电图的基本参数。

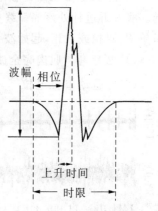

图 12-1 运动单位点电位波形

1. 相   波形偏离基线再回到基线为一相。运动单位电位多为四相或三相,大于四相称为多相电位。正常情况下,多相电位少于 12%。

2. 峰   每次电位转向称为峰。不论是否过基线,只要转向幅度超过 20 μV 为一峰。

3. 极性   习惯上以基线为零,基线以下为正,以上为负。

4. 电位时限   自一个电位的第一个相偏离基线开始,到最后一个相回到基线所经历的时间称为时限。单个运动单位电位时限一般在 5~15 ms,超过正常值±20% 以上属异常(图 12-2)。

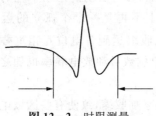

图 12-2 时限测量

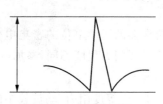

图 12-3 波幅测量

5. 波幅   一般取峰-峰之间的电位差为波幅。可通过对最高的正向和负向波幅间的距离来进行测定。正常情况下,在轻收缩时记录的运动单位电位中最高的幅度一般不超过 5.0 mV(图 12-3)。

6. 频率   每秒钟单个电位发生的次数或电位群的发放次数。

二、正常肌电图

(一)针电极插入及肌肉放松时的肌电图

1. 插入电位   是指针电极插入肌肉时,因针的机械刺激及损伤作用,而引起肌纤维活动,出现一阵短暂的电位发放。在示波屏显示爆发性成组出现的重复发放的高频棘波,持续时间为几百毫秒,针电极一旦停止移动,插入电位也迅速消失(图12-4)。

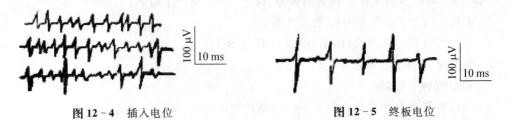

图12-4 插入电位   图12-5 终板电位

2. 终板电活动 终板电活动有两种:终板噪声和终板负电位。是针电极插在终板区引起。病人诉进针处疼痛。终板噪声为不规则的电压波动,听到海啸样杂音。而终板负电位呈单相、双相或三相,起始波总为负相,须与纤颤电位相鉴别(图12-5)。

3. 电静息 肌肉完全放松时,不出现肌电位,示波屏上呈一直线。

（二）运动单位电位

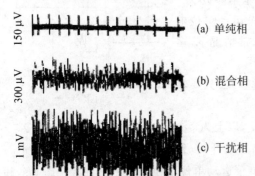

(a) 单纯相

(b) 混合相

(c) 干扰相

图12-6 肌肉不同程度用力收缩时的肌电图

在电静息状态,当受检者做轻微肌肉收缩,在基线上会出现单相、双相或三相,少数为四相的电位,波幅在 0.1~0.2 mV,时限在 5~15 ms,频率在 5~20 Hz,此电位是一个运动神经元所支配的多根肌纤维同步兴奋的电活动,称为运动单位电位,在肌电图中又称为单纯相(图12-6)。

（三）干扰电位

随受检者用力程度逐渐增加、肌肉收缩力逐渐增加、参与活动的运动单位的数目也增加,肌电图上不再是一个个孤立的运动单位电位,而是显示募集众多的运动单位的密集电位。当肌肉收缩达到各电位互相重叠,称为干扰电位。肌肉收缩时因用力程度不同,参加收缩的运动单位数目和放电频率也随之不同,故可出现不同形状的波形。

1. 混合相 中等度用力,动员较多的运动单位参加收缩,致使有些区域电位密集,不能分辨出单个电位,有些区域仍可见单个运动单位电位。

2. 干扰相 肌肉最大用力收缩时,动员更多的运动单位参加工作,并且放电频率增高,致使运动单位电位彼此重叠而无法分出单个电位(图12-6)。

三、异常肌电图

（一）插入电位异常变化

1. 插入电位减弱或消失 见于废用性肌萎缩、重症进行性肌萎缩。

2. 插入电位时间延长 针电极挪动停止后电位并不立即消失。插入电位延长者常见于神经源性疾病,这是肌肉去神经支配后肌膜兴奋性异常增高的结果,在周围神经损伤中最常见。多发性肌炎、皮肌炎中也可见到,但肌肉纤维化后,则插入电位消失。

3. **肌强直电位** 是插入电位延长的一种特殊形式,针电极插入后,肌肉产生不自主的持续收缩,其电位频率和波幅随时间延长而逐渐增加,达到一定程度后又降低,示波屏显示一组节律性放电现象,扬声器上可闻及俯冲轰炸机样的特殊音响。见于肌强直疾病、少数神经源性疾病和肌源性疾病(图12-7)。

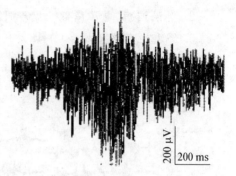

图12-7 肌强直电位

(二)电静息异常变化

正常肌肉放松时,肌电图应记录为电静息,当神经、肌肉异常时,可出现纤颤电位、正峰电位、异常的束颤电位等。

1. **纤颤电位** 波形可呈单相、双相、三相,以双相多见,以起始相为正、主相为副是其特征,时限大多<3.0 ms,电压<300 μV,在扬声器上可出现尖调叩击声,音响特殊,可以凭听觉识别。如在肌肉的非终板区找到两个以上的纤颤电位为最有诊断价值的客观指标,常见于失神经支配肌。切忌对偶见的、孤立的局部纤颤电位作出神经源性的诊断(图12-8)。

图12-8 纤颤电位

图12-9 正相电位

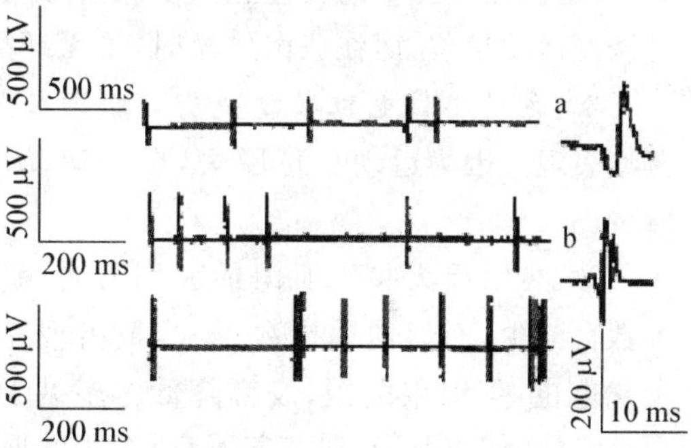

图12-10 束颤电位

2. **正相电位(称正锐波)** 是从肌肉损伤部位记录到的肌纤维活动电位,形似锯齿,起始为正相波,可伴有一个时限较宽、波幅较低的负相波。时限变化较大,平均5.0 ms左右,电压20~200 μV,频率通常间隔较规律,扬声器上可听到粗钝的"砰砰"声(图12-9)。

3. **束颤电位** 是一自发的运动单位电位,与轻收缩时运动单位电位的区别:①自发的,时限宽,电压高;②频率慢,节律性差,发放不规则(图12-10)。常见于前角细胞病变,必须与纤颤、正相电位同时存在才有意义。

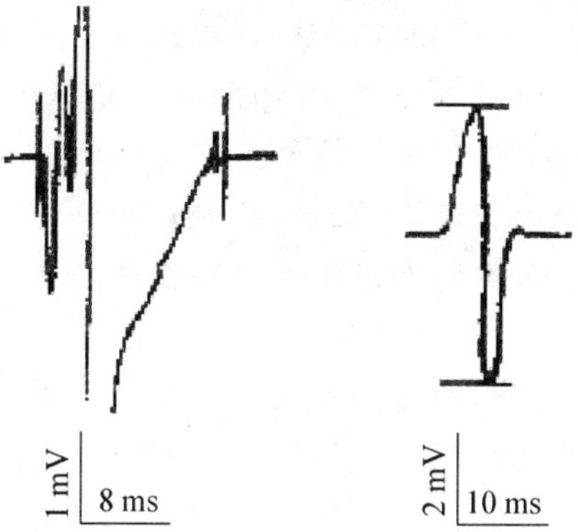

(三)运动单位电位异常变化

运动单位电位时限的平均值偏离正常值的20%则可考虑时限缩短或延长,运动单位电位电压的差别很大,当电压超过5.0 mV时,有明显的诊断价值,称为"巨大电位"(图12-11)。

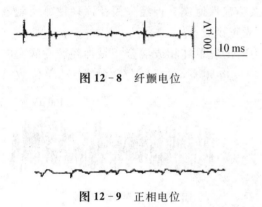

图12-11 巨大电位

1. **时限延长、电压增高** 见于脊髓前角细胞病变及陈旧性周围神经损伤、卡压、小儿产伤等。

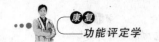
2. 时限缩短、电压降低 见于肌源性疾病。

3. 多相电位数量增多(>12%) 多相电位波形特点对诊断价值较大,按多相电位波形特点可分为:

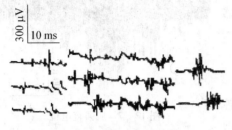

图 12-12 短棘波多相电位

(1)短棘波多相电位:此波时限短,呈毛刷状,时限<3.0 ms,波幅不等,为 300~500 μV。在神经再生早期称新生电位,见于肌源性疾病时可将其称之为肌病电位(图 12-12)。

(2)群多相电位:此波时限较长,可达 20~30 ms,多见于陈旧性神经损伤、脊髓前角细胞疾病。

(四)干扰电位异常变化

用力收缩时波形异常表现为运动单位电位数量和放电频率的改变,依损害的性质和程度不同有下列表现:

1. 完全无运动单位电位 肌肉最大用力时,不出现任何运动单位电位,表示运动功能完全丧失,见于严重的神经肌肉疾患、神经失用及癔症性瘫痪。神经失用及癔症性瘫痪刺激可诱发运动单位,而在肌肉放松时,可无纤颤波、无正锐波。

2. 运动单位电位数量减少 肌肉最大用力时出现单纯相或混合相是神经源性病变的典型表现。因为运动单位脱失,单个运动单位的放电频率增加可部分代偿运动单位数目减少。

3. 病理干扰相 肌肉最大用力时,肌纤维数目减少,而运动单位数正常,虽出现完全干扰电位,但时限缩短、波幅降低。多见于肌源性疾病,如皮肌炎、肌营养不良、废用性肌萎缩(图 12-13)。

图 12-13 病理干扰相

【知识库】   肌 电 图

肌电图(electromyography, EMG),是应用电子学仪器记录肌肉静止或收缩时的电活动,以及应用电刺激检查神经、肌肉兴奋及传导功能的方法,英文简称 EMG。通过此检查可以确定周围神经、神经元、神经肌肉接头及肌肉本身的功能状态。

通过测定运动单位电位的时限、波幅,安静情况下有无自发的电活动,以及肌肉大力收缩的波形及波幅,可区别神经源性损害和肌源性损害,诊断脊髓前角急、慢性损害(如脊髓前灰质炎、运动神经元疾病),神经根及周围神经病变(例如肌电图检查可以协助确定神经损伤的部位、程度、范围和预后)。另外对神经嵌压性病变、神经炎、遗传代谢障碍神经病、各种肌肉病也有诊断价值。此外,肌电图还用于在各种疾病的治疗过程中追踪疾病的康复过程及疗效。

利用计算机技术,可作肌电图的自动分析,如解析肌电图、单纤维肌电图以及巨肌电图等,提高诊断的阳性率。

第二节　神经传导速度检查

一、概述

（一）定义

神经传导速度检测是应用脉冲电流刺激运动或感觉神经,记录激发电位,计算冲动在某一段神经的传导速度。神经传导速度检查是评定下运动神经元病变及神经功能状态较为可靠的方法,包括感觉、运动神经传导检查和反射检查。能了解神经功能的正常、异常或缺失,并能区分脱髓鞘性病变与轴索性病变。神经传导检查研究运动神经和感觉神经传导的功能,反映检查研究神经传入传出通道(即反射弧)的功能。

（二）神经传导的基本原理

1. **神经兴奋性和传导性**　神经的兴奋性表现为神经冲动。神经冲动能从一个部位传播到整个神经,即为神经的传导性。

2. **神经冲动按一定的方向传导**　感觉神经将冲动传向中枢,即向心传导;而运动神经纤维则将兴奋冲动传向远端肌肉,即离心传导。但所有神经均能双向传导。

3. **刺激的特征**　一个有效刺激(引起神经冲动使肌肉收缩)必须包含刺激强度、时限、频率3个因素。

（1）刺激强度:引起神经冲动必须有一定的刺激强度,称为阈值强度,即为阈值刺激。当刺激强度使所有的神经纤维发生兴奋后,即使再增加刺激强度,肌肉收缩不再增加,称为最大刺激强度。刺激电流强度随测定神经部位、病变程度而异,一般需取超强刺激才能引起肌肉最大收缩。

（2）刺激电流时限:常选用0.1～0.5 ms,神经损伤时,对短时限电流兴奋性降低,可将电流时限加到1.0 ms。

（3）刺激电流频率:频率常选用1Hz,脉宽常选用100～200 ms,患者对高频电刺激会有不适和疼痛感。所以刺激频率不应过高,以避免刺激落入前一个刺激的绝对不应期内,导致神经不发生兴奋。

二、检查方法

（一）运动神经传导速度（MNCV）的测定

运动神经传导速度检测是用电刺激运动神经使支配肌产生动作电位,记录电位的潜伏期、波幅、形态、时限,计算运动神经传导速度。

1. **测定方法**　一般采用两点刺激法,在神经干通路上选择2个以上的点,在各点分别施以超强刺激,并从该神经支配的远端肌肉上记录各刺激点的诱发电位。

2. **计算方法**　由不同点施以刺激到出现诱发电位的时间称为潜伏期(latence,LAT),2个刺激点的LAT之差称为传导时间,再从人体测两点间距离,代入下列公式,即为传导速度:

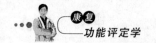

$$运动神经传导速度(m/s)$$
$$= \frac{近端、远端刺激点间的距离(mm)}{近端刺激点诱发电位\,LAT-远端刺激点诱发电位\,LAT(ms)}$$

以尺神经为例:记录电极为小指展肌,在尺神经腕部刺激,复合肌肉动作电位(CMAP)潜伏期为 2.8 ms,肘部刺激,CMAP 潜伏期为 6.9 ms,测出两点刺激距离为 220 mm,则尺神经由腕—肘的 MNCV 为 220/(6.9−2.8)=53.7 m/s(图 12−14)。

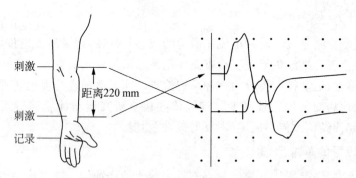

图 12−14　运动神经传导检测示意图

(二)感觉神经传导速度(SNAP)的测定

感觉神经传导因没有神经肌肉节头和肌肉参与,所以记录的是神经电位而不是运动单位电位,故又称神经电图。

1. 测定方法

(1)顺向法:在神经远端刺激,顺感觉神经传导方向在神经干近端记录激发电位。

(2)逆向法:在神经近端刺激神经干,逆感觉神经传导方向在神经干远端记录神经激发电位。感觉电位一般很小,故要求仪器有高增益、低噪声性能,并采用叠加平均技术。

2. 计算方法

$$感觉神经传导速度(m/s) = \frac{近端刺激与远端记录点间的距离(mm)}{诱发电位的\,LAT(ms)}$$

以尺神经为例:小指刺激,腕部尺神经记录的 SNAP 潜伏期为 2.0 ms,量得刺激与记录间距离为 115 mm,则尺神经小指—腕的 MNCV 为 115/2.0=57.5 m/s(图 12−15)。

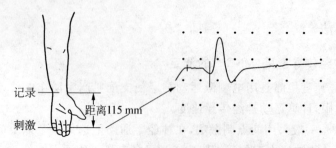

图 12−15　感觉神经传导检测示意图

(三)神经反射检测

1. F 波　F 波是同一运动神经元的回返兴奋,引起靶肌肉产生的一个迟发电位。用特定刺激作用于外周神经时,产生的冲动沿神经干呈双向传导:向远端传导引起肌肉兴奋,在该肌记录的电位称为 M 波;向近端传导则沿神经轴索传至脊髓前脚运动细胞,使该细胞兴奋后又发出冲动沿同一神经传至支配肌,产生 20~50 ms 的迟发电位,称为 F 波(图 12-16)。

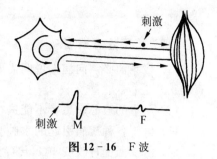

图 12-16　F 波

(1) **方法**:用刺激强度为 30~50 mV,频率为 0.5~1 Hz,qi 10~20 刺激的平均值,记录 F 波和 M 波的潜伏期、波幅、频率、时限和形态,并测量刺激点至脊髓的距离。

(2) **传导速度计算**:测量出 F 波与 M 波潜伏期,即能计算出该神经近端的传导速度,其计算公式:

$$F 波传导速度 = \frac{刺激点至 C_7(或 L_1)棘突的距离 \times 2(mm)}{F 波潜伏期 - M 波潜伏期 - 1(ms)}$$

在公式中 C_7 为第 7 颈椎,L_1 为第 1 腰椎。检测上肢 F 波传导时,测量距离以 C_7 棘突为止点,检测下肢 F 波传导时,测量距离以 L_1 棘突为止点。公式中的减 1 则是减去冲动在脊髓前角细胞的时间延搁。

2. H 波及其反射测定　H 波及其反射是一种单突触节段反射,用运动阈以下、感觉阈以上的刺激作用于混合神经干时,产生的神经冲动经传入神经至后根,又进入脊髓至前角,经突触传递而兴奋运动神经元,再从前根传至外周神经,在该神经支配肌上引出一激发电位,记录的波形称为 H 波。

(1) **H 波和 M 波的关系**:因引出 H 波的阈强度低于引出 M 波的阈强度,故 H 波出现在 M 波前为其典型特征。此时的 H 反射波幅达最大值。当电流进一步加大时,H 波的幅度逐渐减小而 M 波反而持续增大,当 M 波达到最大时,H 波却很小乃至消失。

(2) **测定方法**:用单电极电刺激,刺激脉冲一般为 0.5~1 ms,频率为 0.2 Hz,开始用低强度引出 H 波,然后逐渐增加刺激强度,每次刺激间隔为 3 s。H 波的波幅将随刺激强度增加而上升,在刺激强度接近 M 波阈值强度时,波幅达最大;一旦 M 波出现后,再继续加大刺激强度时,F 波即会出现(图 12-17)。

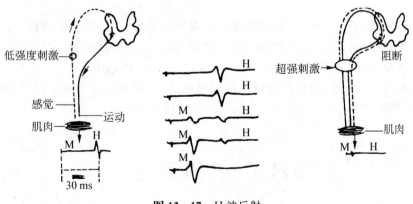

图 12-17　H 波反射

(3) **传导速度计算**　H 波反射的潜伏期与 F 波相似,但 H 波反射的阈刺激强度小于 M 波的阈刺激强度,而 F 波的阈刺激强度大于 M 波的阈刺激强度。H 波反射的传导速度计算

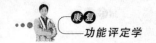

方式同 F 波。

（四）检测注意事项

（1）检测前必须向病人说明需要一定量的电流刺激，以免引起不必要的紧张，不利于检查的正常进行。

（2）严重的冠心病患者不能进行检测，以免诱发心绞痛、心肌梗死等。

（3）由于各种疾病引起的水肿会影响神经传导速度（NCV）测定的准确性，应加注意。

（4）由于温度每改变 1℃，传导速度随即改变 1.2～2.4 m/s，所以室内温度需要保持恒定，皮肤温度不应低于 30℃。

（5）面神经测定前嘱病人面部勿抹油。

（6）重复刺激测定前需停服新斯的明类药物。

第三节 诱 发 电 位

广义的诱发电位指一切刺激所激发的电位。但一般讲的诱发电位仅指在头颅记录到的皮质电位和在脊髓记录到的脊髓电位，以及刺激皮质运动区或脊髓在相应肌肉表面记录的电位。诱发电位又分感觉诱发电位和运动诱发电位。

一、感觉诱发电位

1. 躯体感觉诱发电位　是刺激躯体神经，在中枢记录的神经电位，包括头皮和脊髓诱发电位，通过对电位的分析，了解躯体神经通路的功能状态。

2. 脑干听觉诱发电位　是通过声音的刺激，引出听神经短暂的潜伏期电位，再对波形、阈值、潜伏期、反应特性等分析，了解听神经、脑干以及皮质相应区的功能。

3. 视觉诱发电位　是利用光的刺激，将枕叶皮质记录到的电位进行分析，判断视神经通路的功能状态是否正常。

二、运动诱发电位

运动诱发电位指应用电或电磁刺激皮质运动区或脊髓，产生的兴奋通过下行传导通路使脊髓前角细胞或周围神经运动纤维兴奋，在相应肌肉表面记录到的运动单位电位。

（1）电刺激因刺激强度要求太大，可致疼痛，故临床较少应用。

（2）需在电磁屏蔽室进行，用电磁刺激相应的脑区，记录电极可放于小指外展肌、肱二头肌、踇展肌记录诱发电位，主要反应运动神经传导功能状态。

第四节 表 面 肌 电 图

一、概述

表面肌电图（sEMG），也称动态肌电图或运动肌电图。相对于针电极肌电图而言，其检测电极为表面电极,它将电极置于皮肤表面,不须刺入皮肤,使用方便、安全、无创,可用于测试较大范围内的肌电图信号。另外,它不仅可在静止状态测定肌肉活动,而且也可在运动过程中持续观察肌肉活动的变化;不仅是对运动功能有意义的诊断方法,而且也是一种较好的生物反馈治疗技术。

（一）表面肌电图信号产生的模式

表面肌电图的起源是运动单位动作电位,活动电位由给定的肌肉收缩过程中每一被激活的运动电位所发放。在任何一个给定的募集模式,众多的运动单位以非同步的模式被激活,这种非同步激活模式提供了流畅运动的可能性(图 12-18)。这些运动单位活动的总和构成了肌电信号的强度。

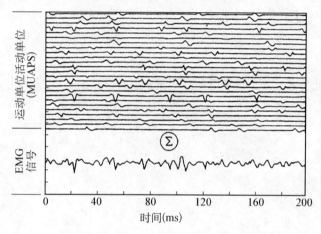

图 12-18 sEMG 信号产生模式示意图

因此,表面肌电图信号实质上是多个运动单位电位的代数和,其波幅典型的在 $1\sim 5\,000\,\mu V$,频率范围为 $10\sim400\,Hz$。信号最终也是受中枢神经系统所控制。肌电图与肌肉收缩之间有着十分密切的关系。一般情况下,当肌肉轻度收缩时,肌电信号相对较弱,且频率也低,而肌肉强力收缩时,肌电信号则较强,且频率也高。

（二）表面肌电图与针电极肌电图的区别

表面肌电图将电极置于皮肤表面,肌电信号来自于多个运动单位,可很好地反映运动过程中肌肉生理、生化等多方面的改变,但缺点是仅能有效地应用于浅表肌肉。针电极肌电图将电极插入肌肉,可很好地研究深层肌肉的运动学和神经生理学活动,且很少被串扰(临近肌肉组织将能量传递到所记录的肌肉组织的现象)所影响,但其所能测试的范围远比表面电极小得多。此外在重复检查时,由于针电极在重复插入肌肉组织过程中很难保持一定的定位,因此重测信度较表面肌电图为低。

二、表面肌电图在康复医学中的应用

表面肌电图的应用范围十分广泛,所有涉及肌肉功能方面的领域几乎都有所应用。在康复医学领域,表面肌电图可广泛地用于评定、治疗和研究。主要应用在以下几个方面。

（1）间接评定肌力;

（2）量化评定肌肉疲劳程度;

（3）评定肌张力，判断被动运动时的放松程度；

（4）测定步行过程中的肌肉活动，为步态分析提供有价值的信息；

（5）评定平衡功能，帮助加强平衡训练。

思 考 题

1. 什么是运动单位？

2. 简述正常肌电图的表现。

3. 什么是纤颤电位？其病理意义是什么？

4. 什么是F波？

5. 什么是H波？其反射是如何传导的？

6. 什么是诱发电位？

7. 什么是表面肌电图？

8. 简述表面肌电图在康复医学中的应用价值。

（张　洁）

第十三章
日常生活活动能力评定

学习目标

1. 掌握 ADL 的基本概念，了解 ADL 分类和范围。
2. 掌握 Barthel 指数评定方法。
3. 熟悉功能独立性评估方法。
4. 熟悉 ADL 评定的注意事项。

第一节 概　　述

　　日常生活活动(activities of daily living，ADL)能力反映了人们在家庭或医疗机构和社区中最基本的能力，因而在康复医学中是很基本很重要的内容。ADL 在童年期逐步形成获得，并随着实践而发展，最终趋于完善。这些对健康人来说简单易行，但是对病、伤、残者来说变得困难复杂。在日常生活活动中最大限度的自理，是构成康复工作的重要领域，要改善患者自理能力，首先就必须进行 ADL 的评定。评定主要目的是确定是否能够独立及独立的程度、判定预后、制定和修订治疗计划、评定治疗效果、安排返家或就业等。

　　日常生活活动能力评定，是用科学的、尽可能准确的方法评估出病、伤、残者的日常生活活动的现状及存在的问题，为确立康复目标、制定康复计划、评估康复效果提供依据。是康复医学的重要内容。

一、基本概念

　　狭义的日常生活活动是指人们为了维持生存及适应生存环境而进行的一系列最基本的、最具有共性的活动，包括进食、穿衣、洗澡、大小便控制及行走。广义的日常生活活动是指一个人在家庭、工作机构及社区里自己管理自己的活动。除了最基本的生活活动外，还包括与他人交往，以及在经济上、社会上和职业上合理安排生活方式。即家居独立、工作独立和社区独立。

二、日常生活活动的分类与范围

(一)日常生活活动的分类

1. **基础性日常生活活动**(basic activity of daily living，BADL)　BADL 是指每日生

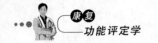
活中与穿衣、进食、保持个人卫生等自理活动和坐、站、行走等身体活动有关的基本的、共性的活动。

2. 工具性日常生活活动(instrumental activity of daily living，IADL)　IADL 是指人们在社区中独立生活所必需的关键性的较高级的技能，如家务杂事、炊事、采购、骑车或驾车、处理个人事务等，大多需借助工具进行。

(二)评定内容

日常生活活动能力评定内容包括自理、运动、交流及家务劳动。

1. 自理方面　进食、更衣、入厕、个人卫生及修饰。

2. 运动方面　床上运动、轮椅转移、室内外行走、公共或私人交通工具的使用。

3. 交流方面　打电话、使用电脑、阅读、书写、识别各种标志等。

4. 家务劳动方面　购物、做饭、洗衣、使用家用电器及环境控制器(电源开关、燃气开关、电磁炉、水龙头等)。

三、日常生活活动能力的评定目的

(1)确定是否能够独立及独立的程度；

(2)制定和修订治疗计划；

(3)评定治疗效果；

(4)判断预后；

(5)安排返家或就业等作为依据。

四、评定方法

(一)直接观察法

1. 在病人实际生活环境中进行　评定人员观察病人实际生活中的动作，也可由评定人发出指令，让病人完成指定的动作，以评定其能力水平。

2. 在 ADL 评定室中进行　设备完善的康复机构应设 ADL 功能评定训练室，该室模拟家庭生活环境，备有必要的家具、餐饮用具、卫生设备、家用电器及通信设备、灶具等。在此环境中令病人完成动作，并且评定后也可根据病人的功能障碍在此环境进行训练。

(二)间接评定

有些不便完成或不易按指令完成的动作，如大小便控制、穿脱紧身衣裤等，可用间接评定，即以询问病人或家属的方式进行。为取得较准确结果必须争取病人的充分合作，以免有意夸大或缩小事实。

五、注意事项

评估的准确与否，关系到训练方案的制定、患者预后的预测，以及训练效果的评判，甚至还会影响患者的情绪与训练的积极性，因此，要准确客观地评估患者的功能状态，就要注意以下几点：

(1)评估前应常规与患者及其家属进行交谈，了解患者病残前生活习惯及自理情况，作为评估时的参考依据。

（2）评估前应让患者明确评定的目的，以取得患者的理解与合作。

（3）评估应直接观察患者实际完成的功能情况，而不是推测患者应该或者可能完成的情况。

（4）评定室的设置，尽量接近实际生活环境，以利于患者的操作。

（5）如果在不同环境下患者的功能评分有差别，则记录最低评分。

（6）有些项目，像括约肌控制，评分标准有两方面，当各方面得分不一致时，取最低分为得分。

（7）移动和运动方面的评定受环境影响较大，应在习惯的环境中进行评定，前后评定的场所应当一致，便于比较。

（8）重复评定时，应尽量在同一条件或环境下进行，而且活动的方式也应当一致，如果改变了活动方式，就应该把两种活动方式都记录下来。

（9）有些不便完成或不易完成的动作，可以通过询问患者本人或家属的方式取得结果，如大小便控制、洗澡等。

（10）在分析评定结果时，应考虑有关的影响因素，如患者的生活习惯、文化素养、职业、社会环境、评定时的心理状态和合作程度。

第二节 常用的评定工具及使用方法

ADL 评定有大量的评定方法，常用的标准化的 BADL 评定有 Barthel 指数、Katz 指数、PULSES、修订的 Kenny 自理量表等。还有最详尽也最全面的评定方法——功能独立性评定，其中 Barthel 指数应用最广。常用的 IADL 评定有功能活动问卷（the functional questionary，FAQ）、快速残疾评定量表（rapid disability rating scale，RDRS）等。用这些量表进行评定即可以表明不同的功能水平及残损程度，又能够反映出功能的改善或恶化。

一、Barthel 指数评定

Barthel 指数评定（the Barther index of ADL）由美国 Florence Mshoney 和 Dorothy Barthel 设计并应用于临床的，该评定简单、可信度高、灵敏度也高，应用广泛，是目前临床研究最多的一种日常生活活动能力的评定方法。它既可以用来评定治疗前后的功能状况，又对估计预后有一定的实用价值。评定（表 13-1）包括进食、穿衣、转移、步行、大便控制、小便控制、用厕、上楼梯、修饰、洗澡共 10 项内容。根据是否需要帮助及帮助的程度分为 0 分、5 分、10 分、15 分 4 个等级，总分为 100 分，得分越高，独立性越强，若达到 100 分，说明他的日常生活可以自理，但不能说明可以独立生活，因为这里没有评定他的家务劳动及交流等方面的能力。关于日常生活活动能力（ADL）评价见表 13-3。

表 13-1 Barthel 指数评定内容及评分

项　　目	自　理　程　度	评分
进食	自理	10
	需部分帮助（夹菜、搅拌等）	5
	依赖	0

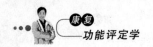

项　　目	自理程度	评分
穿衣	自理（穿鞋袜、系扣、拉拉锁）	10
	需部分帮助	5
	依赖	0
转移	自理	15
	需少量帮助（1 人）或指导	10
	需大量帮助（2 人）能坐	5
	依赖，不能坐	0
步行（平地 45 m）	独立步行（可用辅助具）	15
	需少量帮助（1 人）或指导	10
	使用轮椅行走	5
	依赖，不能动	0
大便控制	能控制	10
	偶尔失禁（每周＜1 次）	5
	失禁（或没失禁但昏迷）	0
小便控制	能控制	10
	偶尔失禁（每 24 小时＜1 次，每周＞1 次）	5
	失禁（或昏迷由他人导尿）	0
用厕	自理（用便盆要自己清理）	10
	需部分帮助	5
	依赖	0
上楼梯	自理（可用辅助器具，如拐杖）	10
	需部分帮助（1 人）或指导	5
	依赖	0
修饰（洗脸、梳头、刷牙、刮脸）	独立完成	5
	需帮助	0
洗澡	自理	5
	依赖	0

结果判断：＜20 分，为完全残疾，生活完全依赖；20～40 分，为重度功能障碍，生活需要很大帮助；40～60 分，为中等功能障碍，生活需要帮助；＞60 分，为良，生活基本自理；＞40分者康复治疗效益最大，生活可自理。

二、功能独立性测量

功能独立性测量（functional independence measure，FIM）是 1983 年美国物理医学与康复学会和美国康复医学会提出后，经过效度、信度的研究，现已被世界各国康复界广泛应用于评定脑卒中、颅脑损伤、脊髓损伤、骨科及其他神经科疾病。它不仅评定了躯体功能，而且还评定了言语、认知和社交能力，因而被认为是判断能否回归社会的一项较为客观的指标。

（一）功能独立性测量的项目（表13-2）

FIM评定包括了六方面的功能，即自我料理、括约肌控制（即大小便控制）、转移能力、行走能力、交流和对社会的认知。总共18项，其中躯体功能13项（1～13）、言语功能2项（14、15）、社会功能1项（16）、认知功能2项（17、18）。每项分7级，最高得7分，最低得1分，总积分最高126分，最低18分，得分的高低是根据患者的独立程度、他人帮助的程度、辅助设备的需求程度为依据，得分越高，说明独立的程度越高，反之越差。这种7级评分比以往的3级评分更细致准确，能客观地反映患者功能上的细微变化，因此它的敏感性更高。

表13-2　FIM测量记录表

项　　目	得　　分	
	入院	出院
Ⅰ. 自我料理		
1. 进食		
2. 梳洗修饰		
3. 洗澡		
4. 穿上衣		
5. 穿下衣		
6. 入厕		
Ⅱ. 括约肌控制		
7. 小便管理		
8. 大便管理		
Ⅲ. 转移		
9. 床、椅、轮椅转移		
10. 进出厕所		
11. 进出浴盆和淋浴间		
Ⅳ. 行走		
12. 步行/轮椅		
13. 上下楼		
Ⅴ. 交流		
14. 理解（听觉和视觉理解）		
15. 表达（言语和非言语）		
Ⅵ. 社会认知		
16. 社会交往		
17. 解决问题		
18. 记忆		
总计		

结果判断：126分，完全独立；108～125分，基本上独立；90～107分，极轻度依赖或有条件的独立；72～89分，轻度依赖；54～71分，中度依赖；36～53分，重度依赖；19～35分，极重度依赖；18分，完全依赖。

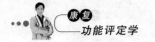

（二）FIM 测量的标准

根据患者是否需要他人帮助,将其功能分为独立和需要帮助两大类,各包括 2 个和 5 个功能级别,共 7 个等级,其总的评分标准如下。

1. 独立

7 分:完全独立,能在合理的时间内规范而安全地完成所有活动,无需对活动进行修改或使用辅助器具。

6 分:有条件独立,即在活动中有一种或一种以上的下述情况:①活动中需要辅助设备或用品;②活动需要比正常长的时间;③有安全方面的顾虑。

2. 需要帮助

5 分:需监护或准备,需要有人在旁边监护、提示或者做些准备,帮助者与患者没有身体接触。可以帮他戴上矫形器。

4 分:最小量的接触身体的帮助,所需帮助仅限于轻轻接触,患者自己能完成整个活动≥75%。

3 分:中等帮助,患者所需的帮助超出轻触,或其付出的努力仅为 50%～75%。

2 分:最大量的帮助,患者付出的努力<50%,但至少有 25%。

1 分:完全辅助,患者付出的努力<25%。

（三）FIM 测量的具体方法

1. 自我料理

（1）进食:包括使用合理的器具（万能袖带、固定器等）将食物送进嘴里、能处理任何硬度的食物,咀嚼和咽下（在食物准备好的前提下）。7 分水平时,应能从盘中取出食物。

（2）梳洗修饰:包括口腔护理（清洁刷牙）、梳洗头发、洗手、洗脸、刮胡须、化妆。

（3）洗澡:包括洗澡的全过程,洗颈部以下部位（可以分成上肢、下肢、躯干、臀及会阴部等几部分）,直至洗后擦干,洗澡方式可有淋浴、盆浴或擦浴。

（4）穿上衣:包括穿脱上衣（腰部以上）及穿脱支具,上衣包括开衫、套头服及胸罩,可以把穿脱过程分解为几个步骤。7 分水平时,包括从衣柜中取出衣服,系胸罩。

（5）穿下衣:包括穿脱下衣（腰部以下）及穿脱支具,下衣包括内外裤、鞋、袜。7 分水平时,包括从衣柜中取出衣服,系鞋带。

（6）入厕:包括用厕所,便前后保持会阴的清洁和整理衣服,若大小便所需的辅助不同,采用最低分的一种。

2. 括约肌控制

（7）小便管理:①先从需要帮助的程度看,能否独立排尿,是否需要借助导尿管或药物。②从发生尿失禁的频率看 6～7 分则为无尿失禁;5 分则为尿失禁每月少于 1 次;4 分则为尿失禁每周少于 1 次;3 分则为尿失禁每天少于 1 次;2 分则为每天不止一次尿失禁,但有办法减少尿失禁;1 分则为没有办法减少尿失禁。所需辅助的水平与失禁相关单位不完全相同,评分以低分的一种为准。

（8）大便管理:包括能否完全随意地控制排便和顺利使用控制排便的器具或药物,失禁情况评分同小便管理。

3. 转移

（9）床-椅-轮椅间转移：包括进出在内,若步行是主要的运动方式则包括站起,若用轮椅,包括接近床和椅、合上车闸、提起足托,如有必要包括拆除扶手、转移或通过站起转身或划板,动作独立而安全。

（10）进出厕所：包括进出坐厕。若用轮椅包括靠近坐厕、合上车闸、提起足托,如有必要包括拆除扶手,转移或通过站起转身或划板,动作独立而安全。

（11）进出浴池和淋浴间：包括进出浴池和淋浴场所,若在轮椅中包括靠近浴池和淋浴场所、合上车闸、提起足托,如有必要包括拆除扶手,转移或通过站起转身或划板,动作独立而安全。

4. 行走

（12）步行/轮椅：包括在站位（步行）或在坐位上（轮椅）在平地上行走,出院时评分的行进方式应与入院时的方式相同,若有变化（从用轮椅变成步行）,按出院时最常用的行进方式评分,并记下入院当时的方式及评分。

（13）上下楼梯：在能走的前提下看能否独立上下一层楼,（一层包括 12～14 级台阶）,以及需要帮助的程度,是否需拐杖和一些辅助装置。

5. 交流

（14）理解：包括理解口语和书面语,以及理解复杂和抽象的信息（如：电视和报纸中出现的时事或生活中的幽默、数学和财政等主题的抽象信息,也包括集体会话时的信息的理解,即与患者营养、饮食、排泄、卫生或睡眠等生理需要有关的每日基本需要方面的会话、指示、提问的理解）,以及是否需要听、视辅助器及其他辅助设备。

（15）表达：包括能否用口语或非口语语言（包括符号、文字）清楚地表达复杂、抽象的意思（如：讨论时事、宗教或与他人的关系等,也包括基本需要和观念的表达,诸如饮食、营养、排泄、卫生或睡眠等每天必需的活动中的交谈）,其表达是否流利易懂,意思语法是否恰当、准确。

6. 社会认知

（16）社会交往：指在治疗、社会活动中与他人（如医务人员、家庭成员、病友、朋友）友好相处的能力。它反映一个人怎样处理个人需求和他人需求,能否接受批评,认识自己的所说所为对他人的影响,情绪是否稳定（包括有无乱发脾气、喧叫、言语粗鲁、哭笑无常、身体攻击、沉默寡言、昼夜颠倒等现象）,言行是否恰当。

（17）解决问题：指解决日常问题的能力,包括能否合理、安全、适时地解决日常生活事务、家庭杂事、工作琐事、个人财务、社会事务中的问题,以及在需要时能够恰当地请求帮助等。复杂的解决问题包括：处理账目、参与制定出院计划、自己用药、处理人际难题以及作出受雇难题决定等。常规问题包括成功地完成每日的任务,处理在日常活动中意外的事件或危险等。

（18）记忆：包括认识和记住在医院或者在社区环境中的每日活动,能存储视听觉接受的信息,不用提醒就能记住常见的人、每日的常规事务、他人的请求与指令等。

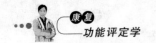

表 13-3 日常生活活动能力(ADL)评价表

姓　名：　　　　　　　　　　　　　　　　　　病案号：

动　作	得　分			动　作	得　分		
	月日	月日	月日		月日	月日	月日
一、个人卫生动作				五、器具使用			
1　洗脸、洗手				1　插销、开关使用			
2　刷牙				2　指甲刀使用			
3　梳头				3　开、关水龙头			
4　使用手绢				4　剪刀的使用			
5　刮脸化妆				5　开瓶盖启罐头			
				6　锁的使用			
				7　钱包的使用			
二、进食动作				六、认识交流动作			
1　用吸管吸引				1　书写			
2　用勺叉进食				2　与人交谈			
3　端碗				3　翻书页			
4　用茶杯饮水				4　打电话			
5　用筷子进食				5　使用信封信纸			
三、更衣动作				七、床上运动			
1　穿脱上衣				1　翻身			
2　穿脱裤子				2　仰卧位↔坐位			
3　穿脱袜子				3　坐位↔膝立位			
4　穿脱鞋				4　独立坐位			
5　穿脱支具				5　膝立位移动			
				6　卧位移动			
				7　受支撑位			
四、排便动作				八、移动动作			
1　能控制小便				1　床↔轮椅			
2　能控制大便				2　轮椅↔椅子			
3　便后自我处理				3　轮椅↔便器			
4　便后冲水				4　操作手闸			
5　卫生纸使用				5　乘轮椅开关门			
				6　制动轮椅前进后退			
				7　轮椅过门槛			
				8　坐轮椅上拿地面物			

续表

动 作	得 分			动 作	得 分		
	月日	月日	月日		月日	月日	月日
九、步行动作				十、入浴动作			
1 前进 5 m 转弯							
2 迈过 10 cm 高障碍							
3 持 5 kg 物步行 10 m							
				总分			
				检查者签名			

评分标准:满分 100 分　　50 项

能独立完成	每项 2 分	能独立完成,但时间长	每项 1.5 分
能完成,但需辅助	每项 1 分	两项中完成一项	每项 1 分
不能完成	每项 0 分		

思考题

1. 简述日常生活活动的概念。

2. 日常生活活动分哪几类?

3. Barthel 指数评定内容包括哪几项?

4. 功能独立性测量项目包括哪几方面功能?

5. 简述功能独立性测量的评分标准。

(孟宪国)

第十四章
认知功能评定

◉ **学习目标**

1. 掌握认知、认知功能基本概念。
2. 熟悉认知功能评定的目的、方法、评分标准。
3. 熟悉认知功能评定的内容。
4. 熟悉注意障碍及记忆障碍的评定内容。

第一节 概 述

一、定义

认知是指人的大脑获得信息、加工信息、储存信息、回忆信息和应用信息的过程,是人认识外界事物的过程,它包括感觉、知觉、记忆、想象、思维和语言等。

认知功能障碍是指当中枢神经损伤后,导致学习记忆以及思维判断有关的大脑高级智能加工过程出现异常,从而引起严重学习、记忆障碍、失语或失用等改变的病理过程。认知的基础是大脑皮质的正常功能,任何引起大脑皮质功能和结构异常的因素均可导致认知障碍。诊断认知功能障碍时,应排除感觉功能缺陷、智力衰退、意识不清、言语困难、以往不熟悉等情况。认知障碍是脑疾病诊断和治疗中最困难的问题之一。

二、认知功能障碍对日常生活活动能力的影响

认知功能障碍将影响患者的日常生活活动能力以及自理程度,比如注意障碍者不能执行指令和学习,无法参加集体活动;记忆障碍者失去定向,忘记姓名、时间安排、学习或执行指令能力下降等。甚至认知障碍对日常生活活动的影响要大于躯体功能障碍对它的影响,严重者需要更多的专业护理。所以,及时发现认知障碍,可以制定相应的康复计划和护理计划,对提高日常生活的独立性、预测患者的残疾状况具有积极的现实意义。

三、认知功能评定的目的

(1) 及时发现认知功能障碍并确定障碍的类型;
(2) 确定认知功能障碍对日常生活活动的影响;

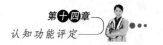

（3）为治疗计划提供依据；

（4）判断治疗效果；

（5）预测患者的残疾状况。

四、认知功能评定的对象

（1）脑损伤的患者，如脑卒中、脑性瘫痪、脑外伤；

（2）血管性痴呆，如多发性脑梗死痴呆、大面积脑梗死性痴呆、皮质下动脉硬化性脑病、丘脑性痴呆、分水岭区脑梗死性痴呆等；

（3）其他类型的痴呆及肿瘤、炎症等；

（4）发育障碍；

（5）药物或酒精中毒；

（6）精神功能障碍。

第二节　认知功能评定

一、认知功能评定方法

认知功能评定主要是对意识状态、智商和记忆能力等功能进行评定，认知功能的检测受患者交流能力的影响。所以，评价时应首先用一些简单的筛选试验，然后再进行认知功能的检测，这样，评价的结果就比较准确、可靠。评定方法分如下四类。

1. **筛查法**　是快速的神经综合功能的甄别测试。可以大致上检出患者是否存在认知障碍，但是不能诊断患者为何种认知障碍，如是图形背景分辨困难还是单侧忽略等；可以发现有无脑的器质性病变；可以决定患者是否需要进一步详细和深入的检查。常用的认知功能筛查表有简易精神状况检查表（MMSE）、认知能力检查量表（CCSE）等。

2. **特异性检查法**　通过评定患者的认知加工过程及其结果从而作出诊断，有助于制定治疗计划。用于评定某种特殊类型的认知障碍，用于明确器质性病变是局灶性的还是弥漫性的，是否需要治疗。

3. **成套测验**　一整套标准化的测验由各种单项测验组成，是较全面的定量测定。成套测验分值低于正常范围提示该患者存在认知障碍，单项特异性检查结果异常则仅仅说明某种认知功能存在缺陷，如面容失认或结构性失用等。H. R 神经心理学成套测验是常用的神经心理学成套测验；洛文思顿作业疗法用认知成套测验（LOTCA）近年来广泛用于神经康复的评定中。

4. **功能检查法**　通过直接观察患者从事日常生活活动的情况来评定相关认知功能障碍的程度。Arnadottir 作业疗法是日常生活活动神经行为评定所采用的功能检查法。

二、认知功能评定内容

（一）意识状态

意识是大脑功能活动的综合表现，即对环境的知觉状态。正常人的意识表现为思维清

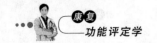

晰正常、反应敏捷精确、语言流畅准确。意识障碍是指人体对外界环境刺激缺乏反应的一种精神状态。各种原因引起高级神经中枢功能损害时均可出现意识障碍,表现为人体对自身及外界认识、知觉、记忆、思维、定向、情感等精神活动不同程度的异常。

意识状态的评价方法主要采用 Glasgow 昏迷评价测试,评价标准如表 14-1。Glasgow 昏迷评价表可检测睁眼活动和运动、言语反应能力。从这 3 项内容中可得积分的范围是 3~15 分,3 分意识状态最差,15 分是正常人的意识水平。

表 14-1　Glasgow 昏迷评价表

项　目	试　验	患　者　反　应	评分
睁　眼	自发睁眼	自己睁眼	4
	言语刺激	大声向患者提问时患者睁眼	3
	疼痛刺激	捏患者时能睁眼	2
	疼痛刺激	捏患者时不睁眼	1
			6
			5
			4
			3
			2
			1
运动反应	口令	能执行简单命令	
	疼痛刺激	捏痛时患者拨开医生的手	
	疼痛刺激	捏痛时患者撤出被捏的部分	
	疼痛刺激	捏痛时患者身体呈去皮质强直(上肢屈曲,内收内旋,下肢伸直、内收内旋,踝背屈)	
	疼痛刺激	捏痛时患者身体呈去大脑强直(上肢伸展、内收内旋,腕指屈曲,下肢伸直、内收内旋,踝趾屈曲)	
	疼痛刺激	无反应	
言语反应	言语	能正确会话,回答医生他在哪、他是谁及哪年哪月	5
	言语	言语错乱,定向障碍	4
	言语	说话能被理解,但无意义	3
	言语	发出声音,但不能被理解	2
	言语	不发声	1

注:总分 15 分,≤8 分为昏迷,≥9 分为无昏迷。

(二)智商水平

智力是人们认识客观事物并运用知识解决实际问题的能力。智力包括观察力、记忆力、想象力、分析判断能力、思维能力、应变能力等。智力的高低通常用智力商数来表示,智商(IQ)就是智力商数,用以标示智力发展水平。

智商测定是了解大脑皮质的智力水平。智商水平的测验方法和种类很多,常用的有韦氏智力量表,还可采用简易精神状态评定法(MMSE)。

1. 韦氏成人智力测验　智商评价主要是采用 Wechsler 成人智力评价量表(WAIS,韦氏)。此评价量表适用于 16 岁以上成人。既可以评价一般智能,还可以评价言语智商和行为智商,它包括了许多"子试验"项目。WAIS 能够为临床诊断提供依据,确定病变部位,如WAIS 测定言语智商下降说明患者左半球有损伤,若行为智商降低,则说明患者多半有右侧大脑半球的损伤。WAIS 方法诊断智商水平比较全面,但对患者的要求较高,且费时,对轻度认识功能障碍的患者效果比较好。

(1) 评定内容及方法:包括语言量表(verbal scale,VS)和操作量表(performance - scale, PS)两部分,共 11 项测验。各项分测验的名称、内容和评分方法如表 14 - 2。

表 14 - 2　韦氏成人智力量表测试项目、内容和评分范围

测验方法和名称	测试题目和评分	所测能力
Ⅰ. 言语测验		
(1) 知识	29 个题目,包括历史、地理、天文、文学、自然等知识。答对 1 题得 1 分,最高分为 29 分	常识的广度,长时记忆
(2) 领悟	14 个题目,涉及社会风俗、价值观、成语等。根据回答的概括水平和质量每题记 2、1 或 0 分,最高分为 28 分	事物的观察、理解和判断
(3) 算术	14 个心算题,要计时,时限内容对 1 题记 1 分,后面 4 题提前完成,且正确者另加分,最高分为 18 分	数的概念和应用,问题解决,注意集中和记忆
(4) 相似性	有 13 对词,念给受试者听,要求说出每对词的相似性,根据回答的概括水平每题记 2、1 或 0 分,最高分为 26 分	理解、联想、综合和概括
(5) 数字广度	念给受试者听一组组的数字,要求顺背 3~12 位数、倒背 2~10 位数。以背出的最高位数为记分数。最高顺背为 12 分,倒背 10 分	瞬时记忆,注意集中
(6) 词汇	40 个词汇如疲劳、丰收、准绳、笑柄等,念给受试者听,要求在词汇表上指出并说明其含义。在时限内回答时根据质量每词记 2、1 或 0 分,最高分为 80 分	词汇的理解和表达,早年的文化环境和教育
Ⅱ. 操作测验		
(7) 数字符号	阿拉伯数字 1~9 各配一符号,要求受试者给测验表上 90 个无顺序的阿拉伯数字配上相应的符号,限时 90 s。每 1 正确符号记 1 分,符号倒转记半分,最高分为 90 分	学习的联想,视觉—运动
(8) 图画填充	21 个图画,都缺失一个重要部分,要求说出缺失什么并指出缺失部位。限时,正确回答 1 题记 1 分,最高分为 21 分	视觉组织,立体视觉
(9) 木块图案	要求受试者用 9 块红白两色的立方体木块,按照木块测验图卡组合成图案。共 7 个图案,限时内完成 1 个记 4 分,提前完成另加分,最高分为 48 分	空间知觉,抽象思维
(10) 图片排列	把说明一个故事的一组图片打乱顺序后给受试者看,要求摆成应有的顺序。共 8 组图片,限时内完成一组记 2 分,后面 3 组提前完成另加分,最高分为 38 分	逻辑联想,思维的灵活性
(11) 图形拼凑	把人体、头像等图形的碎片呈现给受试者,要求拼成完整的图形。共 4 个图形,限时内完成按各图形标准记分,提前完成另加分,最高分为 44 分	寻找线索和形成假说,坚韧性和灵活性

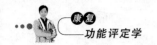

(2)智商的计算:各个测验所得的粗分值从记录单上的"粗分和等值量表分表"可分别查得其量表分值。

言语量表(VS)分值为6个言语分测验的量表分值相加;操作量表(PS)分值为5个操作量表分相加。全(总)量表(FS)分值为 VS 分值与 PS 分值相加。然后,查相应年龄组的"总量表分的等值 IQ 表"可得到受试者的言语智商(VIQ)、操作智商(PIQ)及总智商(FIQ)。如果全量表或某一分量表因故缺少一项分测验量表分值,计算其 IQ 要用加权法进行处理,即加上已做分测验的平均量表分值。如果缺少一项以上分测验量表分值,则要用简式智商计算法进行处理。"粗分的年龄量表分"表示将各分测验的粗分换算成相应的年龄量表分值。

(3)结果分析和临床意义:分析步骤如下:①总智商:反映了受试者总体智力水平。韦氏采用离差智商(deviation,DIQ)概念,根据与同龄人智力按常态分布的均值差距(标准误或标准差)来说明受试者在同年龄组中的智力等级。韦氏量表的智力分值及相应智力等级如表 14-3。②言语量表与操作量表之间的平衡性:如果 VIQ 与 PIQ 相差 10 以上才有意义,如果相差 15 以上有肯定意义,只有当达显著水平($P<0.05$)时才能定为 VIQ>PIQ 或 VIQ<PIQ,说明两者不平衡。此时 FIQ 已不能代表一般水平,不要再计算 FIQ。两者不平衡与个人智力结构特点、总智力水平、受教育的程度等有关,也反映了大脑两半球的功能,例如右利者的右半球如果受损则空间结构能力较差,所以智力测验也常常可用于神经心理测验。③分测验之间的平衡性:每一个分测验基本代表一种智力功能,如果一个分测验的量表分值与这个分量表(VS 或 PS)平均分值相差 3,说明达显著水平($P<0.05$)。如果一个分测验得分大于平均分 3 时,该分测验为受试者的优势点,反之,如果一个分测验得分小于平均分 3 时,该分测验为其弱点。再进一步用智力因素或剖析图等分析方法进行确认,找出受试者的优势点与弱点是什么,可用于指导受试者的升学和就业。分测验内部的平衡性和问题回答的质量还可以反映受试者的兴趣点、思维模式等。④年龄量表分:只反映受试者各分测验得分在同年龄组中的水平,不作计算 IQ 用,可以作为计算一些临床诊断指数如退化商数等用。

表 14-3　韦氏量表得分及其智力等级*

智　商	偏离均数的 PE	百分数（%）	智力等级
>130	+3	2.2	极超常
120~129	+2	6.7	超常
110~119	+1	16.1	高于平常
90~109	X±	50.0	平常
80~89	-1	16.1	低于平常
70~79	-2	6.7	边界
<69	-3	2.2	智力缺损

PE(标准误)=10,亦有用 SD(标准差)=15,正常为 85~115。

*注:智力缺损者和极超常者均占人群的 2.2%,不是十分罕见,而且智力与文化教育程度有关,不等同于社会适应能力。因此对智商的解释和应用必须十分谨慎。

2. 简易精神状态评定法(MMSE)　对成人智力残疾者,难以完成韦氏成人智力

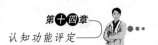

测验,可用 MMSE 对痴呆筛选,MMSE 的优点是简便、实用、有效,但是须由专业人员操作。

(1) 评定内容及方法:有 30 个项目,正确回答或完成 1 项记 1 分,如表 14 - 4。

表 14 - 4　MMSE 表(上海修订)

项　　　目	分　　　数		项　　　目	分　　　数	
(1) 今年是哪个年份?	1	0	(16) 复述:44 只石狮子	1	0
(2) 现在是什么季节?	1	0	(17) 闭眼睛(按卡片上的指令动作)*	1	0
(3) 今天是几号?	1	0	(18) 用右手拿纸	1	0
(4) 今天是星期几?	1	0	(19) 将纸对折	1	0
(5) 现在是几月份?	1	0	(20) 手放在大腿上	1	0
(6) 你现在在哪一个省(市)?	1	0	(21) 说一句完整句子	1	0
(7) 你现在在哪一个县(区)?	1	0	(22) 计算:93－7	1	0
(8) 你现在在哪一个乡(镇、街道)?	1	0	(23) 计算:86－7	1	0
(9) 你现在在哪一层楼上?	1	0	(24) 计算:79－7	1	0
(10) 这里是什么地方?	1	0	(25) 计算:72－7	1	0
(11) 复述:皮球	1	0	(26) 回忆:皮球	1	0
(12) 复述:国旗	1	0	(27) 回忆:树木	1	0
(13) 复述:树木	1	0	(28) 回忆:国旗	1	0
(14) 计算:100－7	1	0	(29) 辨认:手表**	1	0
(15) 辨认:铅笔	1	0	(30) 按样作图 ◇◇	1	0

注:* 按卡片上书写的指令动作(闭眼睛)。

　　** 辨认:出示手表问是不是刚才让他看过的物品,评分低于上述标准即可考虑痴呆。

(2) 评定标准:30 项的得分相加即为总分。痴呆的评定标准依文化程度而不同:文盲<17 分,小学程度<20 分,中学以上程度<24 分。

(三) 记忆测验

记忆功能是大脑的基本认知功能之一。脑损伤、情绪及人格障碍患者常会出现记忆功能障碍。记忆测验对于记忆水平的评价和精神障碍各症状的诊断与治疗,有着十分重要的意义。下面介绍几种常用的记忆评测方法。

1. 韦氏记忆量表(WMS,Wechsler,1945)　此量表是目前应用最为普遍的一种记忆测查量表,该测验内容包括从 A 至 J 共 10 项分测验:A 至 C 测长时记忆;D 至 I 测短时记忆;J 测瞬时记忆;记忆商(memory quotient,MQ)表示记忆的总水平。该测验还能帮助鉴别器质性和功能性的记忆障碍。

韦氏记忆量表中的测验内容多数与语词记忆有关,因而,此量表对这方面的记忆障碍比较敏感,而对非语词方面的记忆障碍则不容易给出有效的评定。此量表的一个不足之处是,该量表测定的内容中有相当的成分是那些与智商相关的功能,而不是记忆活动本身,所以由韦氏记忆量表得出的 MQ 分值与韦氏智力量表测得的 IQ 有较高的相关。

(1) 评定内容及方法(表 14 - 5)。

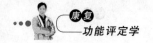
表 14 - 5 韦氏记忆量表测验项目、内容和评分方法

测验项目	内 容	评 分 方 法
A. 经历	5 个与个人经历有关的问题	每回答正确一题记 1 分
B. 定向	5 个有关时间和空间定向的问题	同上
C. 数字顺序关系	(A) 顺数从 1 到 100	限时记错、记漏或退数,按次数扣分
	(B) 倒数从 100 到 1	同上
	(C) 累加从 1 起,每次加 3 至 49 为止	分别按记分公式算出原始分
D. 再认	每套识记卡片有 8 项内容,呈现给受试者 30 s 后,让受试者再认	根据受试者再认内容与呈现内容的相关性分别记 2、1、0 或 -1 分,最高分 16 分
E. 图片回忆	每套图片中有 20 项内容,呈现 1 min 30 s 后,要求受试者说出呈现内容	正确回忆记 1 分、错误扣 1 分,最高分为 20 分
F. 视觉再生	每套图片中有 3 张,每张上有 1 个至 2 个图形,呈现,10 s 后让受试者画出来	按所画图形的准确度记分,最高分为 14 分
G. 联想学习	每套图片上有 10 对词,读给受试者听,然后呈现 2 s。10 对词显示完毕后,停 5 s,在读每对词的前一词,要受试者说出后一词	5 s 内正确回答 1 词记 1 分,3 遍测验的容易联想分相加后除以 2,与困难联想分之和即为测验总分,最高分为 21 分
H. 触觉记忆	使用一副槽板,上有 9 个图形,让受试者蒙眼用利手、非利手和双手分别将 3 个木块放入相应的槽中,再睁眼,将各木块的图形及其位置默画出来	计时并计算正确回忆和位置的数目,根据公式推算出测验原始分
I. 逻辑记忆	3 个故事包含 14、20 和 30 个内容。将故事讲给受试者听,同时让其看着卡片上的故事,念完后要求复述	回忆 1 个内容记 0.5 分,最高分为 25 分和 27 分
J. 背诵数目	要求顺背 3～9 位数、倒背 2～8 位数	以能背诵的最高位数为准,最高分分别为 9 分和 8 分,共计 17 分

(2) 评价指标:将 10 个分测验的粗分分别根据"粗分等值表分表"转换为量表分,相加即为全量表分。将全量表分按年龄组查对"全量表分的等值记忆商(MQ)表",可得到受试者的 MQ。

(3) 注意事项:①该测试仅可用于 7 岁以上儿童及成人。②该测试要求受试者先学习,随后做即时回忆、学习、测试回忆 3 遍。

2. 临床记忆量表测验 最常采用的是由许淑莲等根据国外单项测验编制的成套记忆量表,此测验量表用途有:①衡量记忆的等量水平;②鉴别不同类型的记忆障碍;③对大脑功能障碍评定提供参考数据;④鉴别不同类型的记忆障碍,如词语记忆障碍或视觉记忆障碍。由于临床所见记忆障碍多数为以近事记忆障碍或学习新事物困难,所以该量表各个分测验都是检查持续数分钟的一次性记忆或学习能力,分测验 B 为语文测验,可以检查学习能力,并与思维有关;D 为非语文测验,因图形是无意义的,不通过词再认;C、E 是介于语文和非语文之间的测验,通过词来识记和回忆。

(1) 评定内容及方法:临床记忆量表由 5 个分测验组成,具体方法和内容如下:①指向记忆:每套包括两组内容,每组有 24 个词如辣椒、西红柿等,其中 12 个词属于同一类的,如蔬菜类、水果类等,要求受试者识记。另外有 12 个与上述词相近的词,不要求受试者识记。将以上 24 个词混在一起,如水果类中混入蔬菜类词,随机排列后,用录音机播放。第一组词播放完后要求受试者说出要求识记的词,停 5 s 后,再测验第二组。②联想学习:每套包括 12 对词,其中有 6 对的每对词的前一词与后一词容易联想与另外 6 对词不易联想,将这 12 对词随机排列,用录音机以不同顺序播放 3 遍,每遍播放后测试者按另一顺序念每对词的前一词,要求受试者说出后一词。③图像自由记忆:每套包括两组图片各 15 张,内容都是常见和易辨认的东西。先将第一组图片随机排列,给受试者每张看 4 s,间隔 2 s,15 张看完后要求立即说出图片的内容。间隔 5 s 后,再用同样的方法测验第二组图片。④无意义图形再认:每套包括识记图片 20 张,内容为封闭或不封闭的直线或曲线图形。另有图片 40 张,是与识记图片相同或相似图形各 20 张。将识记图片给受试者看,每张看 3 s,间隔 3 s,看完以后随机顺序摆放图片,再认看图片,要求受试者指出看见过的图片。⑤人像特点回忆:每套包括黑白人像 6 张,随机摆放让受试者看,同时告知人像的姓名、职业和爱好 2 遍,每张看 9 s,间隔 5 s,看完后,打乱顺序分别呈现,要求说出各人像的 3 个特点。

(2) 评价指标:①上述测试的第①②③⑤项均以正确回答的数量记分;第④项的得分=(正确再认数-错误再认数)×2。②根据以上 5 项分测验得出病人记忆的原始分,然后按"等值量表分表"换算分别得出量表分,其和为总量表分,再根据同年龄组"总量表分的等值记忆商(MQ)表",求得到受试者的 MQ,从而评定病人的记忆障碍等级。

(3) 注意事项:①该测试主要用于 20~90 岁的成人;②该测试分为有文化和无文化两部分,分别有两套正常值;③该测试的两套性质相同、难度相当(相关系数 0.85),便于前后比较。

3. Rivermead 行为记忆测验 其特点为内容和评分容易,医生不难操作,患者也易于完成。

(1) 评定内容及方法:见表 14-6。

表 14-6 Rivermead 行为记忆测验

测验项目	内容	评分
1. 记住姓和名	让患者看一张人物照片,并告知他照片上人的姓和名。间隔一段时间后让他说出照片上人的姓和名,间隔的时间让他看一些其他东西	姓和名均答对记 2 分 仅答出姓或名记 1 分 姓和名都答错记 0 分
2. 记住藏起的物品	向患者借一些他个人平时用的生活用物如梳子、铅笔、手帕、手表等不贵重的物品,当着他的面藏在抽屉或柜橱内,然后让他进行一些与此无关的活动,结束前问患者上述物品放在何处	正确指出所藏的地点记 1 分 未正确指出记 0 分
3. 记住预约的申请	告诉患者,医生将闹钟定于 20 min 后闹响,让他于 20 min 后听到闹钟响时提出一次预约的申请,如医生问"你能告诉我什么时候再来就诊吗?"	钟响当时能提出正确问题记 1 分,否则记 0 分
4. 记住一段短的路线	让患者看着医生手拿一信封在屋内走一条分 5 段的路线:椅子→门→窗前→书桌(并在书桌上放下信封)→椅子,从书桌上拿信封放到患者前面。让患者照样做	5 段全记住记 1 分 5 段路线出现错误记 0 分

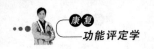

测验项目	内　容	评　分
5. 延迟后记住一段路线	方法同测验项目4,但不立刻让患者重复,而是延迟一段时间再让他重复,延迟期间和他谈一些其他的事。观察项目4中放信封的地点是否正确	5段路线全记住记1分 出现错误记0分 立即和延迟后都正确记1分
6. 定向	找一个可设定时间、月、日的计算器或大一些的电子表,让患者学习确定月、日、时和分(操作顺序可依所用工具的要求而定)①按下设定钮(set);②输入月份;③输入日;④按仪器上的日期(date)钮,通知仪器这时日期;⑤输入时间;⑥按下时刻(time)钮,告诉仪器这时刻。然后按复位钮,消除一切输入,让患者尝试3次	出现错误记0分 3次内成功记1分 3次内没成功记0分
7. 日期	问患者下列问题:①今年是哪年?②本月是哪月?③今日是星期几?④今日是本月的几号?⑤现在我们在哪里?⑥现在我们在哪座城市?⑦您多大年纪?⑧您哪年出生的?⑨现在的总理名字叫什么?⑩谁是现任国家主席?问⑥中的第④题时记下错、对	①~⑦全答对记1分否则记0分
8. 辨认面孔	让患者细看一些面部照片,每张看5 s,一共看5张。然后逐张问他这是男的,还是女的?是不到40岁,还是大于40岁?然后给他10张面部照片,其中有5张是刚看过的,让他挑出来	正确给1分 错误给0分 全对记1分 有错误记0分
9. 认识图画	让患者看10张用线条图绘的物体画,每次一张,每张看5 s,让他叫出每张图中物体的名字。在间隔一定时间后让患者从20张图画中找出刚看过的10张	全对记1分 有错误记0分

（2）评定标准:以上9题除一题最高2分外,其余最高分为1分,故满分为12分。正常人总分9~12分;脑有损伤时至少3项不能完成,总分0~9分。对脑损伤患者最难的是①、②、③、⑧题。

三、注意事项

（1）尽可能采用标准化、定量化的检查方法,有利于治疗前后的比较。

（2）如果患者不能按照指令进行作业,可以给予患者一定的提示,通过观察患者对提示的反映,判断患者是否可以从提示中受益。

（3）认知障碍评定的得分能够提示患者存在的某种认知障碍和（或）程度,但是不能说明障碍的原因。所以,除了注意评定结果外,还应该注意患者如何完成该项作业,通过细致的观察,对可能的原因进行分析、判断,为选择治疗方案提供更加明确的依据。

（4）认知评定更着重于观察日常生活活动是否受到影响,认知障碍在哪方面影响和如何影响日常生活活动。

（5）评定应该重点根据病史、脑损伤的部位以及认知障碍表现来确定,有助于选择正确的评定方法。

（6）如果患者同时合并失语症,应首先确定患者的语言理解水平和最可靠的语言表达方式,如果患者既不能用简单的"是"或者"否"来回答问题,又不能执行一步命令（口头或文

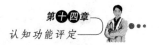

字),则认知知觉技能的评定结果的可靠性将受到质疑。

(7)检查者应该选择正常的感觉器官而不要通过损伤的感觉器官对认知进行评定。例如,对听力损伤患者,可采用文字指令。

第三节　认知障碍的评定

一、注意障碍的评定

(一)注意的概念及特征

注意(attention)是对一定事物的指向与集中的能力。由于这种指向与集中,人们才能够清晰地认识周围现实中某一特定对象的产生,而避开不相干的事物。儿童多动症(MBD)由于大脑上行激活系统功能障碍,皮质觉醒不足,对皮质下行运动中枢的控制减弱,导致注意短暂、好动不停,虽智能在正常范围,但学习成绩不佳。

注意的特征包括注意的范围、注意的稳定性、注意的分配和注意的转移。注意的特征发展水平直接影响着人们的学习、工作和生活。

1. **注意的稳定性**　指人们在同一对象或同一活动上注意所能持续的时间。注意的稳定性有狭义和广义之分。狭义的注意稳定性是指人们注意保持在同一对象上的时间。广义的注意稳定性是指人们注意保持在同一活动上的时间。

2. **注意的广度**　也称为注意的范围,是指同一时间内能清楚地掌握对象的数量。

3. **注意的分配**　指在同一时间内注意指向不同的对象。注意的分配对人的实践活动是有必要的,也是有可能的。当然,注意的分配也是有条件的:①两种活动中必须有一种是熟练的;②几种活动之间有重要的关联。

4. **注意的转移**　指注意的中心主动地从一个对象或一种活动转移到另一个对象或另一种活动。注意的转移的快慢和难易取决于原来注意的紧张程度和引起注意转移的新对象或者新活动的性质。注意的转移和注意的分配彼此密切联系。注意转移后,注意的分配也必然发生变化。注意中心的对象转换后,必然出现新的注意分配。

(二)注意障碍的临床表现

1. **注意增强**　注意增强有两种:一种是注意指向外在的某些事物,如具有妄想观念的病人,常围绕着一个有系统的妄想过分地注意他所怀疑的人的一举一动,甚至某些微小细节都保持高度注意和警惕。另一种是指向病人本身的某些生理活动,如疑病的神经症患者,这些患者常过分地注意自身的健康状态或那些让他忧虑的病态思维内容,其他任何事件都不能转移他的注意力。注意的增强往往能加强或促进精神症状的发展。

2. **注意涣散**　表现为主动注意明显的减弱,即注意力不集中,患者不能把注意力集中于某一对象或者活动并保持相当长的时间,注意很容易分散,即使看了很长时间的书,仍不知所云,就像没看过一样。多见于神经衰弱和精神分裂症的患者。

3. **随境转移**　表现为被动注意的兴奋性增强,但不持久,注意的对象不断转移。多见于兴奋状态的躁狂症患者,注意力易受周围环境中的新现象所吸引而转移,以致不断地改变

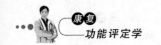

话题和活动内容。急性躁狂时，由于注意的对象不断转换，思维联想太快导致患者言语的不连贯性。

4. 注意迟钝　表现为患者的注意兴奋性的集中困难和缓慢，但是注意的稳定性障碍较小，患者对回答第 1 个问题完全正确，但对连续提出的第 2、第 3 个问题，他回答的就显得缓慢，这主要是由于注意的兴奋性和联想过程的缓慢，多见于抑郁症患者。

5. 注意狭窄　表现为患者的注意范围显著缩小，主动注意减弱，当患者集中于某一事物或活动时，其他一般易于唤起注意的事物或活动并不能引起患者的注意，见于朦胧状态和痴呆。

6. 注意固定　表现为患者的注意稳定性特别增强，可以见于健康人，如某些发明家和思想家，注意某一固定的观念，这一牢固的观念控制了他们整个的意识，特别是这种观念与相当强烈的情绪反应有联系时；也见于一些精神病患者，如抑郁症以及具有顽固妄想的患者，将注意总是固定于这些妄想的观念上，有强迫观念的患者，也存在这种状态，患者能够觉察到这种注意的集中与固定性但是却无法转移，故又称之为强制性注意。

（三）注意障碍的评定

注意障碍评定的方法包括：视跟踪、形态辨认、删字母等视觉注意测试；听认字母、重复数字、词辨认、声辨认等听觉注意测试。韦氏记忆测试中的数字长度分测试和韦氏智力测试中的算术测试、数字广度测试、数字符号测试都可用于注意障碍的评定。

1. 视跟踪和辨识测试　①视跟踪：要求受试者目光跟随光源做左、右、上、下移动。每一方向记 1 分，正常为 4 分。②形态辨认：要求受试者临摹画出垂线、圆形、正方形和 A 形各一图。每项记 1 分，正常为 4 分。③划消字母测试：要求受试者用铅笔以最快速度划去字母列中的 C 和 E。100 s 内划错多于一个为注意有缺陷。

2. 数或词的辨别注意测试　①听认字母测试：测试者在 60 s 内以每秒 1 个字的速度念无规则排列的字母给受试者听，其中有 10 个为指定的某一个字母，要求受试者听到此字母时举手，举手 10 次为正常。②复述数字：测试者以每秒 1 个字的速度念一系列数字给受试者听，要求受试者听完后立即复述。从两位数开始到不能复述为止。复述少于 5 位数为不正常。③词辨认：给受试者播放一段短文录音，其中有 10 个为指定的某一个词，要求听到此词时举手，举手 10 次为正常。举手少于 8 次为注意缺陷。

3. 听跟踪　在闭目的受试者的左、右、前、后及头上方摇铃，要求受试者指出摇铃的位置。答对一个位置记 1 分，少于 5 分为不正常。

4. 声辨认　①声认识：向受试者播放一段有嗡嗡声、电话铃声、钟表嘀嗒声和号角声的录音，要求受试者听到号角声时举一次手。号角声出现 5 次，举手少于 5 次为不正常。②在杂音背景中辨认词：测验的内容及要求同上述 2 中的③，但录音中有喧闹集市背景声音等，举手少于 8 次者为不正常。

5. 数字广度　顺背和倒背数字。

6. 视觉记忆　用纸笔立即画出所呈现的简单图案。

二、记忆障碍的评定

（一）记忆的概念及特征

记忆（memory）是指人过去感知过的、体验过的和做过的事物在大脑中留下的痕迹，是大脑对信息的接收、贮存以及提取的过程。

记忆有 3 个基本过程:①识记,是经验在中枢神经系统中留下痕迹的过程。取决于人的意识水平和注意是否集中。精神疲惫、缺乏兴趣、注意涣散和意识模糊可以影响识记过程。严重的识记缺陷一般见于器质性病变。②保存,即信息的储存。有 3 个阶段:第一阶段是通过感觉形成记忆痕迹,很不稳定;第二阶段为短期保存;第三阶段为长期保存。保存是神经组织的特性,如果保存发生障碍时,则不能建立新的记忆,遗忘范围则逐渐增加。严重的保存缺陷见于脑器质性疾病。③再现,即唤起和呈现以往经验的过程。

按是否带有意志性和目的性分类,可以将记忆分为无意记忆和有意记忆。结合记忆过程,还可进一步分为:无意识记、无意回忆、有意识记和有意回忆 4 种。无意记忆的 4 个特征:①没有任何记忆的目的、要求;②不用任何记忆的意志努力;③没有采取任何的记忆方法;④记忆的自发性,并有片面性。有意记忆相对于无意记忆,也具有 4 个特征:①有预定的记忆目的和要求;②需要记忆的意志努力;③需要运用一定的记忆方法;④具有自控性和创造性。

(二)记忆障碍的临床表现

1. 记忆增强 表现为病态的记忆增强,对在病前不能够回忆且不重要的事都能回忆起来。主要见于躁狂症和偏执状态患者。

2. 记忆减退 表现为记忆的 4 个基本过程普遍减退,临床上较多见。轻者表现为近记忆力的减弱,如记不住刚见过面的人、刚说过的话。严重时表现为远记忆力也减退,如记不起个人经历等。见于较严重的痴呆患者,也可见于正常老年人。神经衰弱患者记忆减退较轻,只表现为记忆困难。

3. 遗忘 表现为部分或全部地不能回忆以往的经验。一段时间的全部经历的记忆丧失称作完全性遗忘,部分经历或事件不能回忆称作部分性遗忘。顺行性遗忘是指紧接着疾病发生以后一段时间的经历不能回忆,遗忘的产生是因为意识障碍而导致的识记障碍,不能感知外界事物或经历,如脑震荡、脑挫伤的患者回忆不起受伤后一段时间内的事物或经历。逆行性遗忘是指回忆不起疾病发生之前某一阶段的事件,多见于脑外伤、脑卒中发作,遗忘的阶段长短与外伤的严重程度及意识障碍的持续时间长短有关。界限性遗忘是指对生活中某一特定阶段的经历完全不能回忆,通常与这一阶段发生的事件不愉快有关。见于癔症,又称为癔症性遗忘。

4. 错构 表现为记忆的错误,对过去曾经历过的事件的发生地点、情节,特别是时间上出现错误的回忆,并坚信不疑。多见于老年性、动脉硬化性、脑外伤性痴呆和酒精中毒性精神障碍。

5. 虚构 表现为由于遗忘,患者以想象的、未曾经历过的事件来填补自身经历的记忆缺损。由于虚构患者常有严重的记忆障碍,所以虚构的内容也不能再记住,其叙述的内容常常变化,并且容易受暗示的影响。多见于各种原因引起的痴呆。当虚构与近事遗忘、定向障碍同时出现时称作柯萨可夫综合征(Korsakovsyndrome),又称遗忘综合征。多见于慢性酒精中毒精神障碍、颅脑外伤及其他脑器质性的精神障碍。

(三)记忆障碍的评定

单纯的记忆障碍在临床上比较少见,多数患者同时伴有其他认知功能障碍,而这些其他

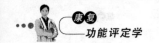
认知功能障碍在一定程度上影响患者的记忆功能。所以,若要对患者的记忆功能作出一个准确、客观的评定,就不仅需要专门的记忆功能的测试,而且需要对患者的多方面认知功能有一个较为清楚的评估。在进行记忆功能的详细评定之前,应首先对患者主要的神经心理功能进行测定,如意识状态、智商等作为评测记忆障碍的重要参考,然后再根据需要选择合适的测试量表进行记忆能力的评估。评定的方法有韦氏记忆量表(WMS)、临床记忆量表、Rivermead 行为记忆测验。

思 考 题

1. 了解认知、注意、记忆的概念。
2. 简述注意的特征。
3. 简述记忆的过程。

(孟宪国)

第十五章
知觉功能障碍评定

学习目标

1. 掌握感觉、知觉的基本概念,知觉障碍的分类。
2. 掌握失认症、失用症基本概念及其分类。
3. 熟悉失认症及失用症的评定方法。
4. 了解意念性失用与意念运动性失用的区别。

第一节　概　　述

知觉是发现信息的能力,是认识过程的第一步。知觉以感觉为基础并包括所有的感觉功能,如视知觉、触知觉、听知觉、空间觉等。

一、基本概念

(一)感觉

感觉(sensory)是大脑对当前直接作用于感觉器官的各种事物的个别属性的反映。人们通过感觉来反映客观事物的不同属性,比如声音、颜色、香味、冷和热,反映自身体内的变化如身体的位置和运动等。不同的感觉器官所接受到的刺激不同(如眼、耳、鼻、肌肉和关节等),并与刺激形成一对一的关系。

感觉可分为躯体感觉和特殊感觉。躯体感觉主要有来自皮肤及黏膜的痛温觉、触觉;来自肌肉、肌腱、关节等的为位置觉、运动觉、震动觉;还有实体觉、图形觉、两点辨别觉等复合感觉。特殊感觉包括嗅觉、味觉、视觉、听觉。

(二)知觉

知觉(perception)是人脑将当前作用于感觉器官的客观事物的各种属性综合起来以整体的形式进行反映,即将感觉组织起来成为有意义的类型。所以知觉以感觉为基础,但不是感觉的相加,是高于感觉的感知觉水平,比如"听"、"看"是感觉,而"听到"、"看到"则属于知觉。

在实际生活中,人们都是以知觉的形式来直接反映客观事物的。知觉一般分为简单知觉和综合知觉两大类。简单知觉如视知觉、听知觉、触知觉、嗅知觉、味知觉。综合知觉按反映对象的性质分为时间知觉、空间知觉、运动知觉。

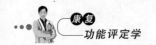

二、知觉障碍与分类

知觉障碍是指在感觉传导系统完整的情况下,大脑皮质联合区特定区域对感觉刺激的解释和整合障碍,见于各种原因导致的局灶性或弥漫性脑损伤患者。其损伤部位和损伤的程度不同,知觉障碍的临床表现也不相同。临床上常见的障碍有失认症和失用症。

第二节 失认症的评定

一、基本概念

失认症(agnosia)指在特定感觉正常的情况下,对物品、声音、人、形状或气味的识别能力丧失的总称,患者不能通过该感觉方式认识以往熟悉的事物,但可以利用其他感觉途径对其识别的一类症状。失认症并不是由于感觉障碍、意识不清、智力衰减、注意力不集中等情况所致,而是感觉信息向概念化水平的传输和整合过程受到破坏的结果。因此,失认症是大脑皮质功能障碍的结果。根据感觉方式不同,失认症又可分为躯体构图障碍、视空间关系障碍、视觉失认、听觉失认和触觉失认。

二、躯体构图障碍

(一)定义

躯体构图指本体感觉、视觉、触觉、肌肉运动知觉以及前庭觉传入信息整合后形成的神经性姿势模型,其中包含了对人体各部分之间相互关系以及人体与环境关系的认识。对人体各部分及其相互间关系的认识是一切运动的基础,也是理解人与物之间的空间关系的前提。比如一个人的穿衣能力部分依赖于躯体构图的完整。认识自身与他人之间的能力是人类认知的重要方面,比如一个盲人可以依靠其他感觉完成日常生活的活动,但是如果他丧失身体的知觉不认识自己的身体,则不能组织和协调自身的运动,并有可能导致彻底的残疾。躯体构图障碍指与人体知觉有关的一组障碍,可分为体像失认、左右失认、疾病失认、手指失认等几个方面。

(二)临床表现

患者穿衣服或认路时左右颠倒,不能分辨坐在对面的人的左、右侧,否认患侧肢体是自己的,认为自己的肢体不存在任何问题,随后可能承认患侧的肢体,但仍然坚持是长在别人身上,当医生要求躯体失认患者"举起你的左手",患者的反应可能是"我确实看见它了,它就在这周围某个地方"。

(三)评定方法

1. 体像失认

(1)按指令触摸身体的某些部位:如请指你的眼睛,如出现错误为阳性。

(2)模仿检查者的动作:检查者做一个示范性动作,然后要求患者进行模仿,如梳头、触摸下巴等,如不能完成或者有错误者为阳性。

(3)画人像:给患者一张纸和一支笔,要求患者在纸上画出一个人体的 10 个结构,每个部分为 1 分,共 10 分,这 10 个人体结构包括头、躯干、左臂、右臂、左腿、右腿、左手、右手、左脚、右脚。10 分为正常,6～9 分为轻度障碍,<5 分为重度障碍。

(4) 拼接躯体/面部的图板碎块:给患者一个将画面打乱的模板,要求患者进行重新的拼接,不能完成者为阳性。

(5) 回答问题:问患者问题要求其作答,如"鼻子在眼睛的下面吗?","我的上肢举过头了吗?"等,回答错误者为阳性。

2. 左右失认

(1) 按指令做动作:要求患者按指令"举右手"、"摸左耳"、"踢右脚"、"拍右膝"等动作,或说出检查者所指身体部位是左侧还是右侧,不能执行者为阳性。

(2) 动作模仿:检查者做一个示范性动作,然后要求患者进行模仿,如"请触摸你的左膝","请摸一下我的右手"等,不能完成者为阳性。

(3) 指定部位:要求患者指出人体模型或图画的部位,指出错误者为阳性。

3. 疾病失认

(1) 与患者交谈:通过询问患者的健康状况,了解患者是否否认实际存在的疾病的现象,如有否认现象者为阳性。

(2) 回答问题:询问患者有关患侧的问题,如"有无瘫痪?","为什么患肢不能活动?","感觉如何?"等问题,不能按所存在的问题回答者为阳性。

(3) 做动作:让患者做双手操作的活动,如穿衣,不能执行者为阳性。

4. 手指失认

(1) 手指图指认:出示给患者一张手指图,要求患者将手掌朝下放在桌面上,检查者触及其中某个手指,然后要求患者从图中指出刚才被碰到过的手指,如右面第 2 个手指、左面第 3 个手指等。要求患者睁眼和闭眼分别指认 5 次,然后进行比较。

(2) 命名指认:检查者说出手指的名称,要求患者分别从自己的手和检查者的手及手指图上指认(各 10 次)。

(3) 动作模仿:检查者做一个示范性动作,然后要求患者进行模仿,如示指弯曲、拇指和中指对指等。

(4) 绘图:要求患者画一张手指图,观察各手指的分布及排列情况。

【知识库】

躯体构图障碍的神经学基础:初级躯体感觉中枢位于中央后回。初级中枢破坏可引起以下障碍:不能判断压力、不能直接感觉定位、不能判断形状、不能判断材质、不能判断重量、不能判断温度的细微变化以及不能识别身体各部位的位置。次级中枢位于中央后回最下方。躯体感觉定位:面部在前,上肢居中,下肢在最后。次级中枢接受来自背侧柱系、脊髓丘脑系以及初级躯体感觉区的信息。位于初级躯体感觉中枢后部的 5 区和 7 区称为躯体联合区。该区破坏后可致触摸物品后再识别其复杂形状的能力丧失,并且自己身体形状的感受也消失,患者不能意识到脑损伤对侧身体的存在。

知觉被认为是以往的感觉(触觉、视觉、姿势、肌肉运动知觉和前庭的)体验与当前感觉在皮质水平上进行比较和整合的结果。顶叶损伤可导致躯体构图障碍,障碍常常不外显,因此躯体构图障碍患者常常不知道障碍的存在。

三、视空间关系障碍

视觉空间关系障碍是观察两者之间或自己与两个或两个以上物体之间的空间位置关系上表现障碍。包括空间定位障碍、地理定向障碍、方向距离的判断障碍、半侧空间忽略等。

（一）空间定位障碍

1. 空间定位　空间定位是指对于物体的方位概念如上、下、左、右、内、外、东、西、南、北等的认识。空间定位障碍者不能理解和判断两者之间的方位关系。

2. 临床表现　患者表现为不知道上、下、左、右、里、外等方向通向哪里。

3. 评定方法

（1）绘图：将一张画有一间屋子的纸放在患者面前，请患者在屋子的上方或下方画一个圈。

（2）图片检查：将几张内容相同的图片呈"一"字形排列在患者面前。每一张图片中都有 2 个不同的物品，如鞋和鞋盒子，但是物体的摆放位置不同，如鞋在鞋盒上方、鞋在鞋盒一侧、鞋在鞋盒下方等，请患者说出每一张图片中鞋与鞋盒之间的位置关系。

（3）实物定位检查：要求患者听口令摆放一些物品，如"将茶匙放进杯子"，"将杯子摆在托盘上"，也可请患者听口令将一块积木摆放在另一块的左侧或者右侧。

（二）半侧空间失认

1. 半侧空间失认（hemi – spatial agnosia）　又称半侧空间忽略（hemi – spatial neglect）、单侧忽略（unilateral neglect）、单侧不注意（unilateral inattention），表现为对大脑损伤灶对该侧身体或空间物品忽视，以及对该侧身体或空间的刺激作出相应反应或反应迟缓，它是脑部损伤尤其是脑卒中后最常见的知觉障碍。

2. 临床表现　单侧忽略的临床表现不一。患者在进餐、穿衣、行走以及与人交流等时只注意到健侧，忽视患侧的身体，比如不刮患侧的胡子、不吃患侧的饭菜、不穿患侧的衣服等现象。

3. 评定方法

（1）Albert 线段划销测验：在一张 16 开白纸上均匀画有 40 条 2.5 cm 线段，见图15 – 1。将这些线段按不同方向有规律地分布在这张白纸左、中、右面，要求患者划掉所看见的每一条线段，最后分析被划掉的线条数目及偏向（图 15 – 1）。不能划掉所有线段或者被划掉的所有线段均偏在纸的一侧为阳性。

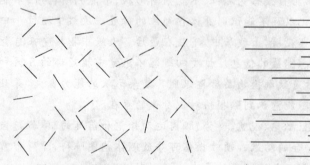

图 15 – 1　Albert 划线测验　　　　图 15 – 2　Sheckenberg 测验

(2) Sheckenberg 二等分线段测验：在一张白纸上平行画有 20 条长度不等的线段，分别为 10 cm、12 cm、14 cm、16 cm、18 cm、20 cm，见图 15-2。最上端和最下端的线段作为示范之用，不统计在内。要求患者标出直线的中间点来平分这条直线，通过粗略观察发现患者所画"中点"是否均偏向一侧，或漏掉偏向一侧的线段未标注中点。也可以计算每一个患者的偏离百分数。测量和计算方法如下：测量一条线段的全长，算出其中点位置。测量患者所画"中点"距线段一侧的距离，较正中点偏左 X cm 记为－X cm，偏右 X cm 记为＋X cm，对所有线段进行测量后，计算总的偏离百分数：

$$总偏离百分数 = \frac{各线段标记"中点"与真正中点间的距离之和}{所有线段全长之和} \times 100\%$$

切分点偏移距离超出全长的 10%，或者与正常对照组比较偏移>3 个标准差为异常。

(3) 高声朗读测验：给患者一篇从左到右占满数行的短文。请患者高声朗读，观察患者是否读完全整行文字，还是只读每行文字的一部分。

(4) 绘图测验：请患者临摹已经画好的表盘或房子，也可以请患者在画好的圆圈内填写表盘上的数字和指针，并要求指针指向 10：12，见图 15-3。只画图形的一半或临摹的图画在纸的一侧，或者只画出圆圈一侧者为异常，见图 15-4。

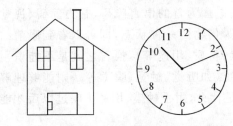

图 15-3　半侧空间样本

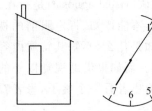

图 15-4　半侧空间失认患者绘图表现

(5) 双侧同时刺激检查：可先给予患者单侧听觉、视觉、触觉刺激，然后给予双侧同时刺激，观察患者的反应。较严重的单侧忽略患者，即使在单独刺激一侧时，对忽略的一侧毫无反应；而轻度患者单独接受一侧刺激时可有反应，只是在双侧接受刺激时忽略患侧。

【知识库】

单侧忽略的发生机制：神经心理学认为，大脑存在不同功能的模块用于信息加工。比如，大脑存在两条单独的皮质视觉通路，一条通路用于对物品识别起反应，另一条通路用于视空间分析。前者表现为不能识别物品是"什么"，后者表现为不知道物品"在哪里"的现象，即患者不知道物品的空间定位。

对于单侧忽略的发生机制，神经心理学研究尚无明确定论，有两种学说常被用来解释单侧忽略症的不同现象或表现。

(1) 注意损伤学说：注意损伤学说认为，单侧忽略是皮质感觉加工通路损伤所引起的一个注意-觉醒缺陷。Helmand 等人认为注意和定向反应加工通路来自网状结构，经边缘系统至皮质。每一侧半球都有自己的网状结构-边缘系统-皮质通路，但大脑左半球仅仅注意来自对侧（右侧）的刺激，而右半球同时注意来自双侧的刺激。因此，右半球被

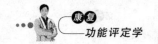
认为是空间注意控制的优势半球。左侧大脑损伤时,右侧大脑仍然能够通过继续注意来自同侧(右侧)的刺激代偿左侧脑损伤,故不会引起明显的右侧忽略。但是,右脑损伤时由于左半球缺乏同侧注意机制而引起左侧单侧忽略。该学说与临床观察一致,临床上右脑损伤引起左侧忽略最为常见,即便出现左脑损伤所致的右侧忽略,其症状也不及右脑损伤引起的症状重。注意缺陷所引起的单侧忽略称为知觉性单侧忽略。

(2)内表现学说:单侧忽略的另一种表现形式为再现性忽略。意大利神经心理学家做了一个著名的实验,要求单侧忽略症患者假设自己站在米兰大教堂的台阶上观望大教堂广场,对大教堂广场左右两旁的细节特征进行描述。患者准确地描述了广场右边的特征,却忽略了左边很多的细节。接着要求患者想象自己站在广场的另一端面对广场,并再做描述。结果正相反,患者能够描述广场右侧的所有特征(先前被忽略的特征),却忽略左边的特征(先前已被知的特征)。

四、视、听、触觉失认

(一)视觉失认

视觉失认(visual agnosia)是指在没有以失语症为首的语言障碍、智力障碍、视觉障碍等的情况下,不能认知、肯定眼前的视觉对象为何物的一种状态,即可以看到眼前的客观实体,却不知是什么,不知其特质内容(如形状、材质、用途等),换言之就是不能识别视觉刺激的意义。而如果借助视觉以外的感觉系统(如听觉、触觉、嗅觉等),则能够理解其特征。例如,给患者看一个桃子,患者看后不知是什么,用手触摸、用鼻子嗅过以后才能知道这是一个桃子。

视觉失认又可分为以下几种类型:物体失认、相貌失认、色彩失认、同时失认等。

1. 物体失认

(1)临床表现:物体失认是失认症最常见的症状,指在视力和视野正常的情况下,患者不能通过眼睛来识别常用物品,患者表现为能看见呈现在面前的物品,不认识它是什么,却可以通过其他感觉如触、听觉识别该物品。

视觉对象失认又可分为联合性视觉失认和统觉性视觉失认。联合性视觉失认,即我们通常所说的视觉失认或视觉对象失认。患者可对复杂物体的各种属性得到感觉信息,也可综合认知这些信息,很好地完成复杂物体间的匹配关系,也能将物体的形状、颜色、大小等正确地描述在纸上,但却不知道物体的意义、用途,不能称呼物体的名称,即不能将现实和过去的记忆及经验结合起来。这是由于视觉及其记忆功能和语言功能之间的功能解体所造成的。

(2)评定方法:①事物的命名及其使用说明:将一些常用的物品如镜子、铅笔、杯子、牙刷等实物或者照片一一呈现,要求患者命名并说明其用途,如患者有命名性失语症,可由检查者说出物品名称,再请患者指出该物品;②画物品图形:交给患者一件结构较简单的物品,请患者在一张纸上临摹该物品;③描述物品的性状:要求患者对实际物品或照片上的物品做特征性描述,包括物品的形状、颜色、大小、表面特征及用途;④触觉性命名:当患者不能正确完成上述测验时,要求患者闭目后用手触摸物品对其命名。

2. 相貌失认

(1) 临床表现:患者不能通过面容认知自己熟悉的家人、亲戚、朋友,而通过其说话的声音却可以分辨出来。

(2) 评定方法:①面部识别和命名:辨认并说出患者的亲人、朋友的照片;②面部特征描述:要求患者描述某人的面部特征;③面部匹配:要求患者在多张照片中选出两张相同的照片;④其他特征识别:当患者不能正确完成上述测验时,要求患者从声音、姿势、服装等来辨别熟人。

3. 色彩失认

(1) 临床表现:患者虽然不能说出物品的颜色,也不会再听到色名后指出该颜色的物品,但可以区分出两种不同颜色,其与色盲不同,因此在使用色盲检查表时表现正常。

(2) 评定方法:①颜色辨别:将两种不同色彩的图片放在一起,请患者回答是否相同;②颜色分类:检查者说出一种颜色,要求患者从图片中选出该颜色的物品;③颜色命名:要求患者给所看到的颜色命名;④颜色知识:检查者向患者提问常见物品的颜色,如橘子是什么颜色、香蕉是什么颜色等,并给出该物品无颜色的线条图形,请患者填充适当颜色。

4. 同时失认

(1) 临床表现:患者可对一种复杂的情景画面的各个部分能够理解,但对于整体意义却不能理解。

(2) 评定方法:①视野检查:在作出同时失认的诊断前,首先应排除视野缺损;②数点:用一张整版印有小圆点符号的作业纸,要求患者数点。观察患者是否只注意排列在中央的部分,还是其他部分;③描述或复制图画:要求患者就一幅简单的情景画面作描述,或请患者复制一幅画面,观察是否复制完整。

(二) 听觉失认

听觉失认(acoustic agnosia)是指听力保留,但对所能听到的原本知道的声音的意义不能辨别和肯定的一种状态。这里的声音是指言语音或有意义的非言语音。

1. 分类　可根据失认的对象将听觉失认分类为环境音失认和语聋。

2. 责任病灶　位于听觉联合皮质,如同时存在言语音和非言语音的识别障碍,多为双侧颞叶损伤。

(1) 语聋:是指虽能听到说话声,却不能明白说话内容的意义的一种状态。责任病灶:位于优势半球颞上回的后部皮质下及非优势半球上中回的后部及顶叶后部。

(2) 环境音失认:是指听力正常,但不能明白对听到的非言语音的意义的一种状态,如对熟悉的鸟叫、鸡鸣虽能听到,但却不知道是什么声音。

3. 评定方法

(1) 听觉检查:主要是排除由于外听力障碍所引起的对声音的辨别障碍。

(2) 非言语听觉认知检查:检查者在患者背后发出各种不同的声响,如敲门、打鼓、鼓掌等,要求其辨别。

(3) 言语听觉试验:此检查项目包括书写、听写、听理解、阅读理解、自发言语、复述等。

(三) 触觉失认

触觉失认(tactile agnosia)是指在触觉、温度觉、本体感觉以及注意力均无障碍的情况

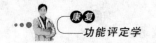

下,不能通过触摸来识别从前早已熟悉的物体的意义,如不能命名、不能说明该物品的用途和意义等。

1. 责任病灶　顶叶。

2. 评定方法

（1）深、浅感觉及复合感觉检查：目的是排除由于感觉异常所造成的不能通过触觉辨别物体。

（2）命名检查：请患者看几件常用物品并为其命名,以除外命名性失语。

（3）物品的触觉性选择：先请患者闭眼或用屏风遮挡视线,然后请患者用手触摸摆放在桌上若干日常用品中的一件,再交还给检查者放回桌上。这时再请患者睁开眼或移开屏风,在桌上物品中找出刚才触摸过的那一件物品。

（4）物品的触觉性命名：先请患者闭眼或用屏风遮挡视线,用手触摸一件日常用品后说出其名称并说明其用途。

（5）几何图形的触觉性选择：准备 10 个用塑料材质制成的几何图形,如菱形、三角形、椭圆形等,同时将这 10 个几何图形画在一张纸上。在用塑料片制成的几何图形中任选一片请患者闭目触摸,然后再睁开眼,是从若干绘画图形中找出与刚才触摸过的塑料片相同的图形。

以上触摸检查均须左右手分别测试,再同时用双手触摸。

第三节　失用症的评定

一、基本概念

失用症（apraxia）是指执行器官在没有异常的情况下,不能执行有目的的动作行为,即指患者在没有麻痹、肌张力异常、共济失调、不随意运动、听力障碍等情况下,不能按照要求完成动作,即不能正确地运用后天习得的技能运动的表现。失用症的发生与肌力下降、运动协调性障碍、感觉缺失、肌张力异常、视空间障碍、语言理解困难、注意力下降等无关。传统性失用症包括：①意念性失用；②意念运动性失用；③肢体运动性失用。其他包括：①结构失用；②穿衣失用；③步行失用；④发音失用；⑤口-颜面失用；⑥失用性失写。失用症多发生于脑卒中患者和痴呆患者,因此常见于老年人。

二、结构性失用

（一）定义

结构性失用（constructional apraxia）是指组合或构成活动障碍。常见于左右半球的顶叶。在右脑损伤所致的结构性失用被认为是视空间知觉障碍的结果；左脑损伤所致的结构性失用是执行或概念障碍的结果。

结构性失用的患者不能按指令或自发复制、临摹、构造二维或三维的空间结构。患者虽然认识物体的每一个部件,却不能将它们正确地组合在一起,这是因为结构性失用患者丧失对任务的空间分析能力,不理解部分与整体的关系。

（二）临床表现

结构性失用最常见的表现是不能按指令仿绘图、仿搭积木,患者虽然认识每一个部件,却不能将它们正确地组合在一起。

（三）评定方法

1. 画空心十字　给患者纸和笔,请患者照着画一个空心十字图形。

2. 用火柴棒拼图　请患者按照已经拼好的图形,用火柴棒模仿拼图。

3. 临摹几何图形　请患者在白纸上临摹指定的几何图形。正常者应能正确地将图形画出,没有漏画和加线,空间位置关系正常;轻度和中度障碍者,有漏画和多画的线及空间位置不均匀等错误,但知道所画的是什么图形,并知道画中所存在的问题;重度障碍者不知道要画什么,也不知道画出的是什么图形。

三、意念运动性失用

（一）定义

意念运动性失用(ideomotor apraxia)是指运动记忆的存储受到破坏,导致运动记忆的计划和编排障碍。表现为有意识的运动不能进行,无意识行为却能进行,即患者虽然不能正确地按照口令用手势演示或模仿使用某种工具的活动,但仍然能够在适当的时间与地点下意识地完成从前熟练操作的技能性动作,并能够描述动作的过程。

（二）临床表现

患者不能按要求使用某一工具的活动,但如果交给患者某一常用工具,则可自己作出使用该工具的动作。例如,请患者用毛巾做擦脸的动作,患者表现为表情茫然,不知道该怎么做,但如果在患者脸上有水时,将毛巾交到患者手上,患者则可自己完成擦脸的动作。肢体意念运动性失用的患者不能完成精确运动,也难于做快速重复动作,如用手指连续敲击桌面;在功能活动中则表现为动作笨拙、不准确及反应延迟。患者常常表现出持续状态,即不停地重复一个活动或其中一个动作,对当前的活动不能进行。意念运动性失用仅仅在检查时被发现。病灶部位有左半球顶下小叶、两侧半球前运动区、躯体运动中枢及胼胝体等,该神经加工传导路中任何部位的损伤都可以引起肢体的意念运动性失用症。根据操作部位的不同,肢体失用可以表现为双侧或单侧。

（三）评定方法

1. 按口头命令动作　根据检查者的口令自己能够演示(哑剧性表演)一个动作,如"做一个刷牙的动作"。该检查要求患者能够理解口令和能够在没有实物的情况下正确地运用和运动。不能执行者为阳性。

2. 实际观察　观察患者晨起时洗脸、刷牙、写字、吃饭等习惯动作是不是正常下意识地自发完成,能完成为阳性。

3. 模仿动作　检查者向患者示范一种动作,如举起一手伸示指、无名指和小指,将中指和拇指对掌或伸中指、无名指、小指,将示指和拇指对掌,让患者模仿。不能完成者为阳性。

4. 手势表演使用工具动作　比如用锤子将钉子敲进墙上、用螺丝刀拧螺丝、用锯子锯木头、用剪刀剪纸、削土豆皮、使用牙刷、用吸管喝水、鞠躬等。上述动作均不能执行者为

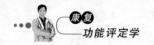
阳性。

5. Goodglass 失用试验　采用 Goodglass 失用试验有助于判断意念运动性失用所累及的身体部位。该试验要患者去做一系列动作,首先让患者按命令操做,如不能完成,再让他模仿治疗人员去做,如也不能完成,再向他提供实际的物体去试。要求患者做的动作包括:①面颊-口腔动作,咳嗽、用力用鼻吸气或嗅、吹火苗;用吸管吸饮料、鼓颊、闭眼、露齿、伸舌等动作;②肢体动作,用手示意"过来"、挥手再见、手指放唇上做嘘声、敬礼、做"停止"手势、刮胡须、刷牙、捶打钉子、锯木板、用螺丝刀、踢球、搭腿等动作;③躯干动作,鞠躬、立正→向后转→再向后转→坐下等动作;④动作转换,做拳击姿势、做打高尔夫球姿势、做士兵操正步姿势、做铲雪姿势,指天花板-指地板-指鼻等动作。

评定结果:①正常:患者在不用实际物体的情况下能按口令完成大多数动作;②阳性:只有在给予实物时患者才能完成大多数动作;③严重损伤:即使给予实物也不能完成大多数动作。

四、意念性失用

(一)意念性失用

意念性失用(ideational apraxia)是指意念或概念形成障碍,是动作的构思过程受到破坏而导致的复杂动作的概念性组织障碍。意念性失用是较严重的运用障碍。

(二)临床表现

患者对于做一件事的目的和做成一件事需要做什么、怎样做和用什么做都缺乏正确的认识和理解。例如,沏茶时是要先将茶叶放进茶壶,加开水,然后盖上壶盖。意念性失用的患者每一个步骤的动作,即放茶叶、倒水、盖上壶盖的动作都可以正确完成,但顺序出现错误如先倒水而不是先放茶叶。左侧额叶(前额叶皮质、运动前区)、顶叶或顶枕颞叶交界处损伤均可导致意念性失用。意念性失用也见于弥漫性脑损伤如脑动脉硬化、与痴呆有关的疾病。

(三)评定方法

包括:①备好钥匙、抽屉锁等,请患者用钥匙将锁打开;②备好脸盆、毛巾等,请患者将脸洗干净,然后用毛巾将脸上的水擦干;③备好香烟、火柴等物品,请患者用火柴将香烟点燃。如患者在完成上述动作时将顺序颠倒为阳性。

(四)意念运动性失用与意念性失用的鉴别

意念性失用症患者和意念运动性失用患者均不能按指令做动作,但两者在意义、损伤的部位、临床表现上存在着明显的区别。从意义上讲,意念性失用是意念的产生和概念的形成过程出现障碍;意念运动性失用是视运动记忆破坏或储存有视运动记忆的顶叶与额叶运动区联系中断使计划和编排运动出现障碍。损伤部位的不同,意念性失用的损伤定位根据不同的病例报道显示,左侧额叶(前额叶皮质、运动前区)、顶叶或顶枕颞叶交界处损伤均可导致意念性失用。而意念运动性失用的损伤定位是左顶叶、两侧半球前运动区、躯体运动中枢,以及胼胝体。从临床表现上看,意念性失用患者表现为动作的逻辑顺序出现混乱,或某一个动作被省略、重复。例如,开门时先将手中的钥匙插入锁内,然后摆动旋转手腕开门。意念性失用患者每一个步骤的动作,如将钥匙插入锁内、转动手腕等都可以正确完成,但顺序出现错误,如转动手腕后将钥匙插入锁内。意念运动性失用患者表现为患者不能执行运动口令,但能够在适当的时间与地点下意识地完成那些已获得的熟练操作的技能性动作,并能够描述动作的过程。例如,意念运动性失用患者不能在指令下拿起牙刷或启动刷牙动作,但是在早晨起床后却可以到洗手间自发地拿起牙刷,将牙膏挤到牙刷上,然后刷牙。

思考题

1. 失用症常见的种类及相应的评定手段有哪些?
2. 失认症常见的种类及相应的评定手段有哪些?
3. 简述结构性失用的定义及评定方法。
4. 什么是单侧忽略?如何进行评定?

(孙小斐)

第十六章
社会心理功能评定

学习目标

1. 了解残疾人心理特点。

2. 熟悉艾森克人格问卷、明尼苏达多相人格调查表、汉密尔顿焦虑量表和汉密尔顿抑郁量表的评定方法。

3. 了解人格测验和情绪测验的概述。

因医学模式由原来的生物医学模式向生物、心理、社会医学模式转变,所以除生物学因素外,精神、心理、情绪和社会因素都可影响到患者的康复治疗效果。因此,治疗师不仅要评定患者的躯体功能能力水平,而且还要评定患者的社会心理功能,以便制订个性化的治疗目标和适宜的治疗方案,从而体现以患者为中心的康复治疗模式。

第一节 概 述

社会心理功能评定主要用于脑血管意外、脑瘫等疾病中。这些疾病不仅引起躯体运动功能、感觉功能、言语功能等方面的障碍外,还可经常伴有智力和心理疾患,比如情绪和人格行为的异常。同时,智力和心理疾患也常常出现于其他伤病者或者残疾人,所以这方面的评定可用于所有康复对象。

一、基本概念

社会心理学是一门介于心理学和社会学之间的边缘科学,它既是心理学的一个分支,又是社会学的一个分支。它研究特定社会生活条件下个体心理活动发生发展及其变化的规律,并着重研究个体与社会的相互作用,既研究个体心理活动如何在特定生活条件下受其他人或团体的影响,也研究个体心理活动如何影响社会中的其他人或团体。社会心理功能评定包含社会功能和心理功能两方面内容。

(一)社会功能

患者的社会功能主要包括以下几方面的内容:①社会生活能力,有家庭关系、社会角色、社会支持、与他人交往等;②就业情况;③社会整合功能等。

（二）心理功能

人的心理具有思维、情感、知觉、意识和直觉这 4 种基本的功能。思维是理解事物的功能，由于这种功能，人的意识能产生概念、逻辑、观点和认识，并能借助它们把握事物的联系。当人们在感知事物时，不论是对来自躯体内部的感觉，还是对外部世界的感知，必然会伴随着相应态度和外部表现，这种喜、怒、哀、乐、爱、憎等体验和表情，总称之为情感，它是人类对客观事物的主观态度。知觉是在感觉的基础上形成的，比感觉复杂、完整。而意识是人的头脑对于客观物质世界的反映，是感觉、思维等各种心理过程的总和。直觉就是第一感觉，是人脑对事物的第一判断，是一种基于生理、心理和过往知识与经验而对事物作出的意识形态领域里的本能反应。比如一个人常遇到长相类似的某种类型的坏人，他（她）下次再遇到长相类似模样的人时，就会直觉这是一个坏人。

二、残疾人的心理特点

1. 自卑和孤独心理　这是残疾人普遍存在的心理特点，由于生理和心理上的缺陷，使他们在学习、生活和就业方面遇到诸多困难，得不到足够的支持和帮助，甚至遭到厌弃或歧视，因此产生自卑心理。生理或心理上的缺陷，还导致他们活动受限，无法进行正常的交流，缺少朋友，久而久之就会产生孤独感，这种孤独感会随着年龄的增长而逐渐增强。

2. 敏感多疑自尊心强　残疾状态会导致残疾人注意力过度集中，过多的注意别人对自己的态度，对别人的评价极为敏感。别人对自己带有贬义的、不恰当甚至是无意的称呼，常常会引起他们的反感。如果他们的自尊心受到损害，就会当即流露出愤怒情绪或采取自卫的手段加以报复。

3. 深刻的抱怨心理　抱怨父母、抱怨领导、抱怨命运，认为天地之间难以容身，人海茫茫，唯我多余。

4. 情绪不稳定但富有同情心　他们对外界的情绪反应强烈，容易与别人发生冲突。而残疾人对残疾人有特别深厚的同情心，却较少与非残疾人交流，除了"话不投机"的原因外，还与交流不方便有关。

5. 不同类型残疾人的性格特征　残疾人交往的圈子比较小，周围环境与普通人不同，于是就形成了某些特殊的性格特征，如孤僻和自卑是各类残疾人的共同性格特征。

三、社会心理功能评定目的

1. 设定康复目标，选择合适的治疗活动　除智力残疾和精神残疾外，其他躯体残疾患者也都或多或少地存在着心理障碍问题，这些问题同样制约了他们回归社会。因此，在患者康复的整个过程中，心理检测是不可缺少的手段，患者的心理状态和社会影响都可以是阻碍其适应社会和家庭的因素，为此治疗师需寻找和分析阻碍患者适应社会和家庭的因素，完成对患者的社会心理功能的评定，就可以与患者共同制订一个个性化的治疗方案。这有助于治疗师和患者抓住治疗的重点并和患者一起设计治疗目标，同时还要考虑到优先解决的问题。当患者主动参与制订治疗目标时，就有可能使患者带着兴趣朝着既定目标努力。这样，不仅增加了患者的主动性，而且还将患者的兴趣、价值观和经验都融入到治疗中，也体现了治疗师对患者的关心，这对康复过程和康复治疗效果都非常重要。

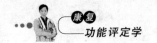

2. 实施整体性的康复治疗方法　评定患者的社会心理功能有助于治疗师理解每个患者的生活领域都是特殊的,有助于治疗师以整体的观点进行治疗,而不仅仅是治疗伤残或功能障碍。

3. 判断不同治疗方法的效果　每个患者的病情都不同,需要我们不断探索新的更有效的治疗方法。为了比较它们的效果差别,必须要用客观、统一的标准去衡量。

4. 为治疗提供疗效和帮助判断预后　心理测验不仅能对临床诊断、治疗和康复技能训练提供正确的科学依据,还可对康复的效果予以客观的评估。

第二节　社会心理功能评定方法

社会心理功能评定通常包括智力测验、情绪测验、人格测验。通常采用评定量表的形式来进行测验。

一、智力测验

智力测验是通过测验的方式衡量个体智力水平高低的一种科学方法。

(一)智力测验在康复医学中的应用

智力测验在康复心理学的临床诊断和科学研究工作中是最常用的测验手段之一,应用范围很广,可概括为以下几点。

(1)临床诊断和研究智力水平与脑损害的程度有密切关系,无论什么原因造成的脑损害,都不同程度地影响到智力。脑损害越重、智力水平下降越明显。所以,在康复医疗事业中,对窒息缺氧造成的脑损害、脑性瘫痪、老年痴呆、偏瘫、一氧化碳中毒、颅脑损伤等疾病的诊断和研究,都需要智力检查的帮助。

(2)可用于大范围和局部地区的残疾人调研。

(3)在制定康复计划之前、康复过程中、末期评定和长期随访、追踪过程中,智力测试都将提供非常重要的客观指标。

(4)伤残患者经过康复治疗和康复职业指导之后,最终要回归社会,从事适合他们身体情况的工作。如果患者肢体伤残,但智力水平正常,他们可以从事一些脑力活动,如使用电子计算机、翻译、当咨询者等。另一些人,他们虽肢体完好可以活动,但由于大脑损伤严重、智力水平低下,这些人可以从事一些力所能及的体力活动。

(5)在对于学习成绩不好的儿童的研究中,他们表现为学习不能(learning disability)。对这些儿童要全面分析,是由于智力低下引起的还是由于注意力障碍综合征引起的,或者是由于言语障碍引起的,智力测验和各项分测验的研究分析,会提供有意义的线索,作出客观的诊断。

(二)主要的测试方法

(1)中国韦氏成人智力量表(WAIS-RC),适用于16岁以上的成人。

(2)中国韦氏儿童智力量表(WISC-CR),适用于6~16岁的儿童。

(3)中国韦氏幼儿智力量表(C-WYCSI),适用于4~6岁的幼儿。

二、情绪测验

人们在悲伤、痛苦或失望时会表现得很消沉,在正常人中,这种情绪只是暂时性的情绪反应。一般情绪状态有积极与消极之分,在临床上常见的消极状态有焦虑和抑郁两种。

焦虑(axiety)是指对事件或内部想法与感受的一种不愉快的体验,它涉及轻重不等但性质相近而相互过渡的一系列情绪。

抑郁(depression)是指显著而持久的情绪低落。抑郁常见症状有:情绪低落、忧郁悲伤、兴趣索然、沉默不语、自责感、自卑感、自罪观念等等,严重时可出现自杀念头和行为。

(一)焦虑评定量表(HAMA)

对焦虑状态的评定,最常使用的是汉密尔顿焦虑量表(Hamilton anxiety scale, HAMA),每一次评定需要 10~15 min。

1. 评定内容 此表包括14项内容(表16-1),每一项症状具体解释见表16-2。

表 16-1 汉密尔顿焦虑量表(HAMA)

症　状	分数选择	症　状	分数选择
(1) 焦虑心境	0 1 2 3 4	(8) 躯体性症状:感觉系统	0 1 2 3 4
(2) 紧张	0 1 2 3 4	(9) 心血管系统症状	0 1 2 3 4
(3) 害怕	0 1 2 3 4	(10) 呼吸系统症状	0 1 2 3 4
(4) 失眠	0 1 2 3 4	(11) 胃肠道症状	0 1 2 3 4
(5) 认知功能	0 1 2 3 4	(12) 生殖泌尿系统症状	0 1 2 3 4
(6) 抑郁心境	0 1 2 3 4	(13) 自主神经症状	0 1 2 3 4
(7) 躯体性症状:肌肉系统	0 1 2 3 4	(14) 会谈时的行为表现	0 1 2 3 4

表 16-2 HAMA 各项症状的具体表现

评定项目	具　体　症　状
(1) 焦虑心境	担心,担忧,感到有最坏的事情将要发生,易激惹
(2) 紧张	紧张感,易疲劳,不能放松,情绪反应,易哭,颤抖,感到不安
(3) 害怕	害怕黑暗,陌生人,一人独处,动物,乘车或旅行及人多的场合
(4) 失眠	难以入睡,易醒,睡眠不深,多梦,梦魇,夜惊,醒后感疲倦
(5) 躯体性症状	视物模糊,发冷发热,软弱无力,浑身刺痛
(6) 心血管系统症状	心动过速,心悸,胸痛,血管跳动感,昏倒感,期前收缩
(7) 呼吸系统症状	胸闷,窒息感,叹息,呼吸困难
(8) 胃肠道症状	吞咽困难,嗳气,消化不良,肠蠕动感,肠鸣,腹泻,体重减轻,便秘
(9) 认知功能	或称记忆,注意障碍。注意力不能集中,记忆力差
(10) 抑郁心境	丧失兴趣,对以往爱好缺乏快感,忧郁,早醒,昼重夜轻
(11) 躯体性症状	肌肉酸痛,活动不灵活,肌肉抽动,肢体抽动,牙齿打颤,声音发抖
(12) 生殖泌尿系统症状	尿频,尿急,停经,性冷淡,过早射精,勃起不能,阳痿
(13) 自主神经症状	口干,潮红,苍白,易出汗,起"鸡皮疙瘩",紧张性头痛,毛发竖立

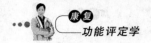

续　表

评定项目	具　体　症　状
(14) 会谈时的行为表现	(1) 一般表现:紧张,不能松弛,忐忑不安,咬手指,紧握拳,摸弄手帕,面肌抽动,不停顿足,手发抖,皱眉,表情僵硬,肌张力高,叹息样呼吸,面色苍白
	(2) 生理表现:吞咽,呃逆,安静时心率快,呼吸(>20 次/min),腱反射亢进,震颤,瞳孔放大,眼睑跳动,易出汗,眼球突出

2. 评分标准　1分:症状轻微;2分:有肯定的症状,但日常生活与活动不受影响;3分:症状严重,需要处理,或者已影响生活和活动;4分:症状极重,严重影响日常生活;最高分为56分。评定结果可按以下来分级:①<7分,无焦虑;②7~14分,可能有焦虑;③15~21分,肯定有焦虑;④22~29分,肯定有明显焦虑;⑤>29分可能为严重焦虑。

3. 评定时注意事项

(1) 该量表适用于有焦虑症状的成年人。

(2) 评定时应由有经验的2名治疗师共同检查,采用交谈与观察的方式,评定结束后,治疗师各自评分。

(3) 评定侧重患者的主观体验。

(二) 抑郁评定量表(HAMD)

目前国际上最常使用的是汉密尔顿抑郁量表(Hamilton depression scale, HAMD)。

1. 评定内容　包括抑郁心境、罪恶感、自杀、睡眠障碍、工作和活动、迟钝、焦虑、躯体症状、疑病、体重减轻、自知力、人格解体、妄想、强迫、孤立无援、失望、无价值等 24 个项目见表 16-3。有的项目评为 0~2 三级,有的评为 0~4 五级。评定时由主试者观察患者,然后再将每个项目中最符合患者情况的描述划圈圈出,总分最高可达 76 分。时间一般为 15~20 min。

表 16-3　HAMD 项目及分数选择

项　目	分数选择	项　目	分数选择
(1) 抑郁情绪	0 1 2 3 4	(14) 性症状	0 1 2
(2) 有罪感	0 1 2 3 4	(15) 疑病	0 1 2 3 4
(3) 自杀	0 1 2 3 4	(16) 体重减轻	0 1 2
(4) 入睡困难	0 1 2	(17) 自知力	0 1 2
(5) 睡眠不深	0 1 2	(18) 日夜变化　A. 早	0 1 2
(6) 早醒	0 1 2	B. 晚	0 1 2
(7) 工作和兴趣	0 1 2 3 4	(19) 人格或现实解体	0 1 2 3 4
(8) 迟钝	0 1 2 3 4	(20) 偏执症状	0 1 2 3 4
(9) 激越	0 1 2 3 4	(21) 强迫症状	0 1 2 3 4
(10) 精神性焦虑	0 1 2 3 4	(22) 能力减退感	0 1 2 3 4
(11) 躯体性焦虑	0 1 2 3 4	(23) 绝望感	0 1 2 3 4
(12) 胃肠道症状	0 1 2	(24) 自卑感	0 1 2 3 4
(13) 全身症状	0 1 2		

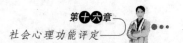

2. 评分标准　0 分表示无症状,1~4 分表示症状从轻到重。具体评分标准见表 16 - 4。

表 16 - 4　HAMD 评分标准

项　目	1 分	2 分	3 分	4 分
(1) 抑郁情绪	只在问到时才诉述	在访谈中自发表达	不用言语也可以通过姿势、声音或欲哭中流露这种情绪	患者的自发言语和非言语表达几乎表现为这种情绪
(2) 有罪感	责备自己,感到自己已连累他人	认为自己犯了罪,或反复思考以往的过失和错误	认为目前的疾病是对自己错误的惩罚,或有罪恶妄想	罪恶妄想伴有指责或威胁性幻想
(3) 自杀	觉得活着没有意义	希望自己已经死去,或常想到与死有关的事	消极观念(自杀念头)	有严重自杀行为
(4) 入睡困难	主诉有入睡困难,上床半小时后仍不能入睡	主诉每晚均有入睡困难		
(5) 睡眠不深	睡眠浅,多噩梦	半夜(晚 12 点以前)曾醒来(不包括上厕所)		
(6) 早醒	有早醒,比平时早醒 1 h,但能重新入睡	早醒后无法重新入睡		
(7) 工作和兴趣	提问时才诉述	自发地直接或间接表达对活动、工作或学习失去兴趣,如感到没精打采、犹豫不决,不能坚持或需强迫自己去工作或活动	活动时间减少或成效下降,住院患者每天参加活动或娱乐不满 3 h	因目前的疾病而停止工作,住院者不参加任何活动或没有他人帮助便不能完成病室日常事务
(8) 阻滞(指言语和思维缓慢,注意力难以集中,主动性减退)	精神检查中发现轻度阻滞	精神检查中发现明显阻滞	精神检查进行困难	完全不能回答问题(木僵)
(9) 激越	检查时有些心神不定	明显心神不定或小动作多	不能静坐,检查中曾起立	搓手、咬手指、扯头发、咬嘴唇
(10) 精神性焦虑	问及时才诉述	自发地表达	表情和言谈流露出明显忧虑	明显惊恐
(11) 躯体性焦虑	轻度	中度,有肯定的上述症状	重度,上述症状严重,影响生活或需要处理	严重影响生活和活动
(12) 胃肠道症状	食欲减退,但不需他人鼓励便能自行进食	进食需他人催促或请求,需要应用泻药或助消化药		

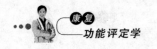

项　目	1分	2分	3分	4分
(13) 全身症状	四肢、背部或颈部沉重感,背痛,头痛,肌肉疼痛,全身乏力或疲倦感			
(14) 性症状(指性欲减退,月经紊乱等)	轻度	重度		
(15) 疑病	对身体过分关注	反复考虑健康问题	有疑病妄想	伴幻觉的疑病妄想
(16) 体重减轻按病史评定或按体重记录评定	患者诉述可能有体重减轻1周内体重减轻>0.5 kg	肯定体重减轻1周内体重减轻>1 kg		
(17) 自知力(知道自己有病,表现为抑郁)	知道自己有病,但归咎伙食太差、环境问题、工作过忙、病毒感染或需要休息	完全否认有病		
(18) 日夜变化 早 晚	如果症状在早晨或傍晚加重,先指出是哪一种,然后按其变化程度评分,早上变化评早上,晚上变化评晚上轻度变化轻度变化	重度变化重度变化		
(19) 人格解体或现实解体(指非真实感或虚无妄想)	问及时才诉述	自然诉述	有虚无妄想	伴幻觉的虚无妄想
(20) 偏执症状	有猜疑	有牵连观念	有关系妄想或被害妄想	伴有幻觉的关系妄想或被害妄想
(21) 强迫症状(指强迫思维和行为)	问及时才诉述	自发诉述		
(22) 能力减退感	仅于提问时方引出主观体验	患者主动表示有能力减退感	需鼓励、指导和安慰才能完成病室日常事务或个人卫生	穿衣、梳洗、进食、铺床或个人卫生均需他人协助
(23) 绝望感	有时怀疑"情况是否会好转",但解释后能接受	持续感到"没有希望",但解释后能接受	对未来感到灰心、悲观和失望,解释后不能解除	自动地反复诉述"我的病好不了啦",诸如此类的情况
(24) 自卑感	仅在询问时诉述有自卑感(我不如他人)	主动地诉述有自卑感	患者主动诉述"我一无是处"或"低人一等"。与评2分者只是程度上的差别	自卑感达妄想的程度,例如,"我是废物"或类似情况

进一步做因子结构分析:①10~17项提示焦虑躯体化,含10、11、12、15、17等项;②2、3、9、19、21项提示认知障碍;③18项提示日夜变化;④1、7、8、14项提示迟缓;⑤4、5、6项提示睡眠障碍;⑥22~24提示绝望感。

三、人格测验

人格(personality)又称个性,是一个人与其他人相区别的特质或特征。关于人格的定义各家说法不一。如艾森克下的定义是:人格是个体由遗传和环境所决定的实际和潜在的行为模式的总和。人格评定在康复工作中进行心理鉴定、评价和诊断方面具有重要的作用,是心理咨询、心理治疗和职业咨询不可缺少的手段。

目前采用的人格测验方法有多种,如投射测验(有 Rorschach 墨迹测验、主题统觉测验等),主题测验(有会谈法、自我概念测量),自陈测量表(明尼苏达多相人格调查、艾森克个性问卷等)及行为观察。最为常用的有艾森克人格问卷(EPQ)和明尼苏达多相人格测验(MMPI)。

(一)艾森克人格问卷(EPQ)

1. EPQ 的产生　是英籍德国心理学家艾森克(H. J. Eysenck, 1916~　)编制的,分为儿童(7~15 岁)和成人(16 岁以上)两种类型。经过多次修订在不同人群中试测,已经获得可靠的信度和效度,为国际所公认。1952 年,艾森克编制了英兹利医学问卷,包含 40 个项目,主要调查神经质量表(N 量表)。1959 年,发展成为英兹利个性调查表(MPI),在 N 量表上加个 E 量表,即为外向-内向量表。1964 年,除了 N、E 量表之外,又加上 L 量表(掩饰性量表),即效度量表,成为艾森克个性量表(EPL),1975 年,再加上 P 量表(精神质量表),调查精神质,成为现在的艾森克人格问卷(EPQ)。

2. EPQ 的内容　EPQ 是一种自陈测验,在成人问卷中有 90 题,青少年问卷中有 81 题。每种形式都包含 4 个量表,即 E、N、P、L,前 3 个是人格的 3 种维度,它们彼此独立,L 是效度量表,也代表一种稳定的人格功能。我国龚耀先修订的有 88 个条目。被试者根据自己的情况,回答"是"时,就在"是"上打"√";回答"否"时就在"否"上打"√"。每个答案无所谓正确与错误。这里没有对你不利的题目。请尽快回答,不要在每道题目上过多思索。回答时不要考虑应该怎样,只回答你平时是怎样的。每题都要回答。然后,根据 4 个量表的计分标准计分,再按被试者的年龄、性别常模,分析被试者的个性特征。

现以 88 条成人问卷为例,将各量表的记分情况分述如下:

(1) E 量表,又称外向-内向量表,计 21 条,分数高表示外向,反之为内向。典型外向者:爱社交,广交朋友,渴望兴奋,喜欢冒险,行动常受冲动影响,反应快,乐观,好谈笑,情绪倾向失控,做事欠踏实。典型内向者:安静、离群、保守、交友不广,但有挚友。喜瞻前顾后,行为不易受冲动影响,做事有计划,生活有规律,做事严谨,倾向悲观,踏实可靠。

正向记分:3、7、11、15、19、23、32、36、41、44、48

反向记分:27

(2) N 量表,又称神经质量表,情绪稳定性量表,计 24 条,反映的是正常行为,并非病症。N 分高:情绪不稳定,焦虑、紧张、易怒,往往又有抑郁,睡眠不好,往往有几种心身障碍;情绪过分,对各种刺激的反应都过于强烈,动情绪后难以平复,如与外向结合时,这种人容易冒火,以致攻击;概括地说,是一种紧张的人,好抱偏见,以致错误。N 分低:情绪过于稳定,

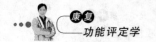

反应很缓慢、很弱,又容易平复,通常是平静的,很难生气,在一般人难以忍耐的刺激下也有所反应,但不强烈。

正向记分:1、5、9、13、17、21、25、30、34、38、42、46

反向记分:无

(3) P量表,又称精神质量表,倔强性量表,计23条,并非暗指精神病,它在所有人身上都存在,只是程度不同而已。如果程度明显,可能发展为精神病态。P分高的人表现为不关心人,独身者,常有麻烦,在哪里都感不合适,有的可能残忍、缺乏同情心、感觉迟钝,常抱有敌意、攻击,对同伴和动物缺乏人类感情。如为儿童,常对人仇视、缺乏是非感、无社会化概念,多恶作剧,是一种麻烦的儿童。P分低的无上述情况。

正向记分:10、14、22、31、39

反向记分:2、6、18、26、28、35、43

(4) L量表,又称掩饰性量表,计20条,测量被试者的掩饰、假托或自我隐蔽的倾向,即测试其不真实的回答。同时,也能测量其纯朴性与幼稚的水平。L分高,表示答的不真实,答卷无效。但后来的经验(包括 MMPI 的使用经验)说明,它的分数高低与许多因素有关,而不只是真实与否一个因素。例如年龄(中国常模表明,年小儿童和老年人均偏高)、性别(女性偏高)因素,见表16-5。

正向记分:4、16、45

反向记分:8、12、20、24、29、33、37、40、47

EPQ 在大量被试者身上应用的结果表明,各量表记分中,E 最高,N 次之,L 再次,P 最低,男女性需要分别记分。

P、E、N 记分随着年龄的增加而下降,L 则上升。青少年被试者各量表的记分,随着年龄的增加与成年人的记分相反。

每一维度除单独解释外,还可与其他维度相结合作解释。例如,E 量表与 N 量表结合,以 E 为横轴,N 为纵轴,便构成四相,即外向-不稳定,Eysenck 认为它相当于古代气质分型的胆汁质;外向-稳定,相当于多血质;内向-稳定,相当于黏液质;内向-不稳定,相当于抑郁质。各型之间有移行型,因此它以维度为直径,在四相限外画成一圆,在圆上可排列 4 个基本型的各过渡型。

3. EPQ 的应用　EPQ 根据龚耀先修订的88条,要求被试者按照测定手册回答"是"与"否"。按照规定的标准予以记分,再参考年龄、性别(RSC)常模判定各量表得分的高低,见表16-5。以 E 量表为例,若被试者 E 量表得分等于或接近于该年龄组样本中的 E 分的平均值,为中间状态,高于平均值+标准差,则为高分,外倾。若低于平均值-标准差,则为低分,内倾。倾向程度依偏离平均数的大小而变化。其他量表依此类推。

表 16-5　按全国人口比例构成的 EPQ-RSC 常模

性别	龄(岁)	人数	P 量表		E 量表		N 量表		L 量表	
			$\bar{x}$	s	$\bar{x}$	s	$\bar{x}$	s	$\bar{x}$	s
	16~19	262	3.15	1.82	7.74	2.77	4.70	2.96	4.43	2.55
男性	20~29	843	3.00	2.00	8.05	2.67	4.57	3.06	4.90	2.66
	30~39	652	2.88	2.04	7.82	2.68	4.01	2.78	5.61	2.66

性别	龄(岁)	人数	P量表		E量表		N量表		L量表	
			$\bar{x}$	s	$\bar{x}$	s	$\bar{x}$	s	$\bar{x}$	s
男性	40～49	522	2.91	2.34	7.34	2.88	4.34	2.95	6.55	2.78
	50～59	347	2.67	2.21	6.95	2.98	3.90	2.89	7.19	2.66
	60～69	300	2.68	2.31	7.08	3.01	3.70	3.00	7.73	3.08
	>70	50	2.92	2.79	6.89	3.08	4.38	3.39	8.00	3.13
	小计	2 976	2.90	2.13	7.60	2.83	4.25	2.97	5.90	2.93
女性	16～19	229	2.63	1.81	8.13	2.58	4.98	2.75	4.86	2.43
	20～29	728	2.68	1.82	7.44	2.79	4.81	2.95	5.32	2.70
	30～39	626	2.44	1.82	7.50	2.87	4.49	2.89	6.64	2.76
	40～49	518	2.55	2.30	7.15	2.86	4.44	2.95	7.45	2.98
	50～59	307	2.36	1.82	6.92	2.90	4.48	2.88	7.73	2.68
	60～69	206	2.51	1.98	7.28	2.95	4.44	3.12	7.72	2.96
	>70	25	2.32	1.89	7.28	3.48	4.88	3.25	8.84	2.58
	小计	3 639	2.54	1.94	7.38	2.85	4.61	2.93	6.51	2.96
总计		5 618	2.73	2.05	7.50	2.84	4.42	2.95	6.19	2.96

（二）明尼苏达多相人格测验（MMPI）

明尼苏达多相人格测验是 20 世纪 40 年代初由美国明尼苏达大学教授哈撒韦（S. R. Hathaway）和麦金利（J. C. Mckinley）编制的。世界上有许多国家和地区把它译成本民族的文字,广泛应用于人类学及医学的研究。我国对 MMPI 进行了研究和修订,从 20 世纪 70 年代末开始,已形成了一个中国版本和常模。该测验适用于 16 岁以上人群,分为 566 项、399 项等几种类别。本测验对每个受试者的个性特点提供的客观评价,是临床医师与心理学工作者所关注的。在选择测查表的每个问题时哈撒韦与麦金利进行了深入细致的工作。首先由大量病史、早期出版的个性量表及医生笔记中选出了 550 个题目。然后对正常与异常受试者进行测验。通过重复测验、交叉测验,以验证每个量表的信度与效度。作一次评定大约需 15～20 min。

1. MMPI 的内容　MMPI 法有 566 个自我报告形式的题目,包括 10 个临床量表,4 个效度量表,10 个附加量表,其中 16 个为重复题目(主要用于检验被试者反映的一致性,看作答是否认真),实际上只有 550 题。题目的内容范围很广,包括身体各方面的情况,精神状态以及家庭、婚姻、宗教、政治、法律、社会等问题的态度。

MMPI 有 10 个临床量表:

（1）Hs(hypochondriasis)疑病量表:计 33 项。反映个人对躯体功能的过度关心。例如,"我一周胸痛几次?"(是)。得分高者,即使身体没有病,也是健康欠佳,表现出疑病倾向。

（2）D(depression)抑郁量表:计 60 项。情绪低落,缺乏自信,思维呆滞,动作迟缓。例如,"我经常感到生活有兴趣及有价值"(否)。高分者表现为易怒、依赖、悲观、胆小、苦恼等。

（3）Hy(hysteria)癔病量表:计 60 项。经常表现出无意识运用身体或心理症状去逃避

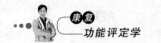

困难、冲突与责任,对于外界压力采取否认和压抑的态度。

(4) Pd(psychopathic deviate)精神病态量表:计50项。常见于屡次公然无视社会习俗的病人。例如"我的活动与兴趣经常受到别人的批评。"(是)。得分高者,表明缺乏愉快的体验或人际关系适应不良。

(5) Mf(masculinity - femininity)男子气、女子气量表:计60项。得分高的男人,表现为爱美、被动、敏感、女性化、缺乏对异性的追逐;得分低的男人,表现为好攻击、粗鲁、爱冒险、粗心大意。得分高的女人,表现为粗鲁、好攻击、男性化、自信、缺乏同情心;得分低的女人,表现为被动、屈服、诉苦、吹毛求疵等。

(6) Pa(paranoia)妄想狂量表:计66项。表现出病态猜疑,过敏,夸大,孤独,例如,"有人想害我。"(是)。本量表与 Sc 量表同时得分高者为偏执型精神分裂病人。

(7) Pt(psychasthenia)精神衰弱量表:计48项。表现出紧张、急躁、内疚、不果断、有强迫观念和行为。例如,"几乎每天都有使我害怕的事情发生。"(是)。强迫症病人得分高,但防御性焦虑或多疑的强迫性格患者得分较低。

(8) Sc(schizophrenia)精神分裂症量表:计78项,表现出妄想、幻觉、退缩、反应离奇、异常。例如,"我周围的事物好像不真实。"(是)。"我不喜欢有人在我旁边。"(是)。得分高者,有思维障碍,人际交往困难。

(9) Ma(hypomania)轻躁狂量表:计46项。表现出情绪兴奋、动作多、观念飘忽。例如,"每星期至少有一二次我十分高兴。"(是)。得分高者被视作外露、冲动、善于交际、精力过度充沛、轻浮、纵酒、易怒、夸张、性急、往往过高估计自己。得分极高者,情绪紊乱,反复无常,也可能妄想。

(10) Si(social introversion)社会内向量表:计70项。表现出怕羞、对人不感兴趣、不愿参加社会活动。例如,"我喜欢参加热闹的集会。"(否)。得分高者,内向、胆心、退缩、不善社交、懒散、紧张、固执、过分自控、表现自罪。

从上述10个量表中可得到10个分数,代表10种个性物质。

MMPI 有 4 个效度量表,用于鉴别不同的应试态度和反应倾向。如果在这些量表上出现异常分数,意味着其余量表分数的有效性值得怀疑,包括:说谎分数、诈病分数、校正分数等。

说谎分数(L):共 15 个题目,在此量表上分数较低,说明诚实、自信、富于自我批评精神。

诈病分数(F):共 64 个题目,在此量表上得高分可能是蓄意装病。回答不认真或真的有病,如妄想、幻觉、思维障碍等。

校正分数(K):由 30 个对装假敏感的题目组成,高 K 分可能表示对装好的企图;低 K 分可表示过分坦率、自我批评或装坏的企图,K 分数用于校正某些临床量表似可增加其效度。

疑问分数(?):表示漏答,无法回答或"是""否"均做回答的题目数,超过 30 题则答卷无效。

10 个附加量表是:A(焦虑量表)、R(抑制量表)、ES(自我力量量表)和 MAC - R(酗酒量表)、O - H(受制敌意量表)、Do(支配性量表)、Re(社会责任量表)、Mt(大学适应不良量表)、GM/GF(性别角色量表)和 PK/PS(创伤后应激失常量表)。

2. 测量、计分方法与分数解释 MMPI 适用于 16 岁以上的成人,被试者应具有小学毕业以上的文化水平,被试者可以根据测试指导语的要求完成测试,测试无时间限制,但应尽快完成。可个别施测也可团体施测。

计分:大样本可采用计算机计分的方法,需要特殊的工具作答,小样本可借助 14 张模板计分。具体方法如下:

(1) 先计算"?"量表的原始分,它包括同一题做两种答案的题数和未答题的数目。

(2) 每个模板依次覆盖在答卷纸上,数模板上有多少洞里画上了记号。这个数目是量表的原始分数。

(3) Hs、Pd、Pt、Sc、Ma 5 个量表的原始分数要加一定比例的 K 分:Hs+0.5K、Pd+0.4K、Pt+1.0K、Sc+1.0K、Ma+0.2K。

(4) 将各量表的原始分(Hs、Pd、Pt、Sc、Ma)为加 K 后分数登记在剖面图上,并将各点相连,即成为被试人格特征的剖析图。

(5) 由于每个量表的题目数量不等,各量表的原始分数无法比较,需要换算成 T 分数:

$$T = 50 + \frac{10 + (X - M)}{S}$$

X 为某一量表所得的原始分数,M 与 S 为常模团体在该量表上所得的原始分数的平均数及标准差。在测验说明书中附有换算表,可通过查表将原始分数直接转换成 T 分数。MMPI 各量表 T 分>70(高于平均数两个标准差)即属异常,但相同分数在不同量表上可能具有不同的意义。由于许多量表中有重复交叉的题目,因此一个升高另一个随之升高,MMPI 的解释有两种方法:一是图谱法,二是编码法,随着计算机的应用,其分数解释进一步自动化,在分数解释的软件系统下,只要将答卷输入计算机,计算机就能自动打印出分数的书面解释。

（三）MMPI 在甄选录用中的应用

MMPI 是目前应用最广泛的人格测验,尤其广泛应用于临床工作和理论研究中。在人员甄选录用中,作为心理及性格测验的一种手段也有许多方面的探索。例如 MMPI 中的社会内向量表(Si)作为正常人个性倾向性的量表得到较多的应用。MMPI 中的 4 个效度量表被应用于其他量表之中,用以检验反应是否真实等等。

1. 明尼苏达多相个性测验表说明

(1) 本测验由许多与你有关的问题组成,当你阅读每一题目时,请考虑是否符合你的行为、感情、态度及意见。

如果情况符合,请在答案纸上该题目号码右边"是"字下的圆圈内画√(如图题目 1)

如果情况不符合,请在答案纸上该题目号码右边"否"字下的圆圈内画√(如图题目 2)

如果确实不能判定是或否,则不必做任何记号。

在答案纸上作答(图例)

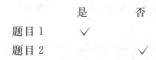

	是	否
题目 1	√	
题目 2		√

(2) 应尽可能对每个问题给予回答,空下来的题目(即不回答的题目)越少越好。

(3) 请尽快填写你看完题目后的第一个印象,不要在每一道题目上花太多时间思索。个性各有不同,答案无所谓对与不对、好与不好,完全不必有任何顾虑。

(4) 务请看清题号然后在答案纸上相应的题目号码右侧作答以免发生错误。

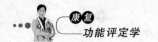

（5）请不要在这本小册上做任何记号。

2. 评定注意事项

（1）适用于具有抑郁症状的成年患者。

（2）应由经过培训的2名评定者对患者进行 HAMD 联合检查。

（3）一般采用交谈与观察的方式,检查结束后,2名评定者分别独立评分。

（4）评定的时间范围:入组时,评定当时或入组前一周的情况,治疗后2～6周,以同样方式,对入组患者再次评定,比较治疗前后症状和病情的变化。

（5）HAMD 中,第8、9及11项,依据对患者的观察进行评定;其余各项则根据患者自己的口头叙述评分,其中第1项需两者兼顾。另外,第7项和第22项,尚需向患者家属或病房工作人员收集资料,而第16项最好是根据体重记录,也可依据病人主诉及其家属或病房工作人员所提供的资料评定。

（6）有的版本仅21项,即比24项量表少第22～24项,其中第7项有的按0～2分3级记分法。现采用0～4分5级记分法。还有的版本仅17项,即无第18～24项。

思 考 题

1. 简述艾森克人格问卷的评定方法。
2. 简述明尼苏达多相人格调查表的评定方法。
3. 简述汉密尔顿焦虑量表和汉密尔顿抑郁量表的评定方法。

（孙小斐）

附1:艾森克人格问卷简式量表中国版(EPQ－RSC)

1. 你的情绪是否时起时落?

2. 当你看到小孩(或动物)受折磨时是否感到难受?

3. 你是个健谈的人吗?

4. 如果你说了要做什么事,是否不论此事顺利或不顺利你都总能遵守诺言?

5. 你是否会无缘无故地感到"很惨"?

6. 欠债会使你感到忧虑吗?

7. 你是个生气勃勃的人吗?

8. 你是否曾贪图过超过你应得的份外之物?

9. 你是个容易被激怒的人吗?

10. 你会服用能产生奇异或危险效果的药物吗?

11. 你愿意认识陌生人吗?

12. 你是否曾经有过明知自己做错了事却责备别人的情况?

13. 你的感情容易受伤害吗?

14. 你是否愿意按照自己的方式行事,而不愿意按照规则办事?

15. 在热闹的聚会中你能使自己放得开,使自己玩得开心吗?

16. 你所有的习惯是否都是好的?

17. 你是否时常感到"极其厌倦"?

18. 良好的举止和整洁对你来说很重要吗?

19. 在结交新朋友时,你经常是积极主动的吗?

20. 你是否有过随口骂人的时候？

21. 你认为自己是一个胆怯不安的人吗？

22. 你是否认为婚姻是不合时宜的，应该废除？

23. 你能很容易地给一个沉闷的聚会注入活力？

24. 你曾毁坏或丢失过别人的东西吗？

25. 你是个忧心忡忡的人吗？

26. 你爱和别人合作吗？

27. 在社交场合你是否倾向于呆在不显眼的地方？

28. 如果在你的工作中出现了错误，你知道后会感到忧虑吗？

29. 你讲过别人的坏话或脏话吗？

30. 你认为自己是个神经紧张或"弦绷得过紧"的人吗？

31. 你是否觉得人们为了未来有保障，而在储蓄和保险方面花费的时间太多了吗？

32. 你是否喜欢和人们相处在一起？

33. 当你还是个小孩子的时候，你是否曾有过对父母耍赖或不听话的行为？

34. 在经历了一次令人难堪的事之后，你是否会为此烦恼很长时间？

35. 你是否提醒自己对人不粗鲁？

36. 你是否喜欢在自己周围有许多热闹和令人兴奋的事情？

37. 你曾在玩游戏时作过弊吗？

38. 你是否因自己的"神经过敏"而感到痛苦？

39. 你愿意别人怕你吗？

40. 你曾利用过别人吗？

41. 你是否喜欢说笑话和谈论有趣的事？

42. 你是否时常感到孤独？

43. 你是否认为遵循社会规范比按照个人方式行事更好一些？

44. 在别人眼里你总是充满活力的吗？

45. 你总能做到言行一致吗？

46. 你是否时常被负疚感所困扰？

47. 你有时将今天该做的事情拖到明天去做吗？

48. 你能使一个聚会顺利进行下去吗？

附 2：明尼苏达多相人格测验（MMPI）

1. 我喜欢看机械方面的杂志。

2. 我的胃口很好。

3. 我早上起来的时候，多半觉得睡眠充足、头脑清醒。

4. 我想我会喜欢图书管理员的工作。

5. 我很容易被吵醒。

6. 我喜欢看报纸上的犯罪新闻。

7. 我的手脚经常是很暖和的。

8. 我的日常生活中，充满了使我感兴趣的事情。

9. 我现在工作（学习）的能力和从前差不多。

10. 我的喉咙里总好像有一块东西堵着似的。

11. 一个人应该去了解自己的梦，并从中得到指导和警告。

12. 我喜欢侦探小说或神秘小说。

13. 我总是在很紧张的情况下工作。

14. 我每个月至少有一二次拉肚子。

15. 偶尔我会想到一些坏得说不出口的话。

16. 我深信生活对我是残酷的。

17. 我的父亲是一个好人。

18. 我很少有大便不通的毛病。

19. 当我干一件新的工作时，总喜欢别人告诉我，我应该接近谁。

20. 我的性生活是满意的。

21. 有时我非常想离开家。

22. 有时我会哭一阵笑一阵，连自己也不能控制。

23. 有恶心和呕吐的毛病使我苦恼。

24. 似乎没有一个人了解我。

25. 我想当一个歌唱家。

26. 当我处境困难的时候，我觉得最好还是不开口。

27. 有时我觉得有鬼附在身上。

28. 当别人惹了我时，我觉得只要有机会就应报复是理所当然的。

29. 我有胃酸过多的毛病，一星期要犯好几次，使我苦恼。

30. 有时我真想骂人。

31. 每隔几个晚上我就做恶梦。

32. 我发现我很难把注意力集中到一件工作上。

33. 我曾经有过很特别、很奇怪的体验。

34. 我时常咳嗽。

35. 假如不是有人和我作对，我一定会有更大的成就。

36. 我很少担心自己的健康。

37. 我没有为了我的性方面的行为出过事。

38. 记得小时候，我曾经干过小偷小摸的事。

39. 有时我真想摔东西。

40. 有很多时候我宁愿坐着空想，而不愿做任何事情。

41. 我曾一连几天、几个星期、几个月什么也不想干，因为总是提不起精神。

42. 我家里人对我已选择的工作(或将要选择的职业)不满意。

43. 我睡得不安，容易被惊醒。

44. 我觉得我的头到处都疼。

45. 有时我也说假话。

46. 我的判断力比以往任何时候都好。

47. 每星期至少有一二次，我突然觉得无缘无故地全身发热。

48. 当我与人相处听到别人谈论稀奇古怪的事，我就心烦。

49. 最好是把所有的法律全都不要。

50. 有时我觉得我的灵魂离开了我的身体。

51. 我的身体和我大多数朋友一样地健康。

52. 遇到同学或不常见朋友，除非他们先向我打招呼，不然我就装作没看见。

53. 一位牧师(和尚、道士、神父、阿訇等教士)能用祈祷和把手放在患者的头上来治病。

54. 认识我的人差不多都喜欢我。

55. 我从来没有因为胸部痛或心痛而感到苦恼。

56. 我小时候,曾经因为胡闹而受过学校的处分。

57. 我和别人一见面就熟了(自来熟)。

58. 一切事情都由老天爷安排好了。

59. 我时常听从某些人的指挥,其实他们还不如我高明。

60. 我不是每天都看报纸上的每一篇社论。

61. 我从未有过正常的生活。

62. 我身体某些部分常有像火烧、刺痛、虫爬、麻木的感觉。

63. 我的大便正常,不难控制。

64. 有时我会不停地做一件事情,直到别人不耐烦为止。

65. 我爱我的父亲。

66. 我能在我周围看到其他人所看不到的东西、动物和人。

67. 我希望我能像别人那样快乐。

68. 我从未感到脖子(颈)后面疼痛。

69. 和我性别相同的人对我有强烈的吸引力。

70. 我过去经常喜欢玩丢手帕的游戏。

71. 我觉得许多人喜欢夸大看书的不幸,以便得到别人的同情和帮助。

72. 我为每隔几天或经常感到心口(胃)不舒服而烦恼。

73. 我是个重要人物。

74. 男性:我总希望我是女的,女性:我从不因为我是女的而遗憾。

75. 我有时发怒。

76. 我时常感到悲观失望。

77. 我看爱情小说。

78. 我喜欢诗。

79. 我的感情不容易受伤害。

80. 我有时捉弄动物。

81. 我想我会喜欢干森林管理员那一类的工作。

82. 和人争辩的时候,我常争不过别人。

83. 任何人只要他有能力,而且愿意努力工作是能成功的。

84. 近来,我觉得很容易放弃对某些事务的希望。

85. 有时我对别人的东西,如鞋、手套等强烈吸引,虽然这些东西对我毫无用处,但我总想摸摸它或把它偷来。

86. 我确实缺少自信心。

87. 我愿意做一名花匠。

88. 我总觉得人生是有价值的。

89. 要使多数人相信事实的真相,是要经过一番辩论的。

90. 有时我将今天应该做的事,拖到明天去做。

91. 我不在乎别人拿我开玩笑。

92. 我想当个护士。

93. 我觉得大多数人为了向上爬而不易说谎。

94. 许多事情,我做过以后就后悔了。

95. 我几乎每星期都去教堂(或常去寺庙)。

96. 我几乎没有和家里人吵过嘴。

97. 有时我有一种强烈的冲动,去做一些惊人或有害的事。

98. 我相信善有善报,恶有恶报。

99. 我喜欢热闹的聚会。

100. 我碰到一些千头万绪的问题,使我感到犹豫不决。

101. 我认为女的在性生活方面,应该和男的有同等的自由。

102. 我认为最难的是控制我自己。

103. 我很少有肌肉抽筋或颤抖的毛病。

104. 我似乎对什么事情都不在乎。

105. 我身体不舒服的时候,我有时会发脾气。

106. 我总觉得我自己好像做错了什么事或犯了什么罪。

107. 我经常是快乐的。

108. 我时常觉得头胀鼻塞似的。

109. 有些人太霸道,即使我明知他们是对的,也要和他们对着干。

110. 有人想害我。

111. 我从来没有为寻求刺激而去做危险的事。

112. 我时常认为必须坚持那些我认为正确的事。

113. 我相信法制。

114. 我常觉得头上好像有一根绷得紧紧的带子。

115. 我相信人死后会"来世"。

116. 我更喜欢我下了赌的比赛和游戏。

117. 大部分人之所以是诚实的,主要是因为怕被人识破。

118. 我在上学的时候,有时因胡闹而被领导叫去。

119. 我说话总是那样不快也不慢、不含糊也不嘶哑。

120. 我在外边和朋友们一起吃饭的时候,比在家规矩得多。

121. 我相信有人暗算我。

122. 我似乎和我周围的人一样精明能干。

123. 我相信有人在跟踪我。

124. 大多数人用不正当的手段谋取利益,而不愿失掉机会。

125. 我的胃有很多毛病。

126. 我喜欢戏剧。

127. 我知道我的烦恼是谁造成的。

128. 看到血的时候,我既不害怕,也不难受。

129. 我自己常弄不清为何这样爱生气和发牢骚。

130. 我从来没有吐过血,或咯过血。

131. 我不为得病而担心。

132. 我喜欢栽花或采集花草。

133. 我从来没有放纵自己发生过任何不正常的性行为。

134. 有时我的思想跑得太快都来不及表达出来。

135. 假如我能不买票白看电影,而且不会被人发觉,我可能会去做的。

136. 如果别人待我好,我常常怀疑他们别有用心。

137. 我相信我的家庭生活,和我所认识的许多人一样,幸福快乐。

138. 批评和责骂都使我非常伤心。

139. 有时我仿佛觉得我必须伤害自己或别人。

140. 我喜欢做饭烧菜。

141. 我的行为受周围人的喜欢所支配。

142. 有时我觉得我真是毫无用处。

143. 小时候我曾加入过一个团伙,有福共享,有难同当。

144. 我喜欢当兵。

145. 有时我想借故和别人打架。

146. 我喜欢到处乱逛,如果不行,我就不高兴。

147. 由于我经常不能当机立断,因而失去许多良机。

148. 当我正在做一件重要事情的时候,如果有人向我请教或打扰我,我会不耐烦的。

149. 我以前写过日记。

150. 做游戏的时候,我只愿赢而不愿输。

151. 有人一直想毒死我。

152. 大多数晚上我睡觉时,不受什么思想干扰。

153. 近几年来大部分时间,我的身体都很好。

154. 我从来没有过抽疯的毛病。

155. 现在我的体重既没有增加也没有减轻。

156. 有一段时间,我自己做过的事情全不记得了。

157. 我觉得我有时常被人无缘无故地受到惩罚。

158. 我容易哭。

159. 我不能像从前那样理解我所读的东西了。

160. 在我一生中,我从来没有感觉到像现在这么好。

161. 有时候我觉得我的头顶一碰就疼。

162. 我痛恨别人以不正当的手段捉弄我,使我不得不认输。

163. 我不容易疲倦。

164. 我喜欢研究和阅读与我目前工作有关的东西。

165. 我喜欢结识一些重要人物,这样会使我感到自己也很重要。

166. 我很害怕从高处往下看。

167. 即使我家里有人犯法,我也不会紧张。

168. 我的脑子有点毛病。

169. 我不怕管钱。

170. 我不在乎别人对我有什么看法。

171. 在聚会中,尽管有人出风头,如果让我也这样做,我会感到很不舒服。

172. 我时常需要努力使自己不显出怕羞的样子。

173. 我过去喜欢上学。

174. 我从来没有昏倒过。

175. 我很少头昏眼花。

176. 我不太怕蛇。

177. 我母亲是个好人。

178. 我的记忆力似乎不错。

179. 有关性方面的问题,使我烦恼。

180. 我觉得我遇到生人的时候就不知道说什么好了。

181. 无聊的时候,我就会惹事寻求开心。

182. 我怕自己会发疯。

183. 我反对把钱给乞丐。

184. 我时常听到说话的声音,而不知道它是从哪里来的。

185. 我的听觉显然和大多数人一样好。

186. 当我要做一件事的时候,我常发觉我的手在抖。

187. 我的双手并没有变得笨拙不灵。

188. 我能阅读很长很长的时间,而眼睛不觉得累。

189. 许多时候,我觉得浑身无力。

190. 我很少头痛。

191. 有时,当我难为情的时候,会出很多汗,这使我非常苦恼。

192. 我走路时保持平稳,并不困难。

193. 我没哮喘这一类病。

194. 我曾经有过几次突然不能控制自己的行动或言语,但当时我的头脑还很清醒。

195. 我所认识的人里不是个个我都喜欢。

196. 我喜欢到我从来没有到过的地方去游览。

197. 有人一直想抢我的东西。

198. 我很少空想。

199. 我们应该把有关性方面的主要知识告诉孩子。

200. 有人想窃取我的思想和计划。

201. 但愿我不像现在这样的害羞。

202. 我相信我是一个被谴责的人。

203. 假如我是一个新闻记者,我将喜欢报道戏剧界的新闻。

204. 我喜欢做一个新闻记者。

205. 有时我控制不住想要偷点东西。

206. 我很信神,程度超过多数人。

207. 我喜欢许多不同种类的游戏和娱乐。

208. 我喜欢和异性说笑。

209. 我相信我的罪恶是不可饶恕的。

210. 每一种东西吃起来味道都是不一样的。

211. 我白天睡觉,晚上却睡不着。

212. 我家里的人把我当作小孩子,而不把我当作大人看待。

213. 走路时,我很小心地跨过人行道上的接缝。

214. 我从来没有为皮肤上长点东西而烦恼。

215. 我曾经饮酒过度。

216. 和别人的家庭比较,我的家庭缺乏爱和温暖。

217. 我时常感到自己在为某些事而担忧。

218. 当看到动物受折磨的时候,我并不觉得特别难受。

219. 我想我会喜欢建筑承包的工作。

220. 我爱我母亲。

221. 我喜欢科学。

222. 即使我以后不能报答恩惠,我也愿向朋友求助。

223. 我很喜欢打猎。

224. 我父母经常反对那些和我交往的人。

225. 有时我也会说说人家的闲话。

226. 我家里有些人的习惯,使我非常讨厌。

227. 人家告诉我，我在睡觉中起来走路(梦游)。

228. 有时我觉得我非常容易作出决定。

229. 我喜欢同时参加几个团体。

230. 我从来没有感到心慌气短。

231. 我喜欢谈论两性方面的事。

232. 我曾经立志要过一种以责任为重的生活,我一直照此谨慎从事。

233. 我有时阻止别人做某些事,并不是因为那种事有多大影响,而是在道义上我应该干预他。

234. 我很容易生气,但很快就平静下来。

235. 我已独立自主,不受家庭的约束。

236. 我有很多心事。

237. 我的亲属几乎全都同情我。

238. 有时我十分烦躁,坐立不安。

239. 我曾经失恋过。

240. 我从来不为我的外貌而发愁。

241. 我常梦到一些不可告人的事。

242. 我相信我并不比别人更为神经过敏。

243. 我几乎没有什么地方疼痛。

244. 我的做事方法容易被人误解。

245. 我的父母和家里人对我过于挑剔。

246. 我脖子(颈)上时常出现红斑。

247. 我有理由嫉妒家室的某些人。

248. 我有时无缘无故地,甚至在不顺利的时候也会觉得非常快乐。

249. 我相信阴间有魔鬼和地狱。

250. 有人想把世界上所能得到的东西都夺到手,我决不责怪他。

251. 我曾经发呆(发愣)停止活动,不知道周围发生了什么事情。

252. 谁也不关心谁的遭遇。

253. 有些人所做的事,虽然我认为是错的,但我仍然能够友好地对待他们。

254. 我喜欢和一些能互相开玩笑的人在一起。

255. 在选举的时候,有时我会选出我不熟悉的人。

256. 报纸上只有漫画最有趣。

257. 凡是我所做的事,我都指望能够成功。

258. 我相信有神。

259. 做什么事情,我都感到难以开头。

260. 在学校里,我是个笨学生。

261. 如果我是个画家,我喜欢画花。

262. 我虽然相貌不好看,也不因此而苦恼。

263. 即使在冷天我也很容易出汗。

264. 我十分自信。

265. 对任何人都不信任,是比较安全的。

266. 每星期至少有一两次我十分兴奋。

267. 人多的时候,我不知道说些什么话好。

268. 在我心情不好的时候,总会有一些事使我高兴起来。

269. 我能很容易使人怕我,有时故意这样作来寻开心。

270. 我离家外出的时候,从来不担心家里门窗是否关好锁好了。

271. 我不责怪一个欺负人而自找没趣的人。

272. 我有时精力充沛。

273. 我的皮肤上有一两处麻木了。

274. 我的视力和往年一样好。

275. 有人控制着我的思想。

276. 我喜欢小孩子。

277. 有时我非常欣赏骗子的机智,我甚至希望他能侥幸混过去。

278. 我时常觉得有些陌生人用挑剔的眼光盯着我。

279. 我每天喝特别多的水。

280. 大多数人交朋友是因为朋友对他们有用。

281. 我很少注意我的耳鸣。

282. 通常我爱家里的人,偶尔也恨他们。

283. 假使我是一个新闻记者,我将很愿意报道体育新闻。

284. 我确信别人正在议论我。

285. 偶尔我听了下流的笑话也会发笑。

286. 我独自一个人的时候,感到更快乐。

287. 使我害怕的事比我的朋友们少得多。

288. 恶心呕吐的毛病使我苦恼。

289. 当一个犯罪可以通过能言善辩的律师开脱罪责时,我对法律感到厌恶。

290. 我总是在很紧张的情况下工作的。

291. 在我这一生中,至少有一两次我觉得有人用催眠术指使我做了一些事。

292. 我不愿意同人讲话,除非他开口。

293. 有人一直想要影响我的思想。

294. 我从来没有犯过法。

295. 我喜欢看《红楼梦》这一类的小说。

296. 有些时候,我会无缘无故地觉得非常愉快。

297. 我喜欢我不再受那种性方面有关的念头所困扰。

298. 假若有几个人闯了祸,他们最好选编一套假话,而且不改口。

299. 我认为我比大多数人更重感情。

300. 在我的一生当中,从来没有喜欢过洋娃娃。

301. 许多时候,生活对我来说是一件吃力的事。

302. 我从来没有为了我的性方面的行为出过事。

303. 对于某些事情我很敏感,以致使我不能提起。

304. 在学校里,要我在班上发言是非常困难的。

305. 即使和人们在一起,我还是经常感到孤单。

306. 应得的同情,我全得到了。

307. 我拒绝玩些我玩不好的游戏。

308. 有时我非常想离开家。

309. 我交朋友差不多和别人一样的容易。

310. 我的性生活是满意的。

311. 我小的时候,有一段时间我干过小偷小摸的事。

312. 我不喜欢有人在我身旁。

313. 有人不将自己的贵重物品保管好因而引起别人偷窃,这种人和小偷一样应受责备。

314. 偶尔我会想到一些坏得说不出口的事。

315. 我深信生活对我是残酷的。

316. 我想差不多每个人,都会为了避免麻烦说点假话。

317. 我比大多数人更敏感。

318. 我的日常生活中,充满着使我感兴趣的事情。

319. 大多数人,都是内心不愿意挺身而出去帮助别人的。

320. 我的梦有好些是关于性方面的事。

321. 我很容易感到不知所措。

322. 我为金钱和事业忧虑。

323. 我曾经有过很特别、很奇怪的体验。

324. 我从来没有爱上过任何人。

325. 我家里有些人所做的事,使我吃惊。

326. 有时我会哭一阵、笑一阵,连自己也不能控制。

327. 我的母亲或父亲时常要我服从他,甚至我认为是不合理的。

328. 我发现我很难把注意力集中到一件工作上。

329. 我几乎从不做梦。

330. 我从来没有瘫痪过,或是感到肌肉非常软弱无力。

331. 假如不是别人和我作对,我一定会有更大的成就。

332. 即使我没有感冒,我有时也会发不出声音或声音改变。

333. 似乎没有人能了解我。

334. 有时我会闻到奇怪的气味。

335. 我不能专心于一件事情上。

336. 我很容易对人感到不耐烦。

337. 我几乎整天都在为某件事或某个人而焦虑。

338. 我所操心的事,远远超过了我所应该操心的。

339. 大部分时间,我觉得我还是死了的好。

340. 有时我会兴奋得难以入睡。

341. 有时我的听觉太灵敏了,反而使我感到烦恼。

342. 听人对我所说的话,我立刻就忘记了。

343. 哪怕是琐碎小事,我也再三考虑才去做。

344. 有时为了避免和某些人相遇,我会绕道而行。

345. 我常常觉得好像一切都不是真的。

346. 我有一个习惯,喜欢点数一些不重要的东西,像路上的电线杆等。

347. 我没有真正想伤害我的仇人。

348. 我提防那些对我过分亲近的人。

349. 我有一些奇怪和特别的念头。

350. 在我独处的时候,我听到奇怪的声音。

351. 当我必须短期离家出门的时候,我会感到心神不安。

352. 我怕一些东西或人,虽然我明知它们或他们是不会伤害我的。

353. 如果屋子里已经有人聚在一起谈话,这时要我一个人进去,我是一点也不怕的。

354. 我害怕使用刀子或任何尖锐的东西。

355. 有时我喜欢折磨我所爱的人。

356. 我似乎比别人更难于集中注意力。

357. 有好几次我放弃正在做的事,因为我感觉自己的能力太差了。

358. 我脑子里出现一些坏的常常是可怕的字眼,却又无法摆脱它们。

359. 有时一些无关紧要的念头缠着我,使我好多天都感到不安。

360. 几乎每天都有使我害怕的事发生。

361. 我总是将事情看得严重些。

362. 我比大多数人更敏感。

363. 有时我喜欢受到我心爱的人的折磨。

364. 有人用侮辱性和下流的话议论我。

365. 我呆在屋里总感到不安。

366. 即使和人们在一起,我仍经常感到孤单。

367. 我并不是特别害羞拘谨的人。

368. 有时我的头脑似乎比平时迟钝。

369. 在社交场合,我多半是一个人坐着,或者只跟另一个人坐在一起,而不到人群里去。

370. 人们常使我失望。

371. 我很喜欢参加舞会。

372. 有时我常感到困难重重,无法克服。

373. 我常想:我要能再成为一个孩子就好了。

374. 如果给我机会,我一定能做些对世界大有益处的事。

375. 我时常遇见一些所谓的专家,他们并不比我高明。

376. 当我听说我所熟悉的人成功了,我就觉得自己失败了。

377. 如果有机会,我一定能成为一个人民的好领袖。

378. 下流的故事使我感到不好意思。

379. 一般来说人们要求别人尊重他们的权利比较多,而他们却很少尊重别人的权利。

380. 我总想把好的故事记住,讲给别人听。

381. 我喜欢搞输赢不大的赌博。

382. 为了可以和人们在一起,我喜欢社交活动。

383. 我喜欢人多热闹的场合。

384. 当我和一群活泼的朋友在一起的时候,我的烦恼就消失了。

385. 当人们说我班级里的人的闲话时,我从来不参与。

386. 只要我开始做一件事,就很难放下,哪怕是暂时的。

387. 我的小便不困难,也不难控制。

388. 我常发现别人妒忌我的好主意,因为他们没能先想到。

389. 只要有可能,我就避开人群。

390. 我不怕见生人。

391. 记得我曾经为了不想做某件事而装过病。

392. 在火车和公共汽车上,我常跟陌生人交谈。

393. 当事情不顺利的时候,我就想立即放弃。

394. 我不愿意让人家知道我对于事物的态度。

395. 有些时间,我感到劲头十足,以至一连好几天都不想睡觉。

396. 在人群中,如果叫我带头发言,或对我所熟悉的事情发表意见,我并不感到不好意思。

397. 我喜欢聚会和社交活动。

398. 面对困难或危险的时候,我总退缩不前。

399. 我原来想做的事,假若别人认为不值得做,我很容易放弃。

400. 我不怕火。

401. 我不怕水。

402. 我常常是仔细考虑之后才作出决定。

403. 生活在这个丰富多彩的时代里是多么美好。

404. 当我想纠正别人的错误和帮助他们的时候,我的好意常被误解。

405. 我吞咽没有困难。

406. 我有时回避见人,因为我怕自己作出或讲出一些事后令我懊悔的事。

407. 我通常很镇静,不容易激动。

408. 我不轻易流露自己的感情,以至于人家得罪了我,而他自己还不知道。

409. 有时我因为承担的事情太多,以致精疲力竭。

410. 我当然乐于以其人之道还治其人之身。

411. 宗教不使我烦恼。

412. 我生病或受伤的时候,不怕找医生。

413. 我有罪,应受重罚。

414. 我把失望的事看得太重,以至于总忘不了。

415. 我很不喜欢匆匆忙忙地赶工作。

416. 虽然我明知自己能把事做好,但是我也怕别人看着我。

417. 在排队的时候如果有人插到我的前面去,我会感到恼火而指责他。

418. 有时我觉得自己一无是处。

419. 小时候我时常逃学。

420. 我曾经有过很不寻常的宗教体验。

421. 我家里有人很神经过敏。

422. 我因为家里有的人所从事的职业而感到不好意思。

423. 我很喜欢(或者喜欢过)钓鱼。

424. 我几乎总是感到肚子饿。

425. 我经常做梦。

426. 我有时只好用不客气的态度去对付那些粗鲁或令人厌恶的人。

427. 我倾向于对各种不同爱好发生兴趣,而不愿意长期坚持其中的某一种。

428. 我喜欢阅读报纸的社论。

429. 我喜欢听主题严肃的演说。

430. 我易受异性的吸引。

431. 我相当担心那些可能发生的不幸。

432. 我有着坚定的政治见解。

433. 我曾经有过想象的同伴。

434. 我能够成为一个摩托车运动员。

435. 我通常喜欢和妇女一起工作。

436. 我觉得只有一种宗教是真的。

437. 只要你不是真正的犯法,在法律的漏洞中取巧是可以的。

438. 有些人讨厌极了,我会因为他们自食其果而暗中高兴。

439. 要我等待我就紧张。

440. 当我兴高采烈的时候,见到别人忧郁消沉就使我大为扫兴。

441. 我喜欢身材高的女人。

442. 有些时期我因忧虑而失眠。

443. 假若别人认为我对某些事的做法不妥当的话,我很容易放弃。

444. 我不想去纠正那些发表愚昧无知见解的人。

445. 我年轻(童年)的时候,喜欢热闹。

446. 警察通常是诚实的。

447. 当别人反对我的意见时,我会不惜一切去说服他。

448. 在街上、车上,或在商店里,如果有人注视我,我会觉得不安。

449. 我不喜欢看到妇女吸烟。

450. 我很少有忧郁的毛病。

451. 如果有人对我所熟悉的事情发表愚蠢和无知的意见,我总是设法纠正他。

452. 我喜欢开别人的玩笑。

453. 我小时候对是否参加团伙无所谓。

454. 独自住在深山或老林的小木屋里,我也会觉得快乐。

455. 许多人都说我是急性子。

456. 如果一个人触犯了一条他认为不合理的法律,他是不应该受到惩罚的。

457. 我认为一个人决不应该喝酒。

458. 小时候和我关系密切的人(父亲、继父等)对我十分严厉。

459. 我有几种坏习惯,已经根深蒂固,难以改正。

460. 我只适量地喝一点酒(或者一点也不喝)。

461. 我喜欢我能避免因为破口伤人而引起的烦恼。

462. 我觉得不能把自己的一切都告诉别人。

463. 我从前喜欢玩"跳房子"的游戏。

464. 我从来没有见过幻想。

465. 对于我的终身职业,我已经几次改变过主意。

466. 除了医生的嘱咐,我从来不服用任何药物或安眠药。

467. 我时常默记一些无关紧要的号码(如汽车牌照等)。

468. 我时常因为自己爱发脾气和抱怨而感到懊悔。

469. 闪电是我害怕的东西中的一种。

470. 有关性方面的事使我厌恶。

471. 在学校中老师对我的品行评定总是很不好。

472. 火对我有一种吸引力。

473. 我喜欢让别人猜测我下一步的行动。

474. 我的小便次数不比别人多。

475. 万不得已的时候,我只吐露一些无损于自己的那部分真情。

476. 我是神派来的特使。

477. 假如我和几个朋友有着同样的过错,我宁可一人承担而不愿连累别人。

478. 我还从来没有因为家里人惹了事而自己感到特别紧张。

479. 人与人之间的相互欺骗是我所知道的唯一奇迹。

480. 我常常怕黑暗。

481. 我害怕一个人单独呆在黑暗中。

482. 我的计划看来总是困难重重,使我不得不一一放弃。

483. 神创造奇迹。

484. 有些缺点,我只好承认设法加以控制,但无法消除。

485. 一个男人和一个女人相处的时候,他通常想到的是关于他的性方面的事。

486. 我从来没有发现我尿中有血。

487. 当我试图使别人不犯错误而做的事别人误解的时候,我往往感到十分难过。

488. 每星期我祈祷几次。

489. 我同情那些不能摆脱苦恼和忧愁的人。

490. 我每星期念几次经。

491. 对认为世界上只有一种宗教是真的那些人,我感到不耐烦。

492. 我想起地震就害怕。

493. 我喜欢那种需要集中注意力工作,而不喜欢省心的工作。

494. 我怕自己被关在小房间里或紧闭的小地方。

495. 对那些我想帮助他们改正或提高的人,我总是坦率地交底。

496. 我从来没有过将一件东西看成两件。

497. 我喜欢探险小说。

498. 坦率永远是一件好事。

499. 我必须承认我有时会不合理地担心一些无关紧要的事情。

500. 我很乐意百分之百地接受一个好意见。

501. 我一向总是靠自己解决问题,而不是找人教我怎样做。

502. 风暴使我惊慌。

503. 我不经常对别人的行动表示强烈的赞成或反对。

504. 我不想隐瞒我对一个人的坏印象或同情,以至他不知道我对他的看法。

505. 我认为"不肯拉车的马应该受到鞭打"。

506. 我是个神经高度紧张的人。

507. 我经常遇到一些领导人,他们把功劳归于自己,把错误推给下级。

508. 我相信我的嗅觉和别人一样好。

509. 因为我太拘谨,所以有时我难以坚持自己的正确意见。

510. 肮脏使我害怕或恶心。

511. 我有一种不愿告诉别人的梦幻生活。

512. 我不喜欢洗澡。

513. 我认为为别人谋求幸福比为自己争取自由更为伟大。

514. 我喜欢有男子气的女人。

515. 我们家总是不愁吃不愁穿。

516. 我家里有些人脾气急躁。

517. 我无论什么事情都做不好。

518. 我经常感到惭愧,因为我对某些事情想的和做的不一样。

519. 我的性器官有些毛病。

520. 我的原则是坚持维护自己的意见。

521. 我常常向别人请教。

522. 我不害怕蜘蛛。

523. 我从来不脸红。

524. 我不怕从门把手上传染疾病。

525. 有些动物使我神经紧张。

526. 我的前途似乎没有希望。

527. 我家里人和亲戚们相处得很好。

528. 我并不容易比别人脸红。

529. 我喜欢穿高档的衣服。

530. 我常常担心自己会脸红。

531. 即使我意味自己对某件事已经打定了主意,别人也很容易使我变卦。

532. 我和别人一样能够经受同样的痛苦。

533. 我并不因为常常打嗝而觉得很烦恼。

534. 有好几次都是我一个人坚持到底,最后才放弃了所做的事。

535. 我几乎整天感到口干。

536. 只要有人催我,我就生气。

537. 我想去深山野林中打老虎。

538. 我想我会喜欢裁缝的工作。

539. 我不怕老鼠。

540. 我的面部从来没有麻痹过。

541. 我的皮肤似乎对触觉特别敏感。

542. 我从来没有过像柏油一样的黑粪便。

543. 每星期我总有几次觉得好像有可怕的事情要发生。

544. 我大部分时间都感到疲倦。

545. 有时我一再做同样的梦。

546. 我喜欢阅读有关历史的书籍。

547. 未来是变化无常的,一个人很难作出认真的安排。

548. 如果可以避免的话,我决不去看色情表演。

549. 许多时候,即使一切顺利,我对任何事情都觉得无所谓。

550. 我喜欢修理门锁。

551. 有时我可以肯定别人知道我在想什么。

552. 我喜欢阅读有关科学的书籍。

553. 我害怕单独呆在空旷的地方。

554. 假如我是个画家,我喜欢画小孩子。

555. 有时我觉得我就要垮了。

556. 我很注意我的衣着式样。

557. 我喜欢当一个私人秘书。

558. 许多人都因为有过不良的性行为而感到惭愧。

559. 我经常在半夜里受到惊吓。

560. 我经常因为记不清把东西放在哪里而感到苦恼。

561. 我很喜欢骑马。

562. 小时候,我最依恋和钦佩的是一个女人(母亲、姐姐、姑、婶、姨等等)。

563. 我喜欢探险小说胜过爱情小说。

564. 我不轻易生气。

565. 当我站在高处的时候,我就很想往下跳。

566. 我喜欢电影里的爱情镜头。

第十七章
生存质量评定

学习目标

1. 熟悉生存质量概念及其评定目的。
2. 熟悉 QOL 评定方法。
3. 了解常用的生存质量评定量表。

第一节　概　　述

一、基本概念

生存质量(quality of life，QOL)即生活质量,是指在不同的文化背景及价值体系中,生活的个体对他们的目标、愿望、标准以及与自身相关事物的生存状况的认识体验(WHO,1997)。美国环境保护署认为经济、政治、物质及社会性、自然环境和健康状况是生活质量的构成因素。所以生活质量的概念有着丰富的内涵,既包含了物质的内容,还涵盖有生理和精神的感受,如:个体的生理健康、心理状态、独立能力、社会关系、个人信仰和与周围环境的关系等。QOL 的评定是一种主观评价,主观性幸福的程度是由个人生活质量所决定。

在康复医学概念中,生活质量是指个人的一种生存水平和体验,这种水平和体验反映了患有致残性疾患的患者或残疾人,在生存过程中维持身体活动、精神活动和社会生活处于良好状态的能力和素质。提高个人生存质量作为康复医学的最终目标,生活质量评定的重要性越来越得到医学界的认可。

二、评定目的

1. 确定残疾人及慢性病、肿瘤患者的生活质量　随着康复医学的发展和生物医学模式的改变,生活质量评定已被广泛引进多种伤病和残疾的康复功能评定中,作为干预的目标结局。而且,1990 年发表的用于全面评价肿瘤患者的癌症康复评价系统和 1993 年发表的癌症治疗功能评价系统均是研究肿瘤患者的生活质量,肿瘤及慢性病患者的生活质量评定仍然是目前医学领域生活质量研究的主流。

2. 对预防性干预和保健措施及临床治疗方案的选择、指导和评价功能　通过生存质量评定,可以了解到残疾者的需求,并发现形成障碍的原因,收集与患者康复相关的资料,

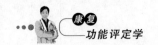

如患者和家属期望的康复目标、家庭和其他的环境资料等,依据评定的结果了解不同的治疗方法或干预、保健措施的治疗效果与患者的恢复情况,有助于作出更好的选择。

3. 人群综合健康状况的评估　生存质量量表可用来评定人群的综合健康状况,甚至可以作为一种综合的社会经济和医疗卫生水平指标,用于比较不同国家、不同地区、不同民族人民的生存质量和发展水平以及对其影响因素的研究。

4. 评估投资效益比　"质量调整生存年"(QALYs)常用来综合反映投资的效益,相同成本产生最大的QALYs或同一QALYs对应的最小成本就成为医疗卫生决策的原则,并用于卫生资源的分配和卫生立法。

第二节　评定方法

常用的评定方法有自我报告法、观察法、询问量表法等。

一、自我报告法

由被调查者自己直接填写量表,回答相关问题,然后交给评估者。此种方法直接反映被调查者的思想,在调查内容不被理解时,可能需要相应的提示。

二、观察法

即由评定者按照QOL量表项目对患者进行观察,并根据观察结果直接给患者予以评分。

三、询问量表法

又称访谈法。通过当面与患者、患者家属交谈或电话访谈,并根据患者的主观评价在相关的QOL评定量表上做记录(评分)。常用的见QOL量表。

(一)健康状况调查问卷(SF-36)

SF-36是美国波士顿健康研究所研制开发、国际上以健康为重点的综合评定表,由8个领域、36个项目组成的健康状况调查问卷,内容包括健康状况、身体健康对工作和日常活动的影响、情绪对工作和日常活动的影响、身体疼痛、总体健康观念、社会性功能活动、活力或精力、精神卫生情况、躯体分、精神分等,在康复医学的QOL的评定中也十分常用。以下介绍SF-36中文版的健康状况调查问卷。

1. SF-36填表说明　下面的问题是要了解您对自己健康情况的看法、您的感觉如何以及您进行日常活动的能力如何。如果您没有把握回答问题,尽量选择一个最贴近的答案,并在第10个问题之后的空白处写上您的建议。请在所选答案处打"√"。

2. SF-36的评定内容

(1)总体来讲,您的健康状况是:

① 非常好　　　　② 很好　　　　③ 好　　　　④ 一般　　　　⑤ 差

(2)与1年前相比,您觉得现在的健康状况是:

① 好多了　　② 好一些　　③ 差不多　　④ 差一些　　⑤ 差多了

(3) 健康和日常活动:以下这些问题都与日常活动有关。您的健康状况是否限制了这些活动? 如果有限制,程度如何? 见表17-1。

表17-1　健康状况调查表

序号	日　常　活　动	有很多限制	有点限制	根本没限制
1	重体力活动(如跑步、举重物、剧烈运动等)	○	○	○
2	适度活动(如移动桌子、扫地、做操等)	○	○	○
3	手提日杂用品(如买菜、购物等)	○	○	○
4	上多层楼梯	○	○	○
5	上一层楼梯	○	○	○
6	弯腰、屈膝、下蹲	○	○	○
7	步行1 500 m左右的路程	○	○	○
8	步行800 m左右的路程	○	○	○
9	步行约100 m的路程	○	○	○
10	自己洗澡、穿衣	○	○	○

(4) 在过去的4周里,您的工作和日常活动有没有因为身体健康的原因而出现以下问题? 每个问题均须回答有或没有,见表17-2。

表17-2　过去的4周里身体健康对工作和日常活动的影响

在过去的4周里	有	没有
1. 减少了工作或其他活动的时间	○	○
2. 本来想要做的事情只能完成一部分	○	○
3. 想要做的工作或活动的种类受到限制	○	○
4. 完成工作或其他活动有困难(例如,需要额外的努力)	○	○

(5) 在过去的4周里,您的工作和日常活动有没有因为情绪(如感到消沉或者忧虑)而出现以下问题? 每个问题均须回答有或没有,见表17-3。

表17-3　过去的4周里情绪对工作和日常活动影响

在过去的4周里	有	没有
1. 减少了工作或其他活动的时间	○	○
2. 本来想要做的事情只能完成一部分	○	○
3. 做工作或其他活动不如平时仔细	○	○

(6) 在过去的4周里,您的身体健康或情绪不好在多大程度上影响了您与家人、朋友、邻居或集体的正常社交活动? 请在所选答案处打"√"。

　　① 根本没有影响　　② 很少有影响　　③ 有中度影响　　④ 有较大影响　　⑤ 有极大影响

(7) 在过去的4周里,您有躯体疼痛吗? 请在所选答案处打"√"。

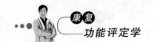

① 根本没有疼痛　② 有很轻微疼痛　③ 有轻微疼痛　④ 有中度疼痛　⑤ 有严重疼痛　⑥ 有很严重疼痛

（8）在过去的 4 周里,躯体疼痛影响您的正常工作(包括上班工作和家务劳动)吗? 请在所选答案处打"√"。

① 根本没有影响　② 有一点儿影响　③ 有中度影响　④ 有较大影响　⑤ 有极大影响

（9）以下这些问题是关于过去的 1 个月里您的感觉如何,以及您的情况如何? 对每一问题,请选择最贴近您感觉的那个答案。请在所选答案处打"√"。见表 17 - 4。

表 17 - 4　过去的 1 个月里自我感觉情况

在过去 1 个月里	所有的时间	大部分时间	比较多时间	一部分时间	小部分时间	没有此感觉
1. 您觉得生活充实吗?	○	○	○	○	○	○
2. 您是一个精神紧张的人吗?	○	○	○	○	○	○
3. 您感到垂头丧气,什么事都不能使您振作起来吗?	○	○	○	○	○	○
4. 您觉得平静吗?	○	○	○	○	○	○
5. 您精力充沛吗?	○	○	○	○	○	○
6. 您的情绪低落吗?	○	○	○	○	○	○
7. 您觉得筋疲力尽吗?	○	○	○	○	○	○
8. 您是个快乐的人吗?	○	○	○	○	○	○
9. 您感觉疲劳吗?	○	○	○	○	○	○
10. 您的健康限制了您的社交活动(如走亲访友等)吗?	○	○	○	○	○	○
总的健康情况	○	○	○	○	○	○

（10）请阅读表 17 - 5 中的每一句话,选出最符合您情况的答案。每一问题只打一个"√"。

表 17 - 5　选择答案

	绝对正确	大部分正确	不能肯定	大部分错误	绝对错误
1. 我好像比别人容易生病	○	○	○	○	○
2. 我认为我的健康状况在变坏	○	○	○	○	○
3. 我的健康状况非常好	○	○	○	○	○

3. SF - 36 评分方法　SF - 36 的实际操作是逐条回答量表中的问题,其中躯体角色功能和情绪角色功能的问题回答"是"或"否",其余问题的回答分 4 个或 5 个等级,每个问题根据其代表的功能损害的严重程度,给予相应的权重并将各方面得分转换成百分制,可通过以下换算公式计算出每一个方面的分值:

换算得分＝(实际得分－该方面的可能最低得分)÷(该方面的可能最高得分
　　　　　－可能最低得分)×100

每一方面最高可能得分为100,最低可能得分为0,各方面得分之和为综合得分。得分越高,所代表的功能损害越轻,QOL越好。

(二)世界卫生组织生存质量评定简表(WHOQOL－BREF)

WHOQOL－BREF是1997年22个国家共同参与,由下文(三)世界卫生组织生存质量评定量表(WHOQOL－100)简化而制成,适用于不同文化背景、具有多种文字的评定量表。这份量表包括5个领域(Ⅰ～Ⅴ)、26个项目(躯体、心理、社会、环境及综合),分1～5个等级,是了解患者对自己的生存质量、健康情况,以及日常活动的感觉,要求患者回答所有问题。如果某个问题患者不能肯定回答,就选择最接近其真实感觉的那个答案。所有问题按照患者的标准、愿望,或者患者自己的感觉来回答,而且所有问题都反映最近两周内的情况。

表17－6　世界卫生组织生存质量评定量表简表(WHOQOL－BREF)

领域	项目	评定内容和等级	月　日

Ⅰ.　请您一定回答所有问题,如果某个问题不能肯定回答,就选择最接近您自己真实感觉的那个答案。所有问题都请您按照自己的标准、愿望或者自己的感觉来回答。注意所有问题都只是您最近两星期内的情况

　　1.(G1)　　您怎样评价您的生存质量?

　　　　　1＝很差　　　2＝差　　　3＝不好也不差

　　　　　4＝好　　　　5＝很好

　　2.(G4)　　您对自己的健康状况满意吗?

　　　　　1＝很不满意　　2＝不满意　　3＝既非满意也非不满意

　　　　　4＝满意　　　　5＝很满意

Ⅱ.　下面的问题是关于最近两个星期来您经历某些事情的感觉

　　3.(F1.4)　　您觉得疼痛妨碍您去做自己需要做的事情吗?

　　　　　1＝根本不妨碍　　2＝很少妨碍　　3＝有妨碍(一般)

　　　　　4＝比较妨碍　　　5＝极妨碍

　　4.(F11.3)　您需要依靠医疗的帮助进行日常生活吗?

　　　　　1＝根本不需要　　2＝很少需要　　3＝需要(一般)

　　　　　4＝比较需要　　　5＝极需要

　　5.(F4.1)　　您觉得生活有乐趣吗?

　　　　　1＝根本没乐趣　　2＝很少有乐趣　　3＝有乐趣(一般)

　　　　　4＝比较有乐趣　　5＝极有乐趣

　　6.(F24.2)　您觉得自己的生活有意义吗?

　　　　　1＝根本没意义　　2＝很少有意义　　3＝有意义(一般)

　　　　　4＝比较有意义　　5＝极有意义

　　7.(F5.3)　　您能集中注意力吗?

　　　　　1＝根本不能　　2＝很少能　　3＝能(一般)

　　　　　4＝比较能　　　5＝极能

　　8.(F16.1)　日常生活中您感觉安全吗?

　　　　　1＝根本不安全　　2＝很少安全　　3＝安全(一般)

　　　　　4＝比较安全　　　5＝极安全

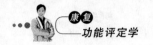

领域	项目	评定内容和等级	月　　日
	9.（F22.1）	您的生活环境对健康好吗？ 1＝根本不好　　　2＝很少好　　　3＝好（一般） 4＝比较好　　　5＝极好	
Ⅲ.		下面问题是关于最近两个星期来您做某些事情的能力	
	10.（F2.1）	您有充沛的精力去应付日常生活吗？ 1＝根本没精力　　2＝很少有精力　　3＝有精力（一般） 4＝多数有精力　　5＝完全有精力	
	11.（F7.1）	您认为自己的外形过得去吗？ 1＝根本过不去　　2＝很少过得去　　3＝过得去（一般） 4＝多数过得去　　5＝完全过得去	
	12.（F18.1）	您的钱够用吗？ 1＝根本不够用　　2＝很少够用　　　3＝够用（一般） 4＝多数够用　　　5＝完全够用	
	13.（F20.1）	在日常生活中您需要的信息都齐备吗？ 1＝根本不齐备　　2＝很少齐备　　　3＝齐备（一般） 4＝多数齐备　　　5＝完全齐备	
	14.（F21.1）	您有机会进行休闲活动吗？ 1＝根本没机会　　2＝很少有机会　　　3＝有机会（一般） 4＝多数有机会　　5＝完全有机会	
	15.（F9.1）	您行动的能力如何？ 1＝很差　　　2＝差　　　3＝不好也不差 4＝好　　　5＝很好	
Ⅳ.		下面的问题是关于最近两个星期来您对自己日常生活各个方面的满意程度	
	16.（F3.3）	您对自己的睡眠情况满意吗？ 1＝很不满意　　2＝不满意　　　3＝既非满意也非不满意 4＝满意　　　5＝很满意	
	17.（F10.3）	您对自己做日常生活事情的能力满意吗？ 1＝很不满意　　2＝不满意　　　3＝既非满意也非不满意 4＝满意　　　5＝很满意	
	18.（F12.4）	您对自己的工作能力满意吗？ 1＝很不满意　　2＝不满意　　　3＝既非满意也非不满意 4＝满意　　　5＝很满意	
	19.（F6.3）	您对自己满意吗？ 1＝很不满意　　2＝不满意　　　3＝既非满意也非不满意 4＝满意　　　5＝很满意	
	20.（F13.3）	您对自己的人际关系满意吗？ 1＝很不满意　　2＝不满意　　　3＝既非满意也非不满意 4＝满意　　　5＝很满意	
	21.（F15.3）	您对自己的性生活满意吗？ 1＝很不满意　　2＝不满意　　　3＝既非满意也非不满意 4＝满意　　　5＝很满意	

领域	项目	评定内容和等级	月 日
	22.（F14.4）	您对自己从朋友那里得到的支持满意吗？ 1＝很不满意　　2＝不满意　　3＝既非满意也非不满意 4＝满意　　5＝很满意	
	23.（F17.3）	您对自己居住地的条件满意吗？ 1＝很不满意　　2＝不满意　　3＝既非满意也非不满意 4＝满意　　5＝很满意	
	24.（F19.3）	您对得到卫生保健服务的方便程度满意吗？ 1＝很不满意　　2＝不满意　　3＝既非满意也非不满意 4＝满意　　5＝很满意	
	25.（F23.3）	您对自己的交通情况满意吗？ 1＝很不满意　　2＝不满意　　3＝既非满意也非不满意 4＝满意　　5＝很满意	
Ⅴ．	下面问题是关于最近两个星期来您经历某些事情的频繁程度		
	26.（F8.1）	您有消极感受吗？（如情绪低落、绝望、焦虑、忧郁） 1＝没有消极感受　　2＝偶尔有消极感受　　3＝时有时无 4＝经常有消极感受　　5＝总是有消极感受	
		此外，还有 3 个问题，序号被列在 WHOQOL－101～103	
	101.	家庭摩擦影响您的生活吗？ 1＝根本不影响　　2＝很少影响　　3＝影响（一般） 4＝有比较大影响　　5＝有极大影响	
	102.	您的食欲怎样？ 1＝很差　　2＝差　　3＝不好也不差 4＝好　　5＝很好	
	103.	如果让您综合以上各方面（生理健康、心理健康、社会关系和周围环境等方面）给自己的生存质量打一个总分，您打多少分？（满分为 100 分）＿＿＿＿＿分 你是在别人的帮助下填完这份调查表的吗？ 是　　　　否 您花了多长时间来填完这份调查表？（　　）min	

（三）世界卫生组织生存质量评定量表（WHOQOL－100）

世界卫生组织从 1990 年起，历时 5 年，通过在 14 个国家中的 15 个地区选定样本，制定了世界卫生组织生活质量评定量表（WHOQOL－100）。它包括了 100 条评价项目，分为 6 个维度（6 个维度分别是躯体性、心理性、独立性、社会关系、环境及精神信仰）多个方面，问卷采用被评者自我评估的计分办法。该量表的问世，使研究者们对社会人群、临床病人等进行生活质量调查有了更好的工具。后来世界卫生组织在 WHOQOL－100 的基础上又推出了 WHOQOL 简化版（WHOQOL－BREF）。

（四）生活满意指数量表 A（life satisfaction index A，LSIA）

生存质量包含主观生存质量和客观生存质量两种。主观生存质量（SQOL）是指患者对

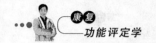

其整个生活满意的程度及其评价;客观生存质量(OQOL)则是从病损、失能和残障等几个方面,对患者生活满意程度的影响进行客观的评定,对生活影响少而患者较满意者,为生存质量较高;对生活影响大而患者不满意者,为生存质量较低。

生活满意指数量表 A 是一种常用的主观的生活质量评定方法。评定时,让患者仔细阅读 20 个项目然后再在每项右方的"同意"、"不同意"和其他栏中,选择符合自己意见的分数上作出标志,满分 20 分。正常者最低分为 12 分,评分越高者生活质量越佳。参见表 17 - 7。

表 17 - 7   生活满意指数量表 A(life satisfaction index A,LSIA)

序号	项　目	同意	不同意	其他
1	当我年纪变大时,事情似乎会比我想象的要好些	2	0	1
2	在生活中,和我熟悉的大多数人相比,我已得到较多的休息时间	2	0	1
3	这是我生活中最使人意气消沉的时间	0	2	1
4	我现在和我年轻的时候一样快乐	2	0	1
5	我以后的生活将比现在更快活	2	0	1
6	这是我生活中最佳的几年	2	0	1
7	我做的大多数事情都是恼人和单调的	0	2	1
8	我希望将来发生使我感兴趣和愉快的事情	2	0	1
9	我所做的事情和以往的一样使我感兴趣	2	0	1
10	我觉得自己衰老和有些疲劳	0	2	1
11	我感到我年纪已大,但它不会使我麻烦	2	0	1
12	当我回首往事时,我相当满意	2	0	1
13	即使我能够,我也不会改变我过去的生活	2	0	1
14	和我年龄相当的人相比,在生活中我已做了许多愚蠢的决定	0	2	1
15	和其他与我同年龄的人相比,我的外表很好	2	0	1
16	我已作出从现在起一个月或一年以后要做事的计划	2	0	1
17	当我回首人生往事时,我没有获得大多数我所想要的重要东西	0	2	1
18	和他人相比,我常常沮丧	0	2	1
19	我已得到很多生活中我所希望的愉快事情	2	0	1
20	不管怎么说,大多数普通人都变得越来越坏而不是变得好些	0	2	1

生存质量是主观感受,而且随着环境的改变和时间的迁延,人们对生存质量的感受也会随之而发生变化,同时人们对有价值的生活亦有不同的回答,评定十分困难,正因为如此,出现了许多关于生存质量测定与评价的研究。关于 QOL 的量表还有很多,如费城精神量表改良版(PGC)、功能性限制分布(FLP)量表、ESCROW Profile 量表、日常生活满意度(SDL)、人生的质量及 QOL 的评定法、老年活动能力指标等;以上各量表各自具有不同的特点并反映生活质量的不同侧面。评定时需以科学的方法和理论,通过各种量表的填写再加以综合判断。生存质量与幸福感以及相关的评定量表主要检测人们对生活的总体幸福感及满意度,涉及精神卫生、生活质量和老年社会医学领域。目前,随着人们生活水平的提高,对生活质量的追求日益突出,对幸福感的关心和研究日趋增多。把 QOL 评定引进康复治疗的评定中,可以从另外一个重要方面判断康复治疗的后果。

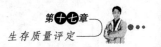

思 考 题

1. 试述世界卫生组织对生活质量的内涵所下的定义及其所包含的内容。
2. 常用的 QOL 评定量表有哪些?
3. 生存质量评定方法有哪些?

（罗　萍）

第十八章
环 境 评 定

学习目标

1. 熟悉环境评定的基本概念和环境评定的目的、方式。
2. 了解环境评定程序,了解家庭环境、社区环境、社会环境的评定。

第一节　基 本 概 念

一、环境

环境是指围绕着人群的空间以及其中可以直接、间接影响人类生活和发展的各种自然要素和社会要素的总体,是由各种自然环境要素和社会环境要素所构成。环境包括自然生态环境、人工环境(主体-建筑)、人文社会环境。

二、环境质量

环境质量是指在一个具体的环境内,环境的总体或环境的某些要素,对人群的生存和繁衍以及社会经济发展的适宜程度,是反映人类的具体要求而形成的对环境评定的一种概念。

三、环境评定

环境评定是指按照残疾人自身的功能水平对其即将回归的环境进行实地考察、分析,找出影响其日常生活活动的因素,并提出修改方案,最大限度地提高其独立性的评定方法。

第二节　环境评定的目的和方法

一、环境评定的目的

(1) 评定患者在家中、社区和工作环境中的安全状况、功能水平及舒适程度。
(2) 对患者、患者家庭、就业者和(或)政府机构、费用支付者提供适当的建议。
(3) 评定患者需要增加的适当设备。

（4）帮助准备出院的患者及其家属确定是否得到较好的服务,如院外门诊治疗、家庭健康服务等。

二、环境评定的方式

环境评定常常通过现场评定和现场交谈的方式来完成。现场评定可以了解到患者活动所必须完成的实际环境,并能进行现场动作评定,现场评定也将为治疗师提供对于具体环境的改造处理的线索,所以现场评定更合理。考虑到现场评定所花的时间和费用,交谈式的现场访问对评定患者的环境也是一种较好方法。如果合适的话,可与患者及患者家属进行交谈,这将为环境评定的许多方面提供一些建议和指导。因此,在患者出院前,治疗师应该指导和鼓励患者家庭环境改造,调查社区娱乐和教育设施以及进入附近商场的通道,了解公共交通的使用。

第三节　各种环境的评定

一、家居环境的评定

通常由物理治疗师和作业治疗师随患者去家里进行家庭环境评定,主要负责在家中评定患者的功能水平。这种评定包括两个内容:一是关于住所外部的环境;二是关于住所内部的环境。在评定中主要使用的工具是皮尺和家庭环境评定表。

患者返回家庭后,家中必须进行适当的改造,才能方便他们的生活。改造的原则是要符合无障碍的要求。室内环境包括合理的室内空间和实施家具的设计,达到使人在室内的活动高效、安全和舒适的目的。

完成家庭内部环境评定的常用方法是让患者模拟一天的日常活动。从早上起床开始包括穿衣、化妆、洗澡和饮食准备,以及患者试图完成所有的转移、行走、自理和其他所能做的活动,尽可能独立地促进这个评定。在评定时要注意的是,患者在开始评定之前需要休息一会,因为大多患者长时间不在家,当回到家中时会非常激动或兴奋,易发生意外。这种情况在实际家庭评定中可能会发生。

（一）出入口的路线

（1）如果住处有一个以上的出入口,那么大部分的进入口应是水平可行走路面、很少的台阶、多种的扶手等。

（2）理想的通道应是表面光滑、平坦,易于走到家里。要细心地评定行走的路面,对开裂的和不平坦的路面要修整。

（3）通道要有良好的光照,以便恶劣天气下提供足够的照明。

（4）较高、较多的楼梯要注意,台阶表面不能太光滑,台阶高度不要超过 17.5 cm,要有27.9 cm深（宽）,要注意台阶的边缘,如果可能的话,可以移掉或降低。

（5）如有安装扶手的需要,扶手应有 81.3 cm 高,至少一边的扶手应延长超过楼梯的底部和顶部 45.7 cm,扶手的高度应因患者而异,不宜太高或太矮。

（6）如果是坐轮椅的患者,有必要装一个斜坡,斜坡长度与坡高比为 12∶1,宽度有

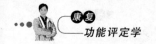

121.9 cm,表面不要太光滑,两侧应有扶手。

（二）入口

（1）对使用轮椅的患者,入口处应有一个足够大的平台,让患者休息和准备进入。如果要打开向外开的门,平台至少 153 cm×153 cm;如果此门是向内推开的,这块地方至少要91.5 cm×153 cm(深×宽)。

（2）门锁除锁的高度要评价外,还要评定旋转钥匙所需力量的大小。

（3）安装的门把手仅需很小的握力就能旋转。如把橡皮包在门把手上或使用杠杆类型的门把手,都能使患者用很少的力把门打开。

（4）门的开和关对患者来说要比较容易,在门的旁边放一根竹竿,可帮助轮椅使用者离开时关门。

（5）在进门处如果有一个高高的门槛,应该移去。如果不能移去,要把门槛降到不高于1.27 cm,并附有倾斜的边缘。

（6）门口宽度应为 81.3～86.3 cm,可适合大多数轮椅使用者通过。

（7）房间的门不要太重,以便某些患者能够自己把门打开。

（8）门口的外面可增加一个缓冲台,用于轮椅使用者或其他使用助行器的患者,这个缓冲台从门的底部测量高度应为 30.5 cm。

（三）室内活动空间

使用手杖、腋杖和支架的人所需要的活动空间较正常人大,对轮椅使用者则更大。一般用于 90°转弯的空间应为 140 cm×140 cm,而做 180°转弯时所需的空间应为 140 cm×180 cm,而偏瘫患者使用轮椅和电动轮椅 360°旋转时需有 210 cm×210 cm 的空间。家具之间要有通道,必须能使病人由一个房间到达另一个房间。

（四）室内地板

（1）所有地板上的覆盖物应黏牢或钉牢。使用地毯时,较厚的地毯通常有利于轮椅或其他助行器的转移。

（2）散在的小块地毯应被移开。

（3）尽量使用不打滑的地板蜡。

（4）对视力较差的患者,可在地板上画一条明亮的彩带,以帮助他们在光线较差的地方移动。

（五）取暖设备

（1）所有的取暖设备、热气排气管、热水管,都要被遮挡住以免烫伤,对感觉损害的患者尤为重要。

（2）逐渐让患者适当接近热控制,如在热控制装置上采用扩大的、延长的、实用的把手,使他们使用起来更方便。

（六）卧室

（1）床应是牢固不动的,并有一个足够的空间有利于转移。可把床靠墙或放在某一个角落,来增加床的稳定性,另外,还可在每条床腿下放一橡皮套子,同样起到稳定床的作用。

（2）床的高度可考虑装上升降装置，也可通过使用规则的木块垫高每一个床腿，其他材料或有弹性的盒状物，也能将床提高一个适当的高度。

（3）要仔细评定床垫，其表面应是坚固、舒适的。

（4）一般建议在床边放置一张桌子或一个柜子，并在其上面放一盏台灯、电话和必要的药品。如果需要的话（如独居的老人），可在床头旁边装一个传呼铃。

（5）对坐轮椅的患者来讲，衣柜需要降低，一般降到距地面 132 cm，以便轮椅使用者能够接近。壁柜上的挂钩应装在离地面 142.2 cm。衣柜的隔板应装在不同的水平，最高的隔板不超过 114.3 cm。患者经常使用的衣服、化妆品应放在最容易接近的抽屉里。

（6）对瘫痪病人或老年患者大、小便便盆应给予考虑，是比较重要的。

（七）卫生间

1. 厕所

（1）要考虑患者家中的厕所是单独的，还是与浴室在一起，房间的大小、通道，厕所在室内的位置（需考虑轮椅移动的方式），厕所马桶的高度，卫生卷纸固定架的位置，地面的铺设材料。

（2）大便池一般采用坐式马桶，高度为 40～50 cm，旁边安装扶手，地面应防滑，扶手安装如下：扶手是用来抓握起身和坐下，或转移时稳固自己。可为水平性的，也可为垂直性的。水平扶手：高度以距厕所座位 22.5 cm，长度以 50 cm 为宜；垂直扶手：则应距厕所座位前 30 cm，高度为离地面 80 cm 左右。

2. 浴室

（1）如果门的结构阻止轮椅通过，患者可以在门前转移到带有脚轮的椅子上，或者使轮椅变窄以利于通过，然后再坐在轮椅上。

（2）设置一个可以升降的马桶座位。

（3）脸盆高度可自己移动者为 90 cm，轮椅使用者为 75 cm，脸盆下净高至少为 66 cm，从墙至脸盆前面应有 50 cm 距离。地面和盆底应有防滑措施，盆边应有直径 4 cm 的不锈钢扶手，水龙头用手柄式较好。

（4）浴缸大小、形状有多种，为了便于残疾人使用，多进行部分改进，如在浴缸上或浴缸内装上可调的座板、轮椅-浴缸转移板。也可使用水平的或垂直的扶手（必须安全、牢固地固定在墙上），将有助于转移。还有专供脑瘫儿童洗澡的浴缸洗澡架。

（5）淋浴应考虑的事项有，淋浴头是单独安装还是装在浴缸上、淋浴头及控制旋钮的位置、使用的淋浴椅或长凳、支持扶手的形式（如果患者站着淋浴，垂直型扶手有助于患者走近，而水平型扶手则有助于患者的平衡）等。

（6）洗澡间的其他设备，如连接龙头上的手喷式淋浴头，可调控热水温度的装置，在浴盆上应装有一只加粗水龙头把手。此外，应放一个患者易于取到的浴巾架和洗澡用品。在水槽上方装一面大镜子，有时是很重要的。

（7）任何一个可接近的热水管，都应该被遮挡起来，以免烫伤。

3. 洗手池　池底最低处应＞68 cm，以便轮椅患者的膝部能进入池底，便于接近水池以洗手和脸。水龙头采用长手柄式，以便操作。排水口应位于患者能够得着处。镜子的中心应在离地 105～115 cm 处，以便轮椅患者使用。

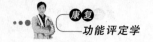

（八）厨房

一般性考虑包括通道、房间大小、台面的高度与深度、碗架的高度，能否开关水龙头，电灯开关的种类及高度。

1）台板的高度对轮椅使用者应是合适的，胳膊休息台应能放在台面的下面，台面的深度至少有 61 cm。台面应是光滑的，有利于重物从一个地方移到另一个地方。

2）可建议一个带有脚轮的小推车，把一些物品能够很容易地从冰箱或其他地方移到台板上。

3）桌子的高度应能让轮椅使用者双膝放到桌下。当然，桌子的高度可以升降更好。

4）要注意电炉、煤气灶的使用，避免引起火灾。靠近生火器的台面要防火，有利于烹调时对较热物品的转移。

5）随着生活水平的提高，一个台式微波炉对某些患者来说是很重要的。

6）要注意安全，一个家用灭火器是很有用途的。

（九）进餐

要考虑餐桌的高度，桌边使用的椅子，移向或移开餐桌的难易程度。

（十）窗户

要考虑窗户打开的难易程度、开关窗帘的难易程度，是否很容易到窗子的附近。

（十一）地面材料

最好的防滑材料，易于清洁，不要使用松软的垫子，因其妨碍运动，地板不应打蜡。

（十二）家具

家具的主要功能是实用。

1. 坐椅　高度：应根据工作面高度决定坐椅高度，通常人的肘部与工作面之间有一个舒适距离，距离是（275±25）mm，当上半身有好的位置后，再注意下肢，舒服的坐姿是大腿近乎水平及两脚被地面支持。深度和宽度：通常深度是（375～400）mm 为宜，不应超过430 mm。宽度以宽为好，宽的坐椅允许坐者姿势可以改变，最小的椅子宽度是 400 mm 再加上 50 mm 的衣服和口袋装物的距离。对于有靠手的坐椅，两靠手之间的距离最小是475 mm，不会妨碍手臂的运动。靠背：高度约 125 mm。

良好的坐椅对人的益处：减轻腿部肌肉的负担、防止不自然的躯体姿势、降低人的耗能量、减轻血液循环系统的负担。

2. 床　见前述。

3. 陈设　盆花、养鱼池、健身器材。

二、社区环境的评定

（一）人行道

为了便于轮椅使用者通过人行道，其宽度≥120 cm，如果有坡，其坡度不超过2.54～30.5 cm，路面应以坚固防滑水泥、柏油碎石铺成，如以砖石铺设，应平整，砖与砖之间紧密无缝。

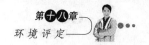

（二）路边的镶边石

应呈斜坡状,以利轮椅通过。

（三）斜坡

其坡度以 2.54～30.5 cm,宽度以 90～120 cm 为宜,如斜坡长超过 10 m,斜坡改变方向或斜坡超过以上标准,则中间应有一休息用的平台。所有斜坡的路面应是防滑的,其两侧边缘应有 3.5 cm 的路阶,以防轮椅冲出斜坡的边缘。

（四）扶手

为了使斜坡适用于步行者和轮椅使用者,其两侧应装有栏杆,对步行者而言,其扶手高度以 90 cm 为宜,而对轮椅使用者则以 75 cm 为宜。

（五）可移动的斜坡

如果一建筑物不是经常为残疾人所光顾,则可使用移动式的斜坡,其最大高度约三级台阶,材料可使用 0.3 cm 厚的铝片。

（六）台阶

单级台阶可在附近的墙上装一垂直型扶手,距台阶底部约 90 cm,多级台阶则应使用水平型的扶手,应在台阶的底端和顶端各延伸至少 30 cm。应注意扶手直径为 2.5～3.2 cm,扶手内侧缘与墙之间距离为 5 cm,不宜太远。

三、工作环境的评定

对工作环境进行考察是环境评定的重要组成部分,评定工作环境最有效的方法是进行实地考察。在工作环境中评定一个人的功能水平时,节省能量和符合人体工程学是治疗师考察时所遵循的主要原则。

（一）外环境的评定

（1）停车场与办公地点之间的距离。

（2）停车场有无残疾人专用停车位及其标志。

（3）残疾人停车位面积是否足以进行轮椅转移。

（4）残疾人停车位是否便于停放和进出。

（5）残疾人专用停车位数量。

（6）停车场与路沿之间有无斜坡过渡。

（7）建筑物入口有无供轮椅使用者专用的无障碍通道以及入口引导标志。

（二）工作所需的躯体功能水平的评定

在了解被评定者的工作及其特点的基础上,治疗师应分析完成该项工作需具备的各种功能水平,如肌力、姿势、耐力、手指灵活性、手眼协调性、视力、听力以及交流能力等。

（三）工作区的评定

检查被评定者的工作区,包括照明、温度、座椅种类、工作面的种类、高度和面积;被评定者坐在轮椅中时,其活动空间以及双上肢垂直活动范围等。

（四）公共设施与场所的评定

公共设施的评定也是工作环境评定的一个部分。残疾者除了在自己的工作区活动,还

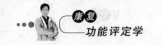

要去工作区以外的地方活动,如上下电梯、去洗手间、使用公用电话等,这些地方是否无障碍,同样是制约残疾者返回工作岗位的重要因素。

第四节 环境评定的程序

一、环境评定的准备工作

环境评定前要做以下准备工作:

(1) 选择一名残疾人和治疗师们一同前往调查,若找不到与治疗师同往的残疾人,请治疗师们自己假设一位残疾人和其他治疗师一起去调查。如需要用轮椅的残疾人或盲人。

(2) 评定前治疗师们应先确定如何到达那个将作调查的环境。

(3) 治疗师们应事先做好分工:谁负责记录,谁负责测量(带上皮尺或直尺、纸、笔、照相机等)。

二、评定时应注意检查的障碍物

(1) 进入建筑物时,地面是否光滑,光线、斜坡、台阶、楼梯、扶手、门宽是否合适,是否有可能建立一个斜坡(比例:30 cm 长,2.5 cm 高,即 12∶1)。

(2) 建筑物内,轮椅过道是否整洁、防滑、无障碍物,柜台高度、公用电话是否方便等。

(3) 公共厕所是否容易进出、卫生情况、卫生间是否有把手。

(4) 注意安全问题,特别是在调查工厂或其他车间时,不仅注意患者,还应考虑一下其他工作人员。

三、评定报告要求

(1) 要求画一张草图表示该建筑物所在位置。

(2) 描述残疾人需采用的辅助设备的类型和质量。

(3) 提出对环境、结构改变或调整的建议。

(4) 提出对家具、地面等改造的建议。

(5) 对残疾人是否能够方便地使用公共场所进行评论,如果不能,他们对此服务改善的要求是什么?

四、环境改造的注意事项

无论是公共场所,还是住宅内部,在计划或实施环境改造时,均需考虑谁是物主,谁来支付改造费用;所进行的环境改造是长期性的还是临时性的,患者的病情是稳定不变的还是逐渐恶化的。

在生活中,我们不仅要改变环境障碍,还要改变情感障碍,要将残疾人视为社会中的一员,使他们在获得某些帮助时,能够自己独立生活,有所作为,进一步提高自己的生活质量。

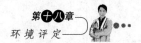

思 考 题

1. 环境评定的概念。
2. 简述环境评定的目的。
3. 简述环境评定的方式。

（孟宪国）

主要参考文献

［1］ 恽晓平.康复疗法评定学.北京:华夏出版社,2005

［2］ 章稼.康复功能评定.北京:人民卫生出版社,2002

［3］ 卫生部医政司.中国康复医学诊疗规范.北京:华夏出版社,1998

［4］ 励建安,王彤.康复医学.北京:科学出版社,2002

［5］ 纪树荣.康复医学.北京:高等教育出版社,2004

［6］ 中华医学会.临床技术操作规范·物理医学与康复学分册.北京:人民军医出版社,2004

［7］ 卫芳盈.康复医学.南京:东南大学出版社,2005

［8］ 于兑生编译.康复医学评价手册.北京:华夏出版社,1993

［9］ 张绍岚.康复功能评定.北京:高等教育出版社,2009

［10］ 王玉龙.康复评定.北京:人民卫生出版社,2000

［11］ 丸山仁司.临床运动学.北京:中国中医药出版社,2000

［12］ 黄永禧,王宁华等.康复护理学.北京:北京大学医学出版社,2003

［13］ 于靖.康复护理.北京:高等教育出版社,2005

［14］ 李忠泰.康复护理学.北京:人民卫生出版社,2004

［15］ 姜贵云.康复护理学.北京:人民卫生出版社,2002

图书在版编目(CIP)数据

康复功能评定学/王安民主编. —上海：复旦大学出版社，2009.6(2020.12 重印)
卫生职业教育康复治疗技术专业教材
ISBN 978-7-309-06665-4

Ⅰ. 康⋯　Ⅱ. 王⋯　Ⅲ. 康复-鉴定-专业学校-教材　Ⅳ. R49

中国版本图书馆 CIP 数据核字(2009)第 084222 号

康复功能评定学
王安民　主编
责任编辑/肖　英

复旦大学出版社有限公司出版发行
上海市国权路 579 号　邮编：200433
网址：fupnet@ fudanpress. com　http://www. fudanpress. com
门市零售：86-21-65102580　团体订购：86-21-65104505
外埠邮购：86-21-65642846　出版部电话：86-21-65642845
江苏句容市排印厂

开本 787×1092　1/16　印张 17.25　字数 419 千
2020 年 12 月第 1 版第 8 次印刷
印数 16 201—18 300

ISBN 978-7-309-06665-4/R·1092
定价：32.00 元